Jonas Tesarz, Günter H. Seidler, Wolfgang Eich

Schmerzen behandeln mit EMDR

Das Praxishandbuch

6., völlig überarbeitete und erweiterte Auflage
mit umfangreichen Online-Materialien

Klett-Cotta

Die digitalen Zusatzmaterialen haben wir zum Download auf www.klett-cotta.de bereitgestellt. Geben Sie im Suchfeld auf unserer Homepage den folgenden Such-Code ein: OM98784

MIX
Papier | Fördert gute Waldnutzung
FSC® C014889

Klett-Cotta
www.klett-cotta.de

Cover: Bettina Herrmann, Stuttgart,
unter Verwendung einer Abbildung von riakhinantonUkraine/Adobe Stock
Gesetzt von Eberl & Koesel Studio, Kempten
Gedruckt und gebunden von Friedrich Pustet GmbH & Co. KG, Regensburg
ISBN 978-3-608-98784-3
E-Book ISBN 978-3-608-12419-4
PDF-E-Book ISBN 978-3-608-20697-5

6., überarbeitete und erweiterte Auflage 2025

Bibliografische Information der Deutschen Nationalbibliothek
Die Deutsche Nationalbibliothek verzeichnet diese Publikation in der
Deutschen Nationalbibliografie; detaillierte bibliografische Daten
sind im Internet über http://dnb.d-nb.de abrufbar.

Inhalt

Geleitwort zur 1. Auflage 2015 von Michael Hase

Chronischer Schmerz ist eine mit großem Leiden für den Patienten und sein Umfeld verbundene Erkrankung. Ich erlebe immer wieder, wie massiv der chronisch Schmerzkranke in seiner Teilhabe am beruflichen und privaten Leben eingeschränkt ist. Gleichzeitig stellt der chronische Schmerz eine therapeutische Herausforderung dar und führt mich selbst immer wieder an die Grenzen meines Handelns. Von Beginn an habe ich die Versuche der EMDR-Therapeuten in der Arbeit mit Phantomschmerz mit großem Interesse und auch Respekt verfolgt. Mein Lehrer in der Ausbildung zum EMDR-Facilitator, Bob Tinker, ermutigte mich dazu, EMDR bei Schmerzpatienten anzuwenden. Bei allen eigenen Erfahrungen und ermutigenden Berichten von Kollegen blieben die Versuche bisher eher fragmentarisch und skizzenhaft. Veröffentlichungen waren im Wesentlichen dem englischen Sprachraum vorbehalten und fanden kaum ihren Weg nach Deutschland.

Mit dem jetzt vorliegenden anwendungsorientierten Manual *Schmerzen behandeln mit EMDR* erscheint ein lange erwartetes Buch. Das Warten hat sich allerdings gelohnt. Denn es gelingt den Autoren, die Brücke von der Forschung in die Praxis zu schlagen. Dabei bereichern sie durch den Verweis auf eigene wichtige Forschungsergebnisse das Verständnis für chronische Schmerzerkrankungen. Der Bezug auf das Krankheitsmodell der EMDR-Methode, das AIP-Modell, und der Rückgriff auf Begrifflichkeiten der Psychotraumatologie öffnet in nachvollziehbarer Weise den Weg zur Anwendung der EMDR-Methode. Gleichzeitig bietet das Manual dem EMDR-Novizen eine gute komprimierte Darstellung der EMDR-Methode und dem Fortgeschrittenen die Information im Detail. Den Autoren gelingt es dabei in hervorragender Art und Weise, die Struktur und Inhalte des Vorgehens durch Verweise auf die Forschungslage zu untermauern. Der Wissenstransfer in die Praxis wird durch zahlreiche illustrative Fallbeispiele erleichtert. Die klare Gliederung des Manuals vereinfacht die Orientierung ungemein.

Die Autoren sind in der Einführung neuer Begriffe angenehm zurückhaltend.

Dort, wo sie es tun, ist es bereichernd und nicht, wie sonst oft, unnötig und verwirrend. Die sehr guten Grafiken präzisieren und fokussieren das breit dargebotene Wissen um EMDR und Schmerz. Es wird deutlich, dass die Autoren in beiden Gebieten gleichermaßen engagierte Forscher und erfahrene Praktiker sind. Diese Kombination zeichnet das Manual aus. Es wird das umfassende Wissen um den Schmerz immer mit Fokus auf die EMDR-Behandlung vermittelt. Mit dem vorliegenden Manual schließen die Autoren nicht nur eine seit langem bestehende Lücke in der deutschsprachigen Literatur, sondern setzen auch einen Maßstab für kommende Manuale. Bei der regen Forschungstätigkeit bezogen auf die EMDR-Behandlung verschiedener psychischer und psychosomatischer Störungsbilder sind weitere Publikationen zu erwarten. Sie werden sich an diesem Manual messen müssen.

Dr. Michael Hase,
EMDR Senior Trainer,
1. Vorsitzender des Wissenschaftskomitees der europäischen EMDR-Fachgesellschaft

Geleitwort zur 6. Auflage 2025 von Maria Lehnung

Schmerzen sind eine Lebensrealität aller Menschen, aber chronische Schmerzen erzeugen ein hohes Maß an Leiden und beeinträchtigen die Lebensqualität vieler unsere Patienten. Konventionelle Behandlungen sind vielfältig, häufig aber gerade bei chronischen Schmerzen geprägt von Medikamenten und nicht selten auch Operationen. Nicht immer sind die Schmerzen dadurch beseitigt. In ihrem Buch, das hier vorliegt, beschreiben Tesarz, Seidler und Eich einen unkonventionellen Weg, Schmerzen zu behandeln, nämlich mit EMDR. EMDR wurde ursprünglich für die Behandlung von Psychotraumata entwickelt und hatte zunächst keinen Bezug zu somatischen Behandlungen. Schon früh wurde allerdings beobachtet, dass es Menschen, die mit EMDR behandelt wurden, auch körperlich besser ging. EMDR arbeitet mit dysfunktional verarbeiteten, pathogenen Erinnerungen. Offensichtlich spielt sich eine EMDR-Therapie nämlich auch auf einer zellulären Ebene ab: Über die Augennerven vermittelt, gibt EMDR möglicherweise Impulse, die dann an andere neuronale Zentren weitergeleitet werden. So kommt es auf neuronaler Ebene zu einer Umstrukturierung, die sich dann auch auf höherer somatischer Ebene auswirkt.

Und so fand EMDR seinen Weg auch in die Behandlung somatischer und psychosomatischer Symptome. Die Autoren gehen in ihrem Buch davon aus, dass bei den chronischen Schmerzen ihrer Patienten Schmerzerinnerung eine entscheidende Rolle spielt. Diese Schmerzerinnerung wird in dem hier vorliegenden, spannenden Buch sehr differenziert betrachtet und behandelt. Da spielt zum einen die Erinnerung an den ursprünglichen, traumatischen Schmerz, die nicht verarbeitet worden ist, eine wichtige Rolle. Zum Zweiten werden aber auch mit dem Schmerz assoziierte traumatische und belastende Ereignisse fokussiert und behandelt. Und schließlich sind da mit dem gegenwärtigen Schmerz assoziierte Inhalte und Bilder, die durch ihre allgegenwärtige Präsenz immer neue Gedächtnisinhalte hervorbringen. Diese wirken ihrerseits pathogen und werden in den Fokus einer differenzierten Behandlung mit EMDR gerückt. Dabei verzichten die Autoren auf große Veränderungen des Standardablaufs im EMDR. Kreative Ressourcen ergänzen die Behandlung.

Das vorliegende Buch ist ein echtes Lehrbuch: Es beinhaltet theoretische Informationen zum neuesten Stand der Schmerzforschung sowie ein ganz praktisches, manualisiertes Behandlungskonzept. Es besticht durch seine didaktische Qualität sowie das Onlinematerial, das es zu einem hochwertigen modernen Lehrbuch macht. Dieses Buch ist strukturiert, didaktisch gut aufbereitet und zeigt, wie man in der Praxis Schmerzen und chronische Schmerzsyndrome erfolgreich mit EMDR behandeln kann, in der Einzeltherapie, aber auch im Gruppensetting. Fallbeispiele und Studienergebnisse unterstreichen, dass es sich lohnt, diesen Weg zu gehen. In dieser Auflage wird auch präzise der heutige Stand der EMDR-Therapie dargestellt, die sich von einer Methode hin zu einem eigenständigen Therapieansatz entwickelt hat. Das Buch möchte ermutigen, EMDR-basierte Schmerztherapie anzuwenden.

Schon die bisherigen fünf Auflagen dieses Buches waren ein großer Erfolg und haben ärztliche und psychologische Psychotherapeuten und Schmerztherapeuten ermutigt, mit ihren Patienten diesen Weg zu gehen. Ich selber habe in meiner eigenen Praxis damit erstaunliche Ergebnisse erreicht. Die hier vorliegende komplett überarbeitete Neuauflage ist ein weiterer Schritt in Richtung einer ganzheitlichen Schmerzbehandlung.

Ich wünsche diesem Buch eine große Verbreitung und viel Erfolg zum Wohle und im Sinne der Schmerzfreiheit und Lebensqualität unserer Patienten und Ihnen, lieber Leser und liebe Leserin, spannende Lernerfahrungen mit dieser Neuauflage.

Dr. Maria Lehnung
Leiterin des EMDR-Instituts Deutschland

Einführung

EMDR steht für *Eye Movement Desensitization and Reprocessing* und ist eine evidenzbasierte psychotherapeutische Methode, die ursprünglich für die Verarbeitung von emotionalem Stress nach psychischer Traumatisierung entwickelt worden ist. Über EMDR können dysfunktional gespeicherte und belastende Erinnerungen neu prozessiert, desensibilisiert sowie im Gehirn neu assoziiert und heilsam integriert werden. Inzwischen ist EMDR international als eine der effektivsten Methoden zur Behandlung von Traumafolgestörungen und den damit einhergehenden emotionalen Belastungen anerkannt.

Die Anwendung von EMDR beschränkt sich bereits seit vielen Jahren nicht mehr nur auf die Traumatherapie, sondern erfasst inzwischen eine Vielzahl unterschiedlicher Störungsbilder, welche mit emotionalen Belastungen einhergehen. Vor diesem Hintergrund ist es nicht verwunderlich, dass der Einsatz von EMDR in der Behandlung chronischer Schmerzsyndrome bereits seit den Anfängen dieser Methode immer wieder intensiv diskutiert worden ist. Die Gründe hierfür sind vielfältig und wohl auch im Phänomen ›Schmerz‹ selbst begründet. Denn chronischer Schmerz wird von den Betroffenen – ganz ähnlich einem Trauma – häufig als eine Art Diskrepanzerlebnis zwischen bedrohlichen Situationsfaktoren einerseits und den individuell zur Verfügung stehenden Bewältigungsmöglichkeiten andererseits erfahren. Das dadurch ausgelöste Gefühl von Kontrollverlust, Hilflosigkeit und schutzloser Preisgabe kann unter Umständen – ganz ähnlich einer Traumafolgestörung – zu einer dauerhaften Erschütterung von Selbst- und Weltverständnis führen. Ein chronisches Schmerzsyndrom als ein belastendes Ereignis, welches genuin als Bedrohung der körperlichen Unversehrtheit empfunden wird und stark mit Gefühlen von Angst und Hilflosigkeit assoziiert ist, erfüllt damit in der Regel die klassischen Kriterien eines psychischen Traumas. Es liegt in dieser Hinsicht nahe, EMDR als eine effektive und etablierte Technik zur Bearbeitung von posttraumatischen Belastungsstörungen auch auf das subjektive »Schmerztrauma« anzuwenden, das ein chronischer und damit »außer Kontrolle« geratener Schmerz hervorrufen kann.

Inzwischen weiß man durch die neueren Erkenntnisse aus der Hirnforschung, dass psychische Traumata und körperliche Schmerzen auch auf neurobiologischer Ebene viele Gemeinsamkeiten haben. Durch funktionell-hirnbildgebende Untersuchungen konnte gezeigt werden, dass das menschliche Gehirn den durch Ausgrenzung und Demütigung hervorgerufenen seelischen Schmerz genauso wahrnimmt wie absichtlich zugefügten körperlichen Schmerz (Eisenberger 2012). Körperliche und seelische Schmerzen werden z.T. in den gleichen Regionen des Gehirns verarbeitet. Körperlicher Schmerz hat – neben der rein sensorischen Erfahrung des Schmerzes – in der Regel auch eine ausgeprägte emotionale Dimension, die bestimmt, wie schlimm oder quälend das Gehirn den Schmerz wahrnimmt. Neuere Studien belegen ferner, dass es im Gehirn bei der Chronifizierung von Schmerzen zusätzlich zu einem sogenannten »Emotional Shift« kommt. Damit verarbeiten nicht mehr die klassischen schmerzverarbeitenden Gehirnregionen den Schmerz, sondern emotionsverarbeitende Regionen (Hashmi et al. 2013). Andererseits konnten manche Untersuchungen zeigen, dass sehr schwerwiegende bedrohliche Erlebnisse auch in solchen Teilen des Gehirns prozessiert werden, welche für die sensorische Komponente des Schmerzes zuständig sind.

Mittlerweile ist ebenfalls belegt, dass traumatische Erlebnisse einen direkten und nachhaltigen Einfluss auf das Schmerzempfinden von Betroffenen haben können, unabhängig davon, ob eine klassische Traumafolgestörung vorliegt oder nicht. So konnte in psychophysiologischen Untersuchungen an chronischen Rückenschmerzpatienten nachgewiesen werden, dass Rückenschmerzpatienten mit traumatischen Erlebnissen in der Vorgeschichte sensibler für Druckschmerzreize sind und eine generalisierte Hyperalgesie[1] für tiefe Schmerzqualitäten (z.B. Muskeln, Faszien) aufweisen, während Rückenschmerzpatienten ohne traumatische Erlebnisse nur eine lokalisierte, auf das schmerzhafte Areal des Rückens begrenzte Veränderung zeigen. Die Schwere des Traumas korrelierte dabei mit der Ausprägung der Hyperalgesie. Außerdem konnte bei den Rückenschmerzpatienten mit traumatischen Erlebnissen eine gesteigerte Schmerzausdehnung und eine vermehrte Ängstlichkeit nachgewiesen werden (Tesarz et al. 2015).

Besonders frühkindliche Traumata prägen neuronale Verbindungen im Gehirn, die sowohl an der Schmerz- als auch an der Emotionsverarbeitung beteiligt sind. Dadurch kommt es dazu, dass Schmerzen im Zusammenhang mit aktuellen Schmerzerlebnissen nicht nur länger anhalten, sondern auch einen zusätzlichen anhedonen »Load« erhalten: Diese Veränderungen im Gehirn bewirken, dass der

1 Der Begriff der »Hyperalgesie« – von griech. *hyper* = »über, über ... hinaus« und *algos* = »Schmerz« – bezeichnet in der Medizin eine übermäßige Schmerzempfindlichkeit.

Schmerz nicht mehr einfach nur Schmerz ist. Er wird von Gefühlen wie Depression und Angst begleitet, erfordert ständige Aufmerksamkeit und entwickelt einen besonders quälenden Charakter. Die therapeutische Arbeit mit EMDR hat speziell zum Ziel, durch eine therapeutische Bearbeitung solcher traumatischen Erlebnisse die nachgewiesenen dysfunktionalen Veränderungen im Gehirn gezielt adaptiv zu beeinflussen.

Interessanterweise scheint es gerade bei denjenigen Patienten mit Schmerzen und traumatischen Erlebnissen möglich zu sein, durch eine therapeutische Bearbeitung der traumatischen Erlebnisse mittels EMDR diese nachgewiesenen pathologischen Veränderungen spezifisch zu modulieren. Inzwischen wurde jedoch auch gezeigt, dass EMDR einen direkten Einfluss auf die Schmerzwahrnehmung von Patienten hat, unabhängig davon, ob von einem traumatischen Ereignis berichtet wird oder nicht.

Vor diesem Hintergrund überrascht es nicht, dass es von der erstmaligen Beschreibung des entlastenden Effekts durch Augenbewegungen durch Francine Shapiro im Jahre 1987 mit der sich daran anschließenden Entwicklung der heutigen »Eye-Movement-Desensitization-Reprocessing«-Methode (schriftlich festgehalten in Shapiro 1989) bis zur erstmaligen Anwendung von EMDR in der Behandlung von chronischen Schmerzen Anfang der 1990er Jahre nur wenige Jahre brauchte. Bereits einige Jahre, nachdem Francine Shapiro unter Einbeziehung einer strukturierenden kognitiven Komponente die heutige Form von *Eye Movement Desensitization and Reprocessing* ausgearbeitet und veröffentlicht hatte, berichtete das amerikanische Therapeutenehepaar Ray und Carol Blanford (Blanford & Blanford 1991) erstmals öffentlich über den erfolgreichen Einsatz von EMDR in der Behandlung von Patienten mit chronischen Schmerzen. Im Jahr darauf veröffentlichte der amerikanische Psychiater David McCann (1992) eine eindrucksvolle Fallstudie über die erfolgreiche Heilung einer schweren Schmerzsymptomatik bei einem Patienten mit ausgeprägten Verbrennungen schon nach einer einmaligen EMDR-Sitzung. Und Bruce Eimer, einem Schmerztherapeuten mit bereits langjähriger Erfahrung in der Behandlung chronischer Schmerzen, der sich ergänzend in EMDR weitergebildet hatte, ist es schließlich zu verdanken, dass Mitte der 1990er Jahre erstmals ein eigenes Schmerzprotokoll veröffentlicht wurde (Eimer 1993a).

Dieses erste *Chronic Pain Protocol*, welches u. a. auf Arbeiten zu spezifischen Copingtechniken aus den 1960er Jahren aufbaute (Cheek & LeCron 1968) und sich im Wesentlichen am klassischen EMDR-Protokoll nach F. Shapiro (1989) orientierte, integrierte nun zum ersten Mal schmerzrelevante Aspekte in den klassischen EMDR-Ablauf – damals ein Novum in der EMDR-Szene. Während die erste Version zunächst noch 13 Schritte enthielt, wurden in der überarbeiteten Version kurze Zeit später bereits schon mehr als 20 Schritte spezifiziert (Eimer 1993b). Die besondere Leistung von Bruce Eimer liegt auch darin, dass er erstmals mittels der EMDR-Technik nicht nur traumatische Erinnerungen, sondern auch den Schmerz selbst in den Fokus der EMDR-Arbeit rückte. Zudem führte er erstmals die sogenannte »Antidot-Imagination«, auf welche wir im praktischen Teil dieses Buchs noch näher eingehen werden, als eine schmerzspezifische Imaginationstechnik in die EMDR-basierte Schmerztherapie ein. Die Antidot-Imagination hat später insbesondere durch die Arbeiten von Mark Grant, einem klinischen Psychologen und erfahrenen EMDR-Therapeuten aus Australien, einen festen Stellenwert in der EMDR-Therapie bekommen.

Im Rahmen dieser ersten Erfahrungen mit EMDR in der Behandlung chronischer Schmerzsyndrome zeigte sich, dass selbst schwerste Schmerzsyndrome, welche bereits seit vielen Jahren persistierten und sich trotz intensiver Behandlungsversuche gegen alle bisherigen Therapieversuche resistent gezeigt hatten, nach nur wenigen EMDR-Sitzungen deutlich gelindert oder sogar vollständig geheilt werden konnten.

Diese ersten Anwendungen von EMDR in der Schmerztherapie konzentrierten sich meist noch auf »posttraumatische« Schmerzsyndrome, d.h. auf chronische Schmerzsyndrome nach traumatischen Unfällen, welche zu einer sowohl körperlichen als auch seelischen Verletzung geführt hatten. So wurde – und wird natürlich auch heute noch – EMDR sehr erfolgreich bei der Behandlung von Patienten mit Phantomschmerzen (PLP: *phantom limb pain*) eingesetzt, bei Patienten also, die ein chronisches Schmerzsyndrom entwickelten, nachdem sie ein Körperglied als Folge eines traumatischen Ereignisses (z. B. eines schweren Motorradunfalls) verloren hatten. Es ist gerade diesen damaligen und z. T. sehr eindrucksvollen Erfolgen zu verdanken, dass die EMDR-Therapeuten zunehmend mutiger wurden und das Einsatzgebiet von EMDR immer mehr ausweiteten. Denn diese überwiegend positiven, teils enthusiastischen Berichte führten schließlich dazu, dass sich der Fokus weg vom initial »traumatischen Schmerzauslöser« über schmerzassoziierte belastende Erinnerungen und mögliche Trigger hin zum Schmerz selbst als einem traumatischen Erlebnis oder einem Äquivalent eines solchen bewegte. Vor diesem Hintergrund entstanden nach und nach verschiedene spezifische Schmerzprotokolle, welche zunehmend den Schmerz selbst in den Fokus des Desensibilisierungs- und Reprozessierungsprozesses rückten und die Bedeutung eines möglichen Traumas zunehmend in den Hintergrund treten ließen.

Es ist vor allem den Arbeiten des bereits genannten Psychologen Mark Grant zu verdanken, dass in der Folge die spezifischen Effekte von EMDR auf den Schmerz selbst detailliert aufgearbeitet und mit klassischen Elementen aus der Schmerzpsychotherapie kombiniert wurden. Als Folge dieser Entwicklung, und insbesondere durch die Arbeiten von Mark Grant, bestand nun die Möglichkeit, Schmerz auch unabhängig vom Vorliegen psychischer Traumatisierungen oder belastender Lebensereignisse mittels spezifizierter EMDR-Techniken zu behandeln. Neben den bereits genannten Erfolgen in der Behandlung von Phantomschmerz und traumaassoziierten somatoformen Schmerzstörungen gibt es inzwischen sehr gute Ergebnisse für die Anwendung von EMDR in der Behandlung von chronischen Kopfschmerzsyndromen, Fibromyalgie, chronischen Rückenschmerzen sowie weiteren muskuloskelettalen Schmerzsyndromen (Tesarz et al. 2014).

Doch auch wenn das Einsatzfeld inzwischen mannigfaltig und die Berichte vielfältig sind, so ist die Variabilität der heute existierenden Protokolle erstaunlich gering. Denn obwohl in den letzten Jahren unterschiedliche Autoren unabhängig voneinander »eigene« Schmerzprotokolle entwickelt und validiert haben, so hat sich trotz unterschiedlicher Erfahrungen stets ein ähnliches Vorgehen entwickelt! Es lässt sich somit ein Grundtypus eines EMDR-Schmerzprotokolls identifizieren, dessen Kernelemente sich in allen Schmerzprotokollen wiederfinden lassen. Es sind offenbar die Besonderheiten und Eigenheiten von Patienten mit chronischen Schmerzen, die der EMDR-basierten Schmerzbehandlung ihren spezifischen Charakter geben, so dass sich selbst bei unabhängig voneinander arbeitenden Therapeuten ein ähnliches Vorgehen entwickelt hat. Dieser Grundtypus, der sich stark am klassischen EMDR-Protokoll nach Shapiro orientiert und spezifische Elemente der Wahrnehmung und Interozeption integriert, zeichnet sich durch die Möglichkeit aus, den Schmerz selbst spezifisch in den Fokus zu nehmen und die kognitiven, emotionalen und behavioralen Aspekte schmerzspezifisch zu reprozessieren. Unsere Hypothese einer Äquivalenz von Erinnerungsspuren bezüglich eines traumatisierenden Ereignisses und als präsentisch erlebten Schmerzen, wobei das für sie kausale Ereignis oft genug ebenfalls längst vergangen ist und sie insofern eher Erinnerungscharakter haben, trägt dem Rechnung.

Das hier von uns im Folgenden vorgestellte Protokoll ist im Rahmen des vom BMBF (Bundesministerium für Bildung und Forschung) geförderten Forschungsverbundes LOGIN (Förderkennzeichen: 01EC1010A) entwickelt und validiert worden. Es basiert zum einen auf einer systematischen und wissenschaftlichen Auswertung aller bisher im Bereich zu EMDR und Schmerz durchgeführten Studien sowie eigener Untersuchungen zur Wirkung von EMDR auf chronische Schmerzen. Darüber hinaus stützt es sich auch auf die wertvollen Erfahrungen aus unserer täglichen Arbeit mit Patienten mit chronischen Schmerzen sowie den regen Austausch mit zahlreichen praktisch tätigen Kollegen und deren Erfahrungen in der Behandlung chronischer Schmerzsyndrome mit EMDR. Besonders hervorzuheben ist in diesem Zusammenhang der Einfluss der exzellenten und intensiven Vorarbeiten von Claudia Erdmann (2009), Michael Hase und Ute Mirian Balmaceda (Hase & Balmaceda 2014) sowie Mark Grant (2009), denen ein wesentlicher Beitrag zur Etablierung und Standardisierung von EMDR in der Behandlung von Patienten mit chronischen Schmerzen zu verdanken ist. Des Weiteren seien an dieser Stelle auch Sabine Leisner, Andreas Gerhardt und Susanne Janke genannt. Sie haben ganz wesentlich dazu beigetragen, dass dieses Behandlungsmanual im Rahmen einer randomisierten kontrollierten klinischen Studie (ClinicalTrials.gov: NCT01216696) wissenschaftlich validiert werden konnte.

Ziel dieses Manuals ist es, dem Leser einen sowohl wissenschaftlich fundierten als auch praxis- und lösungsorientierten Leitfaden an die Hand zu geben. Es ermöglicht ihm, einen fachkundigen und umfassenden Einblick in die Anwendung von EMDR in der Behandlung von Patienten mit chronischen Schmerzen zu gewinnen und dabei die Besonderheiten und Schwierigkeiten bei der Anwendung von EMDR in der Behandlung solcher Patienten kennenzulernen und zu berücksichtigen. Wir möchten an dieser Stelle bereits hervorheben, dass es nicht ›ein‹ richtiges Schmerzprotokoll für alle Arten von chronischem Schmerz gibt. Entsprechend gibt es auch nicht ›ein‹ richtiges Vorgehen, das sich im Sinne des »One-Size-Fits-All«-Prinzips jedem Patienten überstülpen ließe. Vielmehr ist es unserer Erfahrung nach immer wieder notwendig und sinnvoll, das klassische Vorgehen zu modifizieren, um den individuellen Anforderungen und Bedürfnissen des einzelnen Patienten ausreichend gerecht werden zu können. Vor diesem Hintergrund war es uns ein besonderes Anliegen, ein Manual zu entwickeln, das dem Anwender genug Raum und Gelegenheit lässt für einen möglichst offenen und flexiblen Gebrauch.

Um die praktische Anwendbarkeit und Handhabbarkeit dieses Manuals zu erleichtern, ist es in mehrere Abschnitte untergliedert. Der erste und der zweite Abschnitt enthalten neben einigen theoretischen Informationen zur Wirkungsweise von EMDR in erster Linie Informationen zum theoretischen Hintergrund von EMDR bei Schmerz und sollen dem Leser einen möglichst fundierten und umfassenden Einblick in die Anwendung von EMDR in der Behandlung von Patienten mit chronischen Schmerzen geben. Es werden unterschiedliche Effekte von EMDR bei Patienten mit chronischen Schmerzen im Hinblick auf mögliche therapeutische Konsequenzen dargestellt, die dann diskutiert werden. Der dritte und der vierte Abschnitt umfassen den praktischen Teil dieses Manuals und geben Informationen zur Anwendung und konkreten Umsetzung von EMDR bei Schmerzpatienten. Anhand von konkreten Instruktionen und Fallbeispielen soll dem Leser so ein möglichst praxisnahes und alltagsbezogenes Protokoll an die Hand gegeben werden. Abschließend werden zur Erleichterung der täglichen Anwendung ergänzend praktische Arbeitshilfen (Protokollvorlagen, Patientenedukationsmaterial sowie weitere spezifische Arbeitsblätter) zur Verfügung gestellt. An verschiedenen Stellen im Buch finden Sie außerdem QR-Codes abgedruckt. Über diese gelangen Sie zu unserem umfangreichen Video-Material, welches die Inhalte des Buchs zusätzlich erweitert.

Die verschiedenen Abschnitte sind – soweit möglich – so aufgebaut, dass sie auch selektiv und unabhängig voneinander gelesen werden können, so dass jederzeit ein schnelles Nachschlagen und lösungsorientiertes Vorgehen möglich ist. Wir hoffen, den Lesern auf diese Weise einen möglichst ermutigenden Einblick in diese neu entwickelte und zunehmend Eingang in die Praxis findende Behandlungsmöglichkeit einer EMDR-basierten Schmerztherapie zu vermitteln und gleichzeitig einen pragmatischen, wissenschaftlich fundierten und praxisorientierten Leitfaden für die tägliche Anwendung von EMDR in der Behandlung von Patienten mit chronischen Schmerzen an die Hand zu geben.

Ergänzend sei angemerkt, dass wir aus Gründen der besseren Lesbarkeit für dieses Manual für Patienten und Patientinnen sowie Therapeutinnen und Therapeuten stets die männliche Form gewählt haben. Natürlich sind hiermit alle gemeint: Patienten, Patientinnen, Therapeutinnen und Therapeuten und Personen jeglicher diversen Identitäten.

Was ist EMDR?

Woher kommt EMDR?

Eye Movement Desensitization and Reprocessing ist eine psychotherapeutische Methode, die ursprünglich für die Verarbeitung von emotionalem Stress durch erlebte traumatische Ereignisse entwickelt wurde. Über EMDR können die mit solchen Ereignissen einhergehenden belastenden und im Gedächtnis dysfunktional gespeicherten Erinnerungen neu prozessiert und heilsam integriert werden.

Die Entstehungsgeschichte von EMDR ist, wie bereits erwähnt, geprägt von der 1948 in New York geborenen amerikanischen Literaturwissenschaftlerin und Psychologin Francine Shapiro vom Mental Research Institute in Palo Alto (Kalifornien) und ihrer fast anekdotenhaft beschriebenen Entdeckung der therapeutischen Wirkung von Augenbewegungen Mitte der 1980er Jahre (Hofmann 2014). Ihrer besonderen Fähigkeit zur Selbstwahrnehmung und ihrer strukturierten Umsetzung in ein »anwendbares« Therapieprotokoll ist es zu verdanken, dass EMDR heute ein weltweit anerkanntes Verfahren zur Behandlung von Patienten mit psychischer Traumatisierung darstellt.

Anders als viele weitere Therapieverfahren, die auf der Übertragung theoretischer Überlegungen und wissenschaftlicher Ergebnisse in die Praxis beruhen, ist EMDR ein Verfahren, das sich primär aus der Beobachtung eines therapeutischen Effekts aus der Praxis heraus entwickelt hat. Im Mittelpunkt dieser Beobachtungen steht die heilende Wirkung von »bilateralen« Augenbewegungen (der Begriff »bilateral« – von lat. *bis* = »zweimal« und *latus* = »Seite« – bedeutet im medizinischen Kontext »zweiseitig«). Die Grundlage von EMDR stellt somit ein Phänomen dar, von dem man beobachtet hat, dass es den Patienten gut tut: F. Shapiro bemerkte Mitte der 1980er Jahre bei einem Spaziergang durch den Park, dass die sie belastenden Gedanken (bei ihr war damals eine Krebserkrankung diagnostiziert worden) im Verlauf des Spaziergangs weniger bedrückend geworden waren. Als sie darüber nachdachte, was an diesem Spaziergang anders war als sonst, bemerkte sie, dass sich ihre Augen, bedingt durch den Lichteinfall zwischen den Bäumen, ständig hin- und herbewegt hatten.

Und selbst als sie sich die zuvor belastenden Gedanken bewusst noch einmal heranholte, empfand sie diese nicht mehr weiter als bedrückend. Aus dieser damals eher zufälligen Wahrnehmung der Wirkung von Augenbewegungen (sowie ihren Erfahrungen über schnelle Augenbewegungen aus der Zusammenarbeit mit Richard Bandler und John Grinder, den Gründervätern des Neurolinguistischen Programmierens, NLP) entwickelte F. Shapiro schließlich das Konzept der sogenannten »bilateralen« Provokation durch gezielte sakkadische, also horizontale Rechts-Links-Bewegungen der Augen.

Nachdem sie diesen neuen Ansatz zunächst bei Freunden und Bekannten erprobt hatte, setzte sie die Technik zunehmend bei ihren Patienten ein – sie behandelte damals v. a. Kriegsveteranen aus Vietnam, Missbrauchsopfer und andere Personen mit emotional belastenden Lebensereignissen. Es folgten schließlich intensive Studien speziell mit psychisch traumatisierten Patienten. Ihre Dissertation *Efficacy of the eye movement desensitization procedure in the treatment of traumatic memories* (Shapiro 1989), hervorgegangen aus der Arbeit mit diesen Patienten, ist der erste wissenschaftliche Beleg für die desensibilisierende Wirkung von Augenbewegungen. In den Folgejahren entwickelte F. Shapiro EMDR zu einem umfassenden therapeutischen Behandlungskonzept weiter, in dem die Patienten ihren ungelösten traumatischen Erinnerungen und Ängsten auf eine kontrollierte Art und Weise ausgesetzt werden konnten, ohne dass dabei das Gefühl einer physischen oder emotionalen Überwältigung entstand.

Die dort eingesetzte Methode nannte sie damals noch *Multi-Saccadic Movement Desensitization* (MSMD). Erst später führte sie den heute etablierten Begriff der *Eye Movement Desensitization* ein (Luber 2010). Bereits vier Jahre vor ihrer Dissertation hatte sie erstmals einen Beitrag über die Bedeutung von Augenbewegungen und den Einsatz des Verankerns positiver Ich-Zustände veröffentlicht (Shapiro 1985). Dort integrierte sie Hinweise und Einflüsse von Milton Erickson (Prinzip der Ratifizierung), Joseph Wolpe (Einführung der Belastungsskala), John Grinder (Augenbewegungen), Mark C. Russel (Konzept des Reprozessierens), Stephen Levine (Prozessbegleitung) sowie auch einzelne Elemente aus dem Vipassana Yoga (z. B. die »Lichtstrahlmethode«) (Schubbe & Brink 2019). All diese Aspekte sind heute wichtige Bestandteile der EMDR-basierten Behandlung von Schmerzpatienten.

Inzwischen ist diese Methodik intensiv erforscht und weiterentwickelt worden. So integriert EMDR heute zunehmend neuere Erkenntnisse aus den Bereichen der Neurobiologie und Therapieforschung. Im Juli 2006 wurde EMDR vom Wissenschaftlichen Beirat Psychotherapie (Deutschland) als wissenschaftlich begründete Methode zur Behandlung von posttraumatischen Belastungsstörungen bei Erwachsenen anerkannt. Der entsprechende Antrag war unter Leitung von Günter H. Seidler von einer Reihe von Kollegen ausgearbeitet (Seidler et al. 2005) und von EMDRIA Deutschland e. V. eingereicht worden.

Seit 2013 ist EMDR auch von der WHO als eine von zwei Methoden zur Behandlung der posttraumatischen Belastungsstörung (PTBS) bei Erwachsenen, Kindern und Jugendlichen anerkannt und zählt weltweit zu den effektivsten Psychotherapiemethoden bei diesem Krankheitsbild (World Health Organization 2013).

Die Kernelemente von EMDR

Kernstück der EMDR-Methode ist das auf den ersten Blick ungewöhnlich anmutende Setting, bei dem der Patient sich auf bestimmte Anteile belastender Erinnerungen konzentriert, während er gleichzeitig den Fingerbewegungen des Therapeuten mit den Augen folgt. Das synchrone Fokussieren des Patienten auf einerseits innere Bilder (z. B. belastender Erinnerungen) und andererseits einen äußeren Stimulus (in Form von Fingerbewegungen durch den Therapeuten) wird als *Prinzip des dualen Aufmerksamkeitsfokus* bezeichnet. Durch dieses Setting des dualen Aufmerksamkeitsfokus wird im Gehirn ein Prozess der Informationsverarbeitung angestoßen, durch den für viele Patienten eine rasche Entlastung durch Verblassen der Erinnerung oder spontane assoziative Verbindungen spürbar wird. Solche spontanen assoziativen Verbindungen führen dazu, dass der Patient Zugang zu positiven Erinnerungsfragmenten erlangt (z. B., wie er in der damaligen Situation Unterstützung oder Trost fand), zu denen er zuvor keinen bewussten Zugang hatte. Zusätzlich lassen sich verschiedene Entspannungsreaktionen bei den Patienten nachweisen. Da dieser Verarbeitungsprozess auch mit anderen Formen der »bilateralen Provokation«[2] – z. B. mit taktilen (den Tastsinn betreffend, von lat. *tangere* = »berühren«) oder auditiven (das Hören betreffend, von lat. *audire* = »hören«) Stimuli – induzierbar ist, scheint dem Prinzip der alternierenden bilateralen Stimulierung zusammen mit der dualen Aufmerksamkeitsfokussierung ein höherer Stellenwert zuzukommen als den Augenbewegungen selbst. Aktuelle Forschungsergebnisse haben zudem gezeigt, dass eine

2 Da die Technik der bilateralen Provokation ganz wesentlich auf der Applikation eines äußeren Stimulus beruht, wird in diesem Zusammenhang von verschiedenen Autoren und Autorinnen häufig anstelle von Provokation von einer bilateralen *Stimulierung* gesprochen. Dies ist inhaltlich durchaus korrekt, kann jedoch gelegentlich einen seltsamen Beiklang bekommen, wenn man dem Patienten erklären muss, dass man ihn nun »bilateral stimulieren« möchte. Vor diesem Hintergrund hat sich in unserer täglichen Arbeit mit EMDR der Ausdruck der »bilateralen Provokation« durchgesetzt.

bilaterale Stimulation einen spezifischen Schaltkreis beeinflusst und dadurch eine hemmende Wirkung auf die Amygdala ausübt. Die Amygdala spielt eine entscheidende Rolle bei der Verarbeitung von Emotionen im zentralen Nervensystem (Baek et al. 2019).

Der Verlauf der EMDR-Therapie folgt dem von F. Shapiro entworfenen Konzept von acht nacheinander ablaufenden Therapiephasen. Im Rahmen dieses strukturierten Vorgehens werden verschiedene Techniken eingesetzt, um das gesamte Krankheitsbild zu behandeln. Nach einer ersten »Diagnose- und Stabilisierungsphase« werden in den Verarbeitungsphasen belastende Erinnerungen der Vergangenheit, gegenwärtige Belastungsfaktoren (sog. »Trigger«) sowie auch negative Zukunftsvorstellungen der Patienten angesprochen. Während der EMDR-Behandlung, die sich daran anschließt, werden die Patienten vom Therapeuten dazu angeleitet, in kurzen Abschnitten mit den belastenden Erinnerungen in Kontakt zu gehen. Parallel dazu wird die Aufmerksamkeit auf die äußere bilaterale Provokation gerichtet. Basierend auf diesem Prinzip der dualen Aufmerksamkeitsfokussierung kommt es bei den Patienten zu der genannten entlastenden Veränderung der Erinnerung. Die damit verbundene körperliche Erregung klingt ab und negative Gedanken können emotional-kognitiv integriert und positiv umformuliert werden.

Der behandelnde EMDR-Therapeut unterstützt den Patienten während dieser Bearbeitungsphasen lediglich dabei, das Material in angemessener Weise zu fokussieren, während wiederholt Serien von bilateralen Provokationen durchgeführt werden. Dieses Vorgehen prägt den patientenzentrierten Charakter des Verfahrens.

Hierdurch kann der Patient autonom darüber entscheiden, an welchen Themen oder Entwicklungen er individuell weiterarbeiten möchte. Bei manchen Patienten steht die Verarbeitung einer bestimmten belastenden Situation im Vordergrund, bei anderen liegt der Fokus dagegen auf der Wahrnehmung zugehöriger entsprechender Körperempfindungen und interozeptiver Prozesse.[3] Die dabei erlebten Verarbeitungsprozesse entsprechen häufig dem natürlichen Heilungs- und Verarbeitungsprozess und müssen – bis auf die bilaterale Provokation und gelegentliche Unterstützung bei der Fokussierung – meist nur wenig aktiv durch den EMDR-Therapeuten beeinflusst werden.

3 »Interozeption« – von lat. *inter* = »inmitten von« und *recipere* = »aufnehmen« – bezeichnet diejenigen Komponenten der Wahrnehmung, die Informationen nicht über die Außenwelt, sondern aus eigenen Körperabschnitten und über diese erfassen.

Die acht Phasen der EMDR-Therapie

Die beiden ersten und letzten Therapiephasen entsprechen dem in der Traumatherapie üblichen Vorgehen, während die Schritte drei bis sechs spezifische EMDR-Elemente sind (siehe auch Tabelle 3, S. 100).

Phase 1: Erhebung der Vorgeschichte, Diagnostik und Behandlungsplanung

Im Rahmen dieser Anamnese- und Kennenlernphase macht sich der Therapeut ein Bild über die Symptomatik, zurückliegende belastende Lebensereignisse sowie die physische und psychische Stabilität des Patienten. Es werden die Behandlungsindikation und Kontraindikationen geprüft und ein Behandlungsplan erstellt.

Phase 2: Vorbereitung und Stabilisierung des Patienten

In dieser Phase der Behandlung (meist »Patientenedukation« genannt, wir bevorzugen »Patienteninformation«) wird der Patient über den Behandlungsplan und die Methode aufgeklärt. Durch Entspannungstechniken, imaginative Verfahren und gegebenenfalls medikamentöse Unterstützung wird eine ausreichende Stabilität des Patienten erarbeitet. Einen hohen Stellenwert nimmt hierbei die Aktivierung von individuellen Ressourcen des Patienten ein. Als Ressourcen bezeichnet man in diesem Zusammenhang alle positiven Elemente, die eine betroffene Person in belastenden Situationen stabilisieren und stärken können (z. B. Lieblingsmusik, eine positive Erinnerung/Foto, Sport machen, Erholungspausen). Bevor mit der eigentlichen Desensibilisierung und Reprozessierung begonnen werden kann, sollte sich der Patient ausreichend gerüstet (»stabilisiert«) fühlen, um sich mit den belastenden Erinnerungen auseinanderzusetzen (siehe dazu Seidler 2013, S. 214–219).

Phase 3: Bewertung einer belastenden Erinnerung

In dieser sogenannten »Bewertungsphase« wird eine belastende Ausgangserinnerung (»Target«), die mit der Symptomatik assoziiert ist, umfassend mit all ihren visuellen, affektiven und sensorischen Komponenten in EMDR-typischer Weise strukturiert, erfasst und der damit einhergehende individuelle Belastungsgrad durch den Patienten auf einer numerischen Ratingskala quantitativ bewertet (z. B. *»ein Belastungsgrad mit 8 von 10«*). Ergänzend werden die mit dieser Erinnerung einhergehenden Kognitionen verbalisiert *(»Ich werde sterben!«)* und einer positiven Kognition gegenübergestellt *(»Ich lebe!«)*. Abschließend lässt man den Patienten abschätzen, wie richtig sich die positive Kognition bereits jetzt (also noch vor der eigentlichen Desensibilisierung und Reprozessierung) anfühlt. Diese positive Kognition soll im weiteren Verlauf durch den Prozess der Reprozessierung an die Stelle der negativen Gedanken treten können. Die subjektive Stimmigkeit sollte im Verlauf des Prozessierens zunehmen.

Phase 4: Desensibilisierung und Durcharbeitung

In dieser Phase wird der Patient aufgefordert, das repräsentative Bild der Erinnerung *(»das entgegenkommende Auto«)* zusammen mit den zugehörigen sensorischen Eindrücken des Traumas *(»ein aufsteigender Druck in der Brust«)* sowie den zuvor erarbeiteten negativen Gedanken *(»Ich werde sterben!«)* wie auch gleichzeitig die vom Therapeuten induzierten bilateralen Stimuli (z. B. die Augenbewegungen) zu fokussieren. Damit ist der Patient, in aushaltbarem Maße, getriggert, also in seinem »Trauma-State«. Der nachfolgende Prozess folgt den individuellen Assoziationen des Patienten. Der EMDR-Prozess unterscheidet sich jedoch von jeder anderen Form freien Assoziierens durch die systematische Fokussierung der Aufmerksamkeit auf einen Moment der inneren Wahrnehmung auf allen Ebenen: den erzählbaren Teil der Ausgangssituation, die imaginative Repräsentation des schlimmsten Moments, die Generalisierung auf kognitiver Ebene, die Qualität und Quantität der emotionalen Belastung und zuletzt die Reaktionen auf Körperebene. Der erzählbare Teil bildet den Einstieg, die Körperebene führt als die tiefste Ebene der inneren Wahrnehmung gezielt in den EMDR-Prozess, der zusätzlich mit der Nennung von Ausgangsbild und negativer Kognition angestoßen wird. Dem durch dieses Vorgehen hervorgerufenen dualen Aufmerksamkeitsfokus zwischen einerseits innerem Wahrnehmen und andererseits äußerer Wahrnehmung wird eine zentrale Funktion in der therapeutischen Wirkung von EMDR beigemessen.

Phase 5: Verankerung

Die fünfte, die Verankerungsphase hat zum Ziel, die günstigeren Gedanken und die erreichte Belastungsreduktion zu festigen. Nachdem der emotionale Belastungsgrad der Erinnerung ausreichend abgenommen hat, wird noch einmal die in Phase 3 erarbeitete positive Kognition aufgegriffen und geprüft. Falls erforderlich, kann diese durch eine im Verlauf des Verarbeitungsprozesses neu gefundene, nun besser passende Kognition ersetzt werden. Ist eine für den Patienten passende positive Kognition identifiziert, so wird sie durch gezielte Fokussierung des Patienten darauf, zusammen mit einer langsamen bilateralen Provokationsserie, verstärkt.

Phase 6: Körpertest

Im Anschluss an die Prozessierung werden im Rahmen eines sogenannten Körpertests verbliebene sensorische Erinnerungsfragmente (Körpererinnerungen) des Traumas gesucht und, wenn nötig, mittels bilateraler Provokation so lange bearbeitet, bis diese ebenfalls aufgelöst sind. Hierfür wird der Patient gebeten, mit seiner Aufmerksamkeit seinen Körper einmal langsam von oben nach unten gedanklich »durchzutasten« und die dabei auftretenden Körperempfindungen zu schildern. Tauchen weitere negative Köpersensationen auf, werden diese in bifokalen Provokationsserien angesichts der positiven Kognition aufgelöst.

Phase 7: Abschluss

In dieser Phase wird die häufig auch für den Patienten eindrückliche Bearbeitung individuell nachbesprochen. Gegebenenfalls erfolgen noch kurze Abschlussübungen (Imaginationsübungen, Entspannungstechniken), um den Patienten in einem möglichst positiven Zustand aus der jeweiligen Therapiesitzung entlassen zu können.

Phase 8: Nachbefragung

Diese letzte Phase findet meist zu Beginn der nächsten Therapiestunde statt und beinhaltet eine erneute Überprüfung der in der letzten Sitzung bearbeiteten Erinnerung. Empfindet der Patient diese weiterhin als belastend, erfolgt eine erneute Prozessierung dieser Erinnerung. Hat sich die Belastung inzwischen aufgelöst, so kann an anderen belastenden Erinnerungen weitergearbeitet werden.

Die Grundstruktur der EMDR-Therapie besteht aus den oben genannten acht Phasen, die sich als äußerst wirksam erwiesen haben. Es sei jedoch darauf hingewiesen, dass hier auch alternative Strukturen diskutiert werden (Laliotis et al. 2021). Der Begriff »Phase« bezieht sich im Allgemeinen auf eine Abfolge von zusammenhängenden Ereignissen oder Handlungen. Jede Phase stellt in diesem Verständnis einen Schritt in einer bestimmten Abfolge dar. Diese chronologische Abfolge ist jedoch nicht zwingend gegeben. Innerhalb der EMDR-Therapie gibt es einige Phasen, die tatsächliche Behandlungsabschnitte in einer bestimmten Reihenfolge sind und sich über einen festgelegten Zeitraum erstrecken, wie z. B. Anamneseerhebung, Vorbereitung und Reevaluation (entspricht oben den Phasen 1, 2 und 8). Andere Phasen hingegen sind nicht notwendigerweise aufeinander aufbauend und ineinander übergehend. Um die Reihenfolge und Grundstruktur klarer abzubilden, wurde vorgeschlagen, die EMDR-Therapie alternativ als ein dreiteiliges Behandlungskonzept zu betrachten:

- Teil I umfasst die Anamneseerhebung und Vorbereitung.
- Teil II konzentriert sich auf die Verarbeitung der Erinnerungen.
- Teil III beinhaltet die Neubewertung und Rekonsolidierung.

Die Phase der Anamnese umfasst derzeit – neben der Anamnese – auch die Behandlungsplanung, ein Prozess, der zu Beginn der Therapie stattfindet, sich aber im Laufe der Zeit verändern kann. Es wurde daher vorgeschlagen, die Anamneseerhebung alternativ als »Anamneseerhebung und Behandlungsplanung« zu bezeichnen.

Frau K.: Traumafolgestörung nach Herzrhythmusstörungen

Frau K. ist eine verheiratete Frau mittleren Alters, sie leidet unter diffusen Ganzkörperschmerzen, Panikattacken und ausgeprägten Schlafstörungen.

In der initialen Anamnese **(Phase 1: Erhebung der Vorgeschichte, Diagnostik und Behandlungsplanung)** berichtete die Patientin, dass die geschilderte Symptomatik bereits seit über einem Jahr bestehe und erstmalig im Rahmen einer schweren Herzattacke aufgetreten sei. Sie habe damals plötzlich Herzrasen, Bruststechen und massive Todesangst verspürt. Sie sei familiär vorbelastet, da ihr Vater im 60. Lebensjahr an einem Herzinfarkt verstorben sei. Aufgrund der Herzattacke sei sie notfallmäßig in eine Klinik eingeliefert worden, dort habe sie jedoch trotz Schmerz und Angst über eine Stunde auf einen Arzt warten müssen. Dies seien grauenvolle Momente gewesen. Auch wenn später eine bedrohliche Herzrhythmusstörung ausgeschlossen wurde, sei dies die bisher schlimmste Zeit ihres Lebens gewesen. Sie habe damals wahre Todesängste durchlebt und sich von den Ärzten vollkommen im Stich gelassen gefühlt.

Ihr Leben habe sich seit diesem Ereignis vollkommen verändert. Sie habe das Gefühl, sie sei ein gänzlich anderer Mensch geworden! Sie lebe in einer ständigen inneren Anspannung, traue sich kaum noch, sich zu belasten, und träume immer wieder von der damaligen Situation in der Notfallambulanz. Auch habe sie seitdem am ganzen Körper Schmerzen. Angefangen habe es mit dumpf stechenden

Schmerzen in Kopf, Schultern und Nacken. Inzwischen habe sich der Schmerz im ganzen Körper ausgebreitet – und dies, obwohl alle medizinischen Untersuchungen unauffällig gewesen seien.

Trotz anfänglichen Misstrauens fand sich schnell eine gemeinsame Beziehungsebene zwischen der Patientin und dem Therapeuten. Um die Bedeutung der Herzattacke im biographischen Zusammenhang besser verstehen zu können, wurde im nächsten Schritt eine Liste mit allen bisherigen traumatischen oder sehr belastenden Lebensereignissen im Leben von Frau K. erstellt. Hierzu wurden zu jedem Ereignis ein Stichwort und eine Zahl für ihr jeweiliges Alter sowie der Grad der mit jedem Ereignis einhergehenden Belastung – zwischen 0 für keine und 10 für maximale Belastung – notiert.

Die Anwendung von EMDR schien in diesem Fall besonders indiziert, da sich zum einen für den Beginn der Symptomatik eine klare »traumatische« Auslösesituation identifizieren ließ (die Herzattacke und die sich anschließende Situation im Krankenhaus mit Ohnmachtsgefühl und Hilflosigkeit) und die Patientin zum anderen klassische Symptome einer Traumafolgestörung (Übererregbarkeit und Wiedererleben) zeigte und es keine Hinweise für mögliche Kontraindikationen gab. Vor diesem Hintergrund besprach der Therapeut mit der Patientin die Möglichkeit einer EMDR-basierten Behandlung, womit sich die Patientin einverstanden zeigte.

Im zweiten Teil der ersten Sitzung **(Phase 2: Vorbereitung und Stabilisierung des Patienten)** wurde die Patientin daher zunächst über EMDR im Allgemeinen, dessen Wirkungsmechanismus sowie über mögliche Nebenwirkungen informiert. Durch die Verknüpfung einer imaginativen Entspannungsübung (Reise zu einem inneren sicheren Ort) mit einer Serie von Rechts-links-Provokationen in Form bilateraler Augenbewegungen konnte die Patientin bereits in der ersten Sitzung einen ersten Eindruck vom EMDR-Ablauf bekommen. Ferner konnte der Therapeut in diesem Rahmen mit der Patientin die Art und Geschwindigkeit der bilateralen Provokation abstimmen und ein Stoppsignal vereinbaren: Durch Heben der Hand konnte Frau K. den EMDR-Prozess jederzeit unterbrechen. Dieses Vorgehen vermittelte Frau K. einen positiven ersten Eindruck der EMDR-Technik, ohne zu direkt eine traumatische Situation selbst bearbeiten zu müssen.

In der nächsten Sitzung wurde die Szene der Herzattacke zum Ausgangsthema gewählt. Entsprechend Phase 3 des EMDR-Protokolls **(Phase 3: Bewertung einer belastenden Erinnerung)**, der Einschätzung vor dem Prozessieren, wurde die Patientin gefragt, was die schlimmste Erinnerung sei, die bei ihr innerlich auftau-

che, wenn sie an die damaligen Ereignisse zurückdenke. Frau K. berichtete: *»Das Stechen in der Brust und das Warten auf den Arzt! Es war alles sehr chaotisch, die Ambulanz war sehr voll mit anderen Patienten, aber niemand schaute nach mir!«*
Es folgten Fragen nach assoziierten negativen Gedanken, die sie mit den schlimmsten Momenten der damaligen Erlebnisse verknüpfe. Auf die von ihr spontan genannte negative Kognition *»Es ist aus!«* wurde die Patientin direkt aufgefordert, eine positive Gegenkognition zu formulieren: *»Was möchten Sie stattdessen heute lieber über sich denken?«* Frau K. wählte: *»Es ist vorbei!«* Als Nächstes erfolgte die Einschätzung der Stimmigkeit der günstigeren Kognition: *»Und wie stimmig ist der Satz ›Es ist vorüber!‹ im Moment für Sie? Wenn Sie die Stimmigkeit auf einer Skala von 1 für ›gar nicht‹ bis 7 für ›absolut stimmig‹ angeben sollten, mit welcher Zahl würden Sie die Stimmigkeit bewerten?«* Frau K. schätzte die momentane Stimmigkeit ihrer positiven Kognition *»Es ist vorüber!«* mit 2 von 7 ein. Als Nächstes wurde nach den zugehörigen Gefühlen gefragt und die dadurch hervorgerufene Belastung abgeschätzt. So berichtete Frau K., beim Gedanken an die traumatischen Erinnerungen »Angst, bis hin zu Todesangst« zu verspüren, und dass sie diese Angst vor allem »in der Brust« wahrnehme. Auf die Frage, wie belastend (auf einer Skala von 0, »gar keine Belastung«, bis 10, »stärkste vorstellbare Belastung«) sich dieses Gefühl der Angst für sie anfühle, schätzte Frau K. ihren momentanen Belastungsgrad mit 9 von 10 ein.
Mit dem Ausgangsbild des Beginns der Herzattacke zu Hause im Wohnzimmer stiegen Therapeut und Patientin in den EMDR-Prozess ein **(Phase 4: Desensibilisierung und Durcharbeitung)**. Die Patientin wurde ermutigt, sich auf das Ausgangsbild (Herzattacke) zusammen mit dem zugehörigen Körpergefühl (Brustenge) und ihrer negativen Kognition *(»Es ist aus!«)* zu fokussieren und dabei simultan mit ihrem Blick den Fingerbewegungen des Therapeuten zu folgen. Dabei bewegte der Therapeut seinen Finger in einem Abstand von ca. 45–70 cm vor dem Gesicht der Patientin horizontal hin und her. Nach jeder Provokationssequenz wurde die Patientin gebeten, die inneren Wahrnehmungen auszublenden, tief durchzuatmen und den Inhalt ihrer letzten inneren Wahrnehmung zu benennen. So berichtete die Patientin nach der ersten Provokationsserie: *»Ich sehe mich jetzt auf einer Liege in der Notfallambulanz, mein Herz schlägt immer noch sehr schnell, ich habe Angst und bekomme schlecht Luft, es ist niemand da, der mir hilft!«* Um die Unterbrechung möglichst kurz zu halten und die Prozessierung so wenig wie möglich zu stören, folgten direkt weitere Provokationsserien. Frau K. wurde aufgefordert, stets zu beobachten, was weiter auftauche. Nach einigen weiteren Provokationssequenzen zeigte sich bei Frau K. eine deutliche

Abnahme der Anspannung. Die Patientin erzählte, sie sei nun im Stationszimmer, ihr Mann sei nachgekommen, er beruhige sie und halte ihre Hand. Sie spüre, wie gut ihr das tue, dass sie nun wieder besser Luft bekäme und die Enge in der Brust sich aufgelöst habe. Mit den Worten *»Sehr gut, dann beobachten Sie bitte weiter!«* folgte eine weitere Provokationssequenz. Nach einer Weile meinte die Patientin, dass es nun vorbei sei und dass sie sich nun freue, am Leben zu sein.
Frau K. war spontan zu der Assoziation *»Ich lebe!«* gekommen, die positive Kognition traf damit nun vollständig zu, der Grad der Belastung lag am Ende der Sitzung bei 0.
Um diesen positiven Zustand zu festigen **(Phase 5: Verankerung)**, wurde Frau K. aufgefordert, noch einmal an die Herzattacke und den sich daran anschließenden Krankenhausaufenthalt zu denken, sich die positive Kognition *»Ich lebe!«* innerlich vorzusagen und dabei mit den Augen den bilateralen Fingerbewegungen des Therapeuten zu folgen. Die positive Kognition passte nun absolut zur Ausgangssituation.
Als Nächstes wurde Frau K. im Rahmen des **Körpertests (Phase 6)** zur Erhebung noch bestehender sensorischer Erinnerungsfragmente dazu angeleitet, sich an die Ausgangssituation zu erinnern, sich dabei den Satz *»Ich lebe!«* innerlich vorzusagen und ihre Aufmerksamkeit langsam von oben nach unten durch den Körper zu lenken. In der Brust konnte sie eine leichte Anspannung wahrnehmen, woraufhin sie vom Therapeuten dazu aufgefordert wurde, ihre Aufmerksamkeit auf die Anspannung zu richten, während gleichzeitig eine erneute Provokationssequenz durchgeführt wurde. Die Missempfindung konnte rasch aufgelöst werden und Frau K. berichtete, dass sich ihr ganzer Körper nun für sie warm und entspannt anfühle.
Frau K. befand sich zu diesem Zeitpunkt der Sitzung in einem positiven Zustand, so dass direkt zum Abschluss der Sitzung übergegangen werden konnte **(Phase 7: Abschluss)**, ohne dass weitere Interventionen von Seiten des Therapeuten notwendig gewesen wären. Allerdings wurde Frau K. zum Ende der ersten EMDR-Sitzung noch darüber informiert, dass es ganz normal sei, dass vereinzelte Themen aus den Sitzungen auch nach der Sitzung noch weiterarbeiten könnten, z.B. in Form von Träumen. Falls das bei ihr der Fall sein sollte, so solle sie sich die Inhalte stichwortartig notieren und in die nächste Sitzung mitbringen, damit man daran weiterarbeiten könne.

Beim nächsten Treffen zwei Wochen später wirkte die Patientin bereits deutlich heiterer. Frau K. berichtete, die Tage nach der letzten Sitzung seien sehr anstrengend gewesen. Ihr Blutdruck habe zunächst verrückt gespielt, die Anspannung sei zunächst deutlich stärker gewesen, habe jedoch kontinuierlich abgenommen. Inzwischen könne sie wieder durchschlafen und habe bereits seit über einer Woche keine Albträume mehr, sie fühle sich jetzt deutlich besser. Zur Überprüfung auf etwaige Restsymptomatiken hin **(Phase 8: Nachbefragung)** wurde die Patientin dazu aufgefordert, sich noch einmal an die Herzattacke zu erinnern und die damit verbundene Belastung auf einer Skala zwischen 0 (keine) und 10 (maximale Belastung) einzuschätzen. Mit ruhiger und fester Stimme antwortete sie, dass sie keine Belastung mehr verspüre. Zwar seien die Erinnerungen immer noch sehr scheußlich, aber die Bilder seien nun blass und fern und für sie nicht mehr belastend. Frau K. wurde nun angeleitet, sich ein letztes Mal an die gesamte Abfolge der Ereignisse im Zusammenhang mit der Herzattacke zu erinnern. Zu jeder Szene wurde die Patientin nach dem Belastungsgrad und begleitenden körperlichen Reaktionen gefragt, aber es war keine Belastung mehr auszumachen.

EMDR: eigenständige Therapieform oder therapeutische Technik?

In den letzten Jahren hat es immer wieder Debatten über das Wesen von EMDR gegeben, in denen diskutiert wurde, ob EMDR als eigenständige Therapieform oder lediglich als therapeutische Technik angesehen werden sollte. Angesichts der Bedeutung dieses Themas und der kontinuierlichen Fortschritte auf diesem Gebiet hat die Global Alliance of EMDR eine Arbeitsgruppe eingerichtet, die sich mit einer Definition der EMDR-Therapie befasst. Vorrangiges Ziel war es, eine einheitliche und umfassende Definition zu erarbeiten, da der Bedarf an Klarheit wächst. Nach einer Reihe von Sitzungen schlug die Arbeitsgruppe schließlich drei verschiedene Kategorien vor: 1.) EMDR-Psychotherapie, 2.) EMDR-Behandlungsprotokolle und 3.) EMDR-abgeleitete Techniken; wir erläutern die Terminologie im Folgenden modifiziert nach Laliotis et al. (2021).

EMDR-Psychotherapie

EMDR-Psychotherapie ist eine umfassende Anwendung der EMDR-Therapie, die den ganzen Menschen behandelt und das gesamte Krankheitsbild einschließlich der individuellen, beziehungsbezogenen und verhaltensbezogenen Bereiche berücksichtigt. Sie zielt darauf ab, die Fähigkeit des Patienten zu optimieren, adaptiv auf Lebensherausforderungen zu reagieren, die aus einem Entwicklungstrauma resultieren, und gleichzeitig die Resilienz aufzubauen bzw. wiederherzustellen sowie das persönliche Wachstum zu fördern. Sie betrachtet die therapeutische Allianz als integralen Bestandteil der Therapie. Behandelt werden präsentierte Symptome, geringes Selbstwertgefühl, Bindungsprobleme, Entwicklungsdefizite und/oder andere persönliche Merkmale, die als Behandlungsziele über verschiedene diagnostische Kategorien hinweg gemeinsam erarbeitet werden. Es handelt sich um einen kooperativen, evidenzbasierten Praxisansatz, der auf dem Modell der adaptiven Informationsverarbeitung basiert und EMDR-Behandlungsprotokolle und aus EMDR abgeleitete Techniken als Teil eines umfassenden Behandlungsplans einbezieht, der die acht Phasen und den dreigleisigen Ansatz in der Targetauswahl von Vergangenheit, Gegenwart und Zukunft berücksichtigt.

EMDR-Behandlungsprotokolle

EMDR-Behandlungsprotokolle sind Protokolle für Einzelpersonen oder Gruppen, die mit der Definition der EMDR-Therapie übereinstimmen, und sind zur Behandlung bestimmter Störungen oder Symptome oder zur Bewältigung spezieller klinischer Situationen gedacht sind. Ziel ist die teilweise oder vollständige Aufarbeitung von Erinnerungen, die zu den aktuellen Problemen des Patienten beitragen. Protokolle können als eigenständiger Ansatz oder als Teil einer umfassenderen Psychotherapie verwendet werden. Protokolle, die mehr als eine einfache Abwandlung des achtphasigen, dreigleisigen Standardansatzes enthalten, gelten als Innovationen, solange ihre Wirksamkeit nicht durch Forschungsergebnisse untermauert ist.

Von EMDR abgeleitete Techniken

Von EMDR abgeleitete Techniken sind verkürzte Protokolle und Verfahren, die Kernelemente der EMDR-Therapie verwenden und die entweder als eigenständige Kurzintervention oder als Ergänzung zur EMDR-Therapie eingesetzt werden. Diese Techniken verfolgen ein oder mehrere Ziele (aber nicht das den ganzen Menschen und das gesamte Krankheitsbild betreffende Ziel der EMDR-Therapie), wie z. B. die Desensibilisierung einer störenden Erinnerung oder eines Teils einer Erinnerung, die Verringerung des Leidensdrucks, die Erhöhung der Stabilität, die Verbesserung der Fähigkeit zur emotionalen Selbstregulierung, die Vorbereitung auf die Erinnerungsaufarbeitung sowie die Stärkung positiver Erfahrungen. Diese EMDR-Techniken können sowohl in der Praxis als auch in klinischen Sitzungen eingesetzt werden und können vom Patienten selbst durchgeführt werden. Die Techniken können auch als

Teil einer klinischen Bewertung eingesetzt werden, um die Motivation und Bereitschaft sowie die emotionale Fähigkeit des Patienten zu erkennen, auf die Anforderungen der Erinnerungsverarbeitung zu reagieren.

Weiterentwicklung von EMDR und neue Begriffe

In den letzten Jahren hat die EMDR-Therapie eine bemerkenswerte Weiterentwicklung erfahren und wird heutzutage in einer Vielzahl von klinischen Gruppen und unterschiedlichen klinischen Kontexten angewendet. Während sich die Konzepte und Verfahren kontinuierlich weiterentwickeln, hat sich ein Teil der verwendeten Sprache als veraltet erwiesen und es wurde kritisiert, dass dies nicht mehr den aktuellen Anwendungen von EMDR entspricht. Im Folgenden werden einige Empfehlungen zur Anpassung der veralteten Sprache vorgestellt, die kürzlich vorgeschlagen wurden, um die Konzepte und Behandlungsziele präziser darzustellen (Laliotis et al. 2021).[4]

Reprozessierung statt Desensibilisierung

Mit der Weiterentwicklung von EMD zu EMDR scheinen die Effekte von EMDR als Ergebnis des Erinnerungs-Reprozesses weit über eine einfache Desensibilisierung hinauszugehen. Stattdessen erwarten und beobachten wir routinemäßig umfassendere zusätzliche Behandlungseffekte, die Einsichten, eine veränderte Selbst- und Fremdwahrnehmung des Patienten, eine veränderte Ausrichtung auf das Erlebte, ein adaptiveres Verständnis des Geschehenen und häufig die Fähigkeit, dem Erlebnis oder einer Reihe von Erlebnissen eine neue Bedeutung zuzuweisen, einschließen. Daher wurde vorgeschlagen, die vierte Phase als »Reprocessing« zu bezeichnen, die neben anderen »Nebenprodukten« auch die Desensibilisierung beinhaltet, die zu einer stärker integrierten und gegenwärtigen Ausrichtung auf eine Zielerinnerung führt.

4 Da diese Vorschläge bisher noch keine Aufnahme in die offizielle Terminologie gefunden haben und auch bisher nicht allgemein akzeptiert sind, werden wir uns im Folgenden weiterhin an die bisherige Terminologie halten.

»Strengthening« statt »Installation«

Der Begriff »Installation« bezieht sich auf die Verknüpfung einer adaptiven Selbstüberzeugung mit der neu aufgelösten Zielerinnerung unter Verwendung mehrerer bilateraler Stimulationssätze. Dieser Prozess wird so lange fortgesetzt, bis der Patient ein starkes Gefühl der Glaubwürdigkeit hinsichtlich der positiven Überzeugung hat. In dieser Phase berichten Patienten häufig von Assoziationen in Bezug auf andere positive Erfahrungen, bei denen sie sich ähnlich gefühlt haben. Man geht davon aus, dass dieser fortgesetzte Prozess das neue, anpassungsfähigere Selbstvertrauen des Patientenstärkt und die Verknüpfung zur positiven Selbstüberzeugung für die Zukunft verfügbarer macht. Das »Installieren« eines positiven Selbstbildes setzt eine kognitive Umstrukturierung voraus, worum es aber hier nicht geht. Daher wurde vorgeschlagen, diese Phase eher als »Stärkung« (»Strengthening«) zu bezeichnen.

»SUD sozial angemessen« statt SUD-Score = 0

Die SUD-Skala (vgl. auch Abbildung 5, S. 102; SUD für *subjective units of distress*) misst den Belastungsgrad der Zielerinnerung vor und nach Beginn des Prozessierens. Ein SUD-Wert von »0« wird als »neutral oder keine Belastung« und ein SUD-Wert von »10« als »höchste vorstellbare Belastung« definiert. Hinsichtlich des zu erreichenden SUD-Wertes gibt es unterschiedliche Ansätze. Während das klassische Behandlungsziel der EMD darin besteht, die Zielerinnerung auf einen SUD-Wert von 0 zu desensibilisieren, wurde in jüngster Zeit vorgeschlagen, dass das Ziel einer erfolgreichen Verarbeitung von Zielerinnerungen in der EMDR-Therapie primär darin bestünde, diese zu einer adaptiven Auflösung zu bringen. Eine solche adaptive Auflösung ist jedoch nicht notwendigerweise emotional neutral. Häufig haben Patienten einige Emotionen im Zusammenhang mit der Zielerinnerung, und obwohl ihre Reaktion adaptiv ist, ist sie möglicherweise nicht »neutral«. Zum Beispiel kann ein erwachsener Überlebender eines frühen Missbrauchs durch einen Elternteil aufgrund seiner Erinnerung an diesen Missbrauch Schmerz, Traurigkeit und ein Gefühl des Verrats empfinden. Diese Gefühle sind aus der Sicht eines Erwachsenen verständlich, aber sie sind nicht neutral. Die meisten Kliniker betrachten eine aktuelle Fokussierung auf die Zielerinnerung und ein ruhiges Körpergefühl als Anzeichen für eine vollständige Aufarbeitung. Es wurde daher vorgeschlagen, dass ein SUD von 0 als in erster Linie »ecologically appropriate« neu definiert werden sollte, d. h. als das, was als realistische Reaktion auf eine ähnliche Erfahrung angesehen werden könnte.

Prozessierung besser als Reprocessing

Obwohl die Bezeichnung EMDR das Wort »Reprocessing« enthält, argumentieren viele, dass die Effekte der Behandlung eher als Ergebnisse der »Verarbeitung« von Erinnerungen bezeichnet werden sollten. Der Begriff »Prozessierung« wird im Vergleich zu »Reprozessierung« als angemessener angesehen, um die natürlichen und angeborenen Phänomene zu beschreiben, die mit der Integration von Veränderungen in Emotionen, Kognitionen und Körperempfindungen einhergehen. Diese Veränderungen führen dazu, dass Erfahrungen eine neue Bedeutung erhalten. Im Gegensatz dazu beschreibt der Begriff »Reprocessing« den formalen Prozess innerhalb der EMDR-Therapie, der aus den Phasen vier bis sechs der insgesamt acht Phasen besteht.

EMDR und Schmerz

Warum EMDR bei Schmerz?

Über EMDR können dysfunktional gespeicherte und belastende Erinnerungen an traumatische Ereignisse neu prozessiert, desensibilisiert und im Gehirn neu assoziiert und heilsam integriert werden. EMDR ist damit ein klassisches Therapieelement in der Traumatherapie. Doch obwohl EMDR ursprünglich als ein Therapieansatz spezifisch für die Behandlung psychischer Traumata und posttraumatischer Belastungsstörungen gedacht war, wurde in der klinischen Praxis schnell deutlich, dass dieser Ansatz für die Behandlung von Schmerzpatienten geradezu optimal geeignet ist. Vor dem Hintergrund, dass EMDR sich spezifisch auf die Behandlung dysfunktionaler Gedächtnisprozesse und emotionaler Belastungsfaktoren fokussiert und dysfunktionale Gedächtnisprozesse, Schmerzgedächtnis und emotionales Leid gleichzeitig entscheidende Faktoren der Schmerzchronifizierung darstellen, wird EMDR bereits seit vielen Jahren erfolgreich in der Behandlung chronischer Schmerzen eingesetzt.

Bereits Francine Shapiro (1998) weist darauf hin, dass die psychische Belastung eines (chronisch) körperlich kranken Menschen ähnlich hoch sein kann wie die eines durch Vergewaltigung, Kriegsereignisse oder andere Katastrophen traumatisierten Menschen. Sie macht auch darauf aufmerksam, dass die meisten körperlich schwerkranken Menschen unter einer Symptomatik ähnlich der einer posttraumatischen Belastungsstörung leiden. Krankheit kann bei den Betroffenen dazu führen, dass sie sich vom eigenen Körper verraten fühlen und erleben müssen, wie sie von Bekannten, Freunden, Familienangehörigen oder dem medizinischen System im Stich gelassen werden und wie sie dem Schmerz scheinbar schutzlos ausgeliefert sind. Das sind Zustände, die bei den Betroffenen oftmals intensive Gefühle von Enttäuschung, Wut, Angst, Hilflosigkeit, Selbstzweifel bis hin zu Selbsthass auslösen können. Psychologisch gibt es somit eine bedeutsame Ähnlichkeit zwischen chronischen Schmerzsyndromen und dem Störungsbild einer Traumafolgestörung. In diesem Sinne kann ein chronischer Schmerz auch als eine Art eigenständiges »Schmerztrauma« betrachtet werden, bei dem der eigene Körper als traumatisiert und traumatisierend zugleich in Erscheinung tritt.

Tab. 1: Vergleich der posttraumatischen Belastungsstörung und des chronischen Schmerzsyndroms

Posttraumatische Belastungsstörung	Chronisches Schmerzsyndrom
A. Es gab eine Konfrontation mit einem traumatischen Ereignis.	**Am Anfang der Schmerzsymptomatik steht häufig eine Verletzung der körperlichen Unversehrtheit (Verletzung, Unfall oder Krankheit).**
1. Ereignis: Konfrontation mit tatsächlichem oder drohendem Tod oder ernsthafter Verletzung oder Gefahr für eigene oder fremde körperliche Unversehrtheit (objektiv), und	Der Schmerz wird häufig als eine existentielle Bedrohung erlebt.
2. Reaktion: Intensive Furcht, Hilflosigkeit oder Entsetzen (subjektiv)	Der Schmerz geht häufig mit Gefühlen von Furcht und Hilflosigkeit einher.
B. Es kommt zum beharrlichen Wiedererleben des Ereignisses.	**Der Schmerz ist chronisch, d. h. es kommt zum ständigen Wiedererleben des Schmerzes.**
1. Wiederkehrende und eindringlich belastende Erinnerungen (Bilder, Gedanken, Wahrnehmungen), und/oder	Der Schmerz wird ständig wiedererlebt in Form von unangenehmen Sinnes- und Gefühlserlebnissen.
2. Wiederkehrende belastende Träume, und/oder	Schmerzpatienten haben häufig eine wiederkehrende Beeinträchtigung des Schlafs durch den Schmerz.
3. Handeln oder fühlen, als ob das Ereignis wiederkehrte	Schmerzpatienten leben in einer ständigen Angst vor der nächsten Schmerzattacke. Handeln und Verhalten sind oftmals stark durch den Schmerz oder die Angst davor geprägt.
C. Anhaltendes Vermeidungsverhalten bzgl. traumaassoziierter Reize oder Abflachung der allgemeinen Reagibilität. Drei der sieben folgenden Kriterien sind erfüllt:	**Anhaltendes Vermeidungsverhalten bzgl. schmerzassoziierter Aktivitäten (Sport, soziale Aktivitäten):**
1. Bewusstes Vermeiden von Gedanken, Gefühlen oder Gesprächen in Bezug auf das Trauma	Vermeiden von Gedanken, Gefühlen oder Gesprächen, die den Schmerz verstärken
2. Bewusstes Vermeiden von Aktivitäten, Orten oder Menschen, die Erinnerungen wachrufen	Vermeiden von Aktivitäten, die Schmerzen triggern können, häufig einhergehend mit sozialem Rückzug
3. Unfähigkeit, sich an einen wichtigen Aspekt des Traumas zu erinnern	Häufig inadäquate Erinnerungsinhalte (verdrängend, katastrophisierend, neglect-like)

Posttraumatische Belastungsstörung	Chronisches Schmerzsyndrom
4. Deutlich vermindertes Interesse oder verminderte Teilnahme an wichtigen Aktivitäten	Deutlich reduzierte Teilnahme an wichtigen Aktivitäten
5. Gefühl der Losgelöstheit oder Entfremdung von anderen	Gefühl der Entfremdung von wichtigen (»schmerzfreien«) Bezugspersonen durch den Schmerz
6. Eingeschränkte Bandbreite des Affektes	Häufig depressive Symptome mit Affektabflachung
7. Gefühl einer eingeschränkten Perspektive	Gefühl der Perspektivlosigkeit
D. Anhaltende Symptome erhöhter Erregung. Zwei der folgenden fünf Kriterien sind erfüllt:	**Schmerzpatienten berichten in Phasen starker Schmerzen häufig über:**
1. Schwierigkeiten, ein- oder durchzuschlafen	Schwierigkeiten, ein- oder durchzuschlafen
2. Reizbarkeit oder Wutausbrüche	Verstärkte Reizbarkeit
3. Konzentrationsschwierigkeiten	Konzentrationsschwierigkeiten
4. Hypervigilanz (extreme Wachsamkeit)	Gesteigerte Wachsamkeit
5. Übertriebene Schreckreaktionen	Vermehrte Schreckhaftigkeit
E. Das Störungsbild dauert länger als einen Monat.	**Chronischer Schmerz ist definiert als ein Schmerz länger als 1–6 Monate.**
F. Das Störungsbild verursacht in klinisch bedeutsamer Weise Leiden oder Beeinträchtigungen in sozialen, beruflichen oder anderen wichtigen Funktionsbereichen.	**Chronischer Schmerz verursacht in klinisch bedeutsamer Weise Leiden und geht mit einer starken Beeinträchtigung in sozialen, beruflichen oder anderen wichtigen Funktionsbereichen einher.**

Diagnostische Kriterien A bis F für eine posttraumatische Belastungsstörung (PTBS) nach dem »Diagnostic and Statistical Manual of Mental Disorders« (DSM-IV; Saß et al. 1996) im Vergleich zu den Charakteristika der chronischen Schmerzstörung. Im DSM-IV müssen die Kriterien von A bis F erfüllt sein, um die Diagnose einer PTBS stellen zu können. Unter A finden sich die sogenannten Stressorkriterien, d. h. Bedingungen in Bezug auf das als Trauma infrage kommende Ereignis, die erfüllt sein müssen, damit man per definitionem von einem traumatischen Ereignis sprechen kann. Unter den Kriterien B bis D werden die drei Hauptsymptomkomplexe der PTBS (Intrusionen: B; Vermeidungsverhalten: C; Übererregbarkeit: D) aufgeführt, deren Kombination als für dieses Störungsbild charakteristisch angesehen wird. Das Kriterium E dient der zeitlichen Einordnung der Störung. Hier wird ferner zwischen einer akuten und einer chronischen PTBS unterschieden. Als zusätzliches Kriterium F wurde im DSM-IV das Vorliegen einer klinisch bedeutsamen Belastung in sozialen, beruflichen oder anderen wichtigen Bereichen eingeführt.

Zusätzlich lassen sich bei Schmerzpatienten gehäuft belastende Lebensereignisse und psychische Traumata im Vorfeld oder begleitend identifizieren. In einer eigenen Studie berichteten zwischen 24 und 36 % aller Patienten mit nicht-spezifischen Rückenschmerzen über traumatische Ereignisse in der Vorgeschichte, wobei nur ein Bruchteil dieser Patienten (< 3 %) die klassischen Kriterien für eine PTBS erfüllte. Das Vorhandensein psychischer Traumata geht mit einem um über 70 % erhöhten Risiko einher, chronische Schmerzen zu entwickeln; dagegen ist es ein Prädiktor für körperliche Gesundheit, wenn solche Ereignisse nicht vorliegen. Ähnliche Daten liegen auch für andere chronische Schmerzsyndrome vor. Chronische Schmerzen können sich also auch als eigene Traumafolgestörung unabhängig vom Vorliegen einer klassischen PTBS-Symptomatik entwickeln (Tesarz et al. 2014). Entsprechend gibt es aus pathophysiologischer Perspektive eine enge Verbindung zwischen zurückliegenden belastenden Lebensereignissen und gegenwärtigen Schmerzzuständen. In zahlreichen Studien konnte inzwischen nachgewiesen werden, dass emotional belastende Ereignisse und psychische Traumata sowohl direkt als auch indirekt ganz wesentlich zur Entstehung und zur Aufrechterhaltung chronischer Schmerzen beitragen können (Afari et al. 2014; Tesarz et al. 2018).

Die Wirkung von EMDR kann über zwei unterschiedliche Ansätze in der Schmerztherapie zur Geltung kommen:

- Schmerz *als* traumatische Erinnerung: Reprozessierung dysfunktionaler Gedächtnisprozesse, die der aktuellen Schmerzsymptomatik zugrunde liegen.
- Schmerz *bei* traumatischen Erinnerungen: Bearbeitung belastender Erinnerungen und traumatischer Erlebnisse, die direkt und indirekt Einfluss auf die Schmerzsymptomatik nehmen können.

EMDR enthält noch weitere schmerztherapeutische, dabei nicht EMDR-spezifische Therapieelemente (z. B. Exposition, Verbesserung der Copingfähigkeiten, kognitive Umstrukturierung etc.), die aufgrund des patientenzentrierten Charakters von EMDR sehr individuell auf die jeweiligen Bedürfnisse des Patienten abgestimmt werden können. In den letzten Jahren hat sich zudem gezeigt, dass EMDR eine effektive Methode ist, um dysfunktionale Krankheitsängste anzugehen. Dabei handelt es sich um Ängste, bei denen Betroffene eine übermäßige Bedrohung durch ihren eigenen Körper wahrnehmen.

In den folgenden Abschnitten gehen wir zunächst auf den theoretischen Hintergrund zur Wirkweise von EMDR bei chronischen Schmerzen ein. Hierzu stellen wir die Netzwerktheorie und das Modell der adaptiven Informationsverarbeitung als spezifisches Wirkmodell von EMDR bei Schmerzen (»Schmerz als traumatische Erinnerung«) vor und greifen nachfolgend weitere nicht-spezifische Effekte von EMDR in der Behandlung chronischer Schmerzen auf.

Vor dem Hintergrund, dass chronische Schmerzen nicht nur viele Gemeinsamkeiten mit psychischen Traumata aufweisen (und damit Schmerzen selbst als eine Art »Trauma« wirken und behandelt werden können), sondern dass psychische Traumata auch ein hohes Interaktionspotential besitzen und daher sowohl für die Entstehung als auch Chronifizierung von Schmerzen von Bedeutung sein können, gehen wir im Anschluss auf relevante Wechselwirkungen zwischen Trauma und Schmerzen (Schmerz bei traumatischen Erinnerungen) ein.

Wie wirkt EMDR bei Schmerz?

Obwohl EMDR inzwischen international als eine der effektivsten Methoden zu Behandlung der posttraumatischen Belastungsstörungen und der damit einhergehenden emotionalen Belastungen anerkannt ist, ist der genaue Wirkungsmechanismus von EMDR immer noch nicht vollständig aufgeklärt. In den letzten Jahren wurden einige interessante konzeptuelle Ansätze vorgeschlagen, die eine mögliche Erklärung für die Wirksamkeit von EMDR sowohl im Rahmen der Behandlung von Traumafolgestörungen als auch in der Therapie chronischer Schmerzsyndrome geben können. Diese Erklärungsmodelle konnten bisher jedoch wissenschaftlich weder eindeutig bestätigt noch endgültig widerlegt werden.

Jedenfalls ist davon auszugehen, dass EMDR den Schmerz nicht über einen einzigen, »solitären« Mechanismus beeinflusst, sondern parallel über mehrere verschiedene Prozesse gleichzeitig den Schmerz modulieren kann. Hierbei scheinen sowohl neurobiologische, behaviorale als auch psychodynamische Effekte von Relevanz zu sein. Eine zentrale Bedeutung schreibt man dem Einfluss von EMDR auf die zentrale Informationsverarbeitung und die zugrunde liegenden Gedächtnisprozesse zu. Zudem sind zahlreiche weitere »sekundäre« positive Effekte von EMDR bei Schmerzpatienten beschrieben worden. Es ist vom individuellen Pathogeneseprofil des Patienten abhängig, welchem der beteiligten Effekte im Einzelfall die größere Bedeutung beizumessen ist.

Die Bedeutung neuronaler Netzwerke

Die Wahrnehmung und Verarbeitung von komplexen Informationen finden im Gehirn in Form von neuronalen Netzwerken statt. Als neuronales Netz bezeichnet man eine Anzahl miteinander verknüpfter Nervenzellen, die als Teil des Nervensystems einen funktionellen Zusammenhang (»Netz«) bilden. Durch Veränderungen in diesen Netzwerken können Informationen im menschlichen Gehirn integriert und verarbeitet werden, indem neue Verbindungen zwischen einzelnen Nervenzellen ausgebildet oder bestehende Verbindungen moduliert werden. Alle Erfahrungen, die ein Mensch in seinem Leben macht, werden somit in Form neuronaler Netzwerke in unserem Gehirn abgespeichert. Interessanterweise werden im menschlichen Gehirn alle über die Sinnesorgane wahrgenommenen Informationen »über Kreuz« ausgewertet: Reize von der rechten Körperseite werden in der linken Gehirnhälfte (Hemisphäre) verarbeitet und umgekehrt. Ist das rechte Knie entzündet, so werden die Impulse der zugehörigen Sinnesorgane (hier der Nozizeptoren[5] des rechten Knies) in der linken Hemisphäre verarbeitet. Die Gründe für solch einen bilateral-gekreuzten Aufbau des menschlichen Gehirns sind bis heute ungeklärt.

Die Informationsverarbeitung im zentralen Nervensystem ist im heutigen Verständnis somit als ein Prozess der Aktivierung multifokaler, eng miteinander verschalteter neuronaler Netzwerke zu verstehen. Durch die Variation der einzelnen Verknüpfungen können Informationen dauerhaft in solchen Netzwerken integriert werden. Dies gilt für alle Erfahrungen und Eindrücke, die ein Mensch in seinem Leben macht, sowie für ihre Bedeutung und die sich daraus ableitenden Verhaltensmuster. In diesem Verständnis sind traumatische und schmerzhafte Erfahrungen zunächst ebenfalls nur ganz normale Lernerfahrungen, die in unserem Gehirn durch Ausbildung von Trauma- und Schmerz-Netzwerken bleibende Spuren hinterlassen können.

Das Schmerzgedächtnis

Der zentralen Informationsverarbeitung und den zugrunde liegenden Gedächtnisprozessen spricht man eine wichtige Bedeutung sowohl in der Pathogenese traumaassoziierter Folgestörungen als auch bei der Entstehung und Aufrechterhaltung

---

5 Als »Nozizeptoren« bezeichnet man die sensorischen Rezeptoren, die in der Lage sind, noxische (vom lateinischen Wort »nocere«, schaden) Reize wahrzunehmen und weiterzuleiten. Nozizeptoren finden sich als freie Nervenendigungen auf der Körperoberfläche, aber auch im Körperinneren, z. B. in Muskeln und Eingeweiden. Nozizeptoren reagieren auf thermische, mechanische und chemische Reize (wie Hitze, Druck, Verletzungen o. Ä.) und leiten die entsprechenden nozizeptiven Informationen über Nervenfasern an das Zentralnervensystem weiter, wo eine Schmerzwahrnehmung ausgelöst wird.

chronischer Schmerzsyndrome zu. Sowohl aus neurobiologischer als auch aus phylogenetischer Perspektive stehen Schmerzwahrnehmung und Gedächtnisprozesse in einem sehr engen Zusammenhang. Schmerz ist ein entwicklungsgeschichtlich sehr grundlegendes und überlebenswichtiges Körpersignal, das dem Organismus eine Störfunktion anzeigt und somit vor Gefahr schützen soll. Für den Schutz vor Gefahr und damit für das Überleben ist es jedoch nicht nur wichtig, eine Gefahr anzuzeigen, sondern es ist mindestens genauso bedeutsam – wenn nicht sogar bedeutsamer –, dem Organismus auch die Möglichkeit zu bieten, in Zukunft erst gar nicht mehr in eine solche gefährliche Situation hineinzugeraten. Entsprechend sind Schmerz und Gedächtnis eng miteinander verflochten. Intensive, wiederholte oder länger andauernde Schmerzen führen in den Nervenzellen des Gehirns daher – wie alle anderen wichtigen Lebenserfahrungen auch – zu langandauernden Veränderungen in deren Aktivität. Infolgedessen kommt es zu Veränderungen von Verschaltungen (sog. Synapsen) zwischen den Nervenzellen und zum Umbau von Nervenzellnetzwerken, wodurch im Gehirn komplexe und äußerst stabile »Erinnerungsspuren« ausgebildet werden können. Bei andauernden oder als sehr belastend erlebten Schmerzen kann sich auf diese Weise ein »Schmerzgedächtnis« in Gehirn und Rückenmark ausbilden. Als Folge kann sich die hierdurch verursachte Schmerzwahrnehmung verselbstständigen. Schon allein ein Gedanke an schmerzauslösende oder schmerzassoziierte Faktoren – wie der Gedanke an eine mögliche Berührung der schmerzhaften Region oder die Erinnerung an den ursprünglichen Schmerzauslöser (»Unfall«) – kann unmittelbar zu einem verstärkten Schmerzerleben führen, ohne dass noch ein adäquater organischer Reiz vorliegen würde. Den hierfür verantwortlichen Umbauvorgängen in Gehirn und Rückenmark liegen jedoch nicht nur die gleichen zellulären Mechanismen zugrunde, wie sie auch bei der Verarbeitung anderer Erinnerungen und Erfahrungen nachzuweisen sind, sondern sie scheinen auch in denselben Nervenzellpopulationen des Gehirns stattzufinden. Neuere Studien weisen darauf hin, dass Schmerzen und schmerzhafte Erfahrungen die gleichen Nervenzellnetzwerke aktivieren und modulieren, in denen auch andere bedrohliche Erinnerungen und Erfahrungen abgespeichert werden (Teicher et al. 2016). Diese enge anatomisch-strukturelle und physiologisch-funktionelle Verzahnung von Schmerz und Schmerzerfahrungen mit früheren bedrohlichen Erinnerungsinhalten bildet die Grundlage für die essentielle Abhängigkeit der Schmerzwahrnehmung von früheren Erinnerungen und Gedächtnisprozessen.

Einen besonders eindrucksvollen und anschaulichen Einblick in das enge Verhältnis von Schmerz und Gedächtnis geben die gesammelten Fallbeschreibungen des amerikanischen Anästhesisten und Schmerztherapeuten Daniel Choi und seiner

Kollegen von der Harvard Medical School in Boston (Choi et al. 2007). Choi beschrieb vor einigen Jahren sehr eindrucksvoll den Einfluss von Gedächtnisprozessen auf die Schmerzwahrnehmung am Beispiel von Patienten, die aus unterschiedlichen Gründen einen ungewollten Gedächtnisverlust erlitten hatten.

Solche ungewollten Gedächtnisverluste, allgemein auch als »Amnesie« (von griech. *a* = »ohne« und *mnémé* = »Gedächtnis«) bezeichnet, entstehen durch eine Störung zeitlicher oder inhaltlicher Erinnerungen. Diese spezielle Form der Gedächtnisstörung kann sowohl nach Unfällen, z. B. nach einem Schädel-Hirn-Trauma, als auch bei Epilepsie, Hirnhautentzündungen oder einem Hirnschlag auftreten. Das Ausmaß der Amnesie kann im Verlauf variieren, häufig kommen die Erinnerungen mit der Zeit langsam wieder zurück. Interessanterweise kommt es auch nach psychisch sehr traumatischen Erlebnissen gelegentlich zu solch einem Gedächtnisverlust. Man spricht in diesen Fällen von einer »dissoziativen« Amnesie (siehe Seidler 2013, S. 135–145).

Eine besondere Form eines Gedächtnisverlusts stellt das sogenannte »amnestische Syndrom« dar, bei dem selektiv das Langzeitgedächtnis betroffen, das Kurzzeitgedächtnis hingegen weitgehend intakt ist. Betroffene sind durchaus in der Lage, neue Informationen aufzunehmen – auch das prozedurale Gedächtnis, in welchem z. B. Handlungsroutinen wie Schwimmen, Radfahren oder Schuhe binden hinterlegt sind, ist meist nicht betroffen. Der Zugriff auf frühere Erinnerungen ist in diesem Zustand in der Regel jedoch nicht oder nur sehr eingeschränkt möglich. Besondere Einschränkungen erleiden die Patienten daher beim episodischen Gedächtnis, also demjenigen Teil des Gedächtnisses, in dem Details über das persönliche und das erlebte öffentliche Leben abgespeichert werden.

In ihren Aufzeichnungen beschreiben Daniel Choi und Kollegen (Choi et al. 2007) den wissenschaftlich hochinteressanten und sehr eindrücklichen Verlauf bei zwei Patienten mit chronischen Schmerzen, die im Verlauf ihrer Schmerzerkrankung ein amnestisches Syndrom erlitten hatten.

> Beim ersten Fall handelte es sich um eine 47-jährige Hausfrau mit einer seit über zehn Jahren bestehenden Bauchschmerzsymptomatik. Begonnen hatte die Symptomatik, als die Patientin einen Magendurchbruch erlitten hatte, welcher damals notfallmäßig operiert werden musste. In der Folge kam es zu mehreren Komplikationen, so dass wiederholt operative Eingriffe notwendig wurden. Seit dieser Zeit litt die Patientin unter schwersten chronischen Bauchschmerzen, die von den behandelnden Ärzten auf vernarbende Verwachsungen im Bauchraum (sog. Briden) aufgrund der wiederholten Operationen zurückgeführt wurden. Operative Revisionsversuche dieser Vernarbungen hatten jedoch stets nur zu

einer kurzfristigen Besserung geführt. Zum Zeitpunkt der Erstvorstellung hatte die Patientin mehr als zehn Bauchoperationen durchgestanden. Dennoch litt sie weiterhin unter täglichen Schmerzkrisen. Trotz der täglichen Einnahme von hochpotenten Opiaten entsprechend täglichen Dosen von weit mehr als 200 mg Morphin (und einer Bedarfsmedikation bis zur dreifachen Menge – eine Dosis, welche bei einem »opiodnaiven« Menschen wahrscheinlich zu einem sofortigen Atemstillstand führen würde) schätzte die Patientin ihren Schmerz weiterhin als *»sehr schwer«* ein, mit einer durchschnittlichen Schmerzintensität von mehr als 8 von 10 (auf einer numerischen Analogskala von 0 bis 10, mit 10 als der »schlimmste vorstellbare Schmerz«). Im weiteren Verlauf entwickelte die Patientin eine heftige Lungenentzündung mit Blutvergiftung, in deren Folge es schließlich zu einem schweren Krampfanfall kam. Obwohl sich die Patientin hiervon wieder erholte und auch die durchgeführte neurologische Diagnostik inklusive diagnostischer Bildgebung keine Hinweise auf eine strukturelle Schädigung des Gehirns erbracht hatte, fehlten ihr nach diesem Ereignis jegliche Erinnerungen an die Erlebnisse der letzten zwölf Monate. Die Patientin hatte infolge des Krampfanfalls ein amnestisches Syndrom ausgebildet, das ihr alle zurückliegenden Erinnerungen der letzten Monate genommen hatte. Obwohl sie sich im weiteren Verlauf bald wieder vollständig an Ort und Zeit erinnern konnte, fehlten ihr, gemeinsam mit den Erinnerungen an die letzten zwölf Monate, auch die Erinnerungen an ihren früheren Schmerz. Die Patientin konnte daher im weiteren Verlauf rasch von all ihren Schmerzmitteln entzogen werden (interessanterweise kam es dabei auch kaum zu Entzugssymptomen). Bereits nach wenigen Wochen konnte sie schmerzfrei in einem guten Allgemeinzustand nach Hause entlassen werden. In der Kontrolluntersuchung ein halbes Jahr später bestand der Erinnerungsverlust weiterhin fort und die Patientin zeigte sich weiterhin schmerzfrei (Choi et al. 2007).

Beim zweiten Fall handelte es sich um einen 57-jährigen Architekten mit schweren, in das rechte Bein ausstrahlenden Rückenschmerzen. Die Schmerzsymptomatik bestand zum Zeitpunkt der Evaluation bereits seit über zehn Jahren und hatte initial mit einem schweren Bandscheibenvorfall begonnen, der damals operativ versorgt werden musste. In der Folge kam es jedoch zu einem postoperativen Wundinfekt. Seitdem litt der Mann unter permanenten brennenden Schmerzen, einhergehend mit Taubheitsgefühl und Schwäche des rechten Beins. Die zahlreichen bisherigen Therapieversuche hatten keinen oder nur wenig Einfluss auf die Schmerzsymptomatik gezeigt: Ein elektrisches Rückenmarkstimulationsgerät war aufgrund fehlender Wirksamkeit wieder entfernt worden; eine

zwischenzeitlich eingebaute Morphinpumpe hatte, obwohl es initial zu einer deutlichen Schmerzreduktion gekommen war, im Verlauf zunehmend an Wirkung verloren. Unter einer Medikation mit hochpotenten Opiaten (Äquivalenzdosis von mehr als 120 mg Morphin pro Tag) sowie acht zusätzlichen zentral wirksamen Medikamenten (trizyklische Antidepressiva, Neuroleptika etc.) berichtete der Patient von einer nur geringen Schmerzlinderung.
Ungefähr acht Monate nach Erstvorstellung kam es bei diesem Patienten einmalig im Rahmen eines Ohnmachtsanfalls ebenfalls zur Ausbildung eines ausgeprägten amnestischen Syndroms mit massivem Erinnerungsverlust. In der daraufhin veranlassten ausgiebigen neurologischen Abklärung gab es keine Hinweise auf eine zerebrale Schädigung, d. h. das Gehirn hatte keinen Schaden genommen. Dennoch bestand weiterhin eine ausgeprägte Amnesie: Der Patient konnte sich weder an seine Person, seinen Namen noch an seine Familie erinnern. Darüber hinaus – ähnlich wie im zuvor beschriebenen Fall – konnte sich der Patient auch nicht mehr an seine Schmerzsymptomatik erinnern. Er konnte sich weder seine Schmerzen ins Gedächtnis rufen, noch konnte er sich daran erinnern, weshalb ihm zuvor eine Morphinpumpe ins Rückenmark implantiert worden war. Diese »Schmerzamnesie« war so umfassend, dass in der Folge ebenfalls alle Schmerzmedikamente rasch abgesetzt werden konnten und der Patient weiterhin vollständig schmerzfrei blieb. Der Schmerz war mehr oder weniger »vergessen«! Das Bemerkenswerte an diesem Fall ist – anders als bei der zuvor beschriebenen Patientin –, dass mit der Rückkehr der Erinnerungen auch die Schmerzen wieder zurückkamen (wenn auch wesentlich schwächer als zuvor). Über den Verlauf der folgenden Jahre konnte sich der Patient zunehmend wieder an die zwischenzeitlich verlorenen Gedächtnisinhalte erinnern (ein Phänomen, das bei diesem Krankheitsbild nicht ganz ungewöhnlich ist) und klagte über zunehmende Rücken- und Beinschmerzen.

Die beiden Fallbeispiele illustrieren sehr anschaulich, dass Gedächtnisprozesse – auch unabhängig von traumatischen Erlebnissen – einen maßgeblichen Einfluss auf die Schmerzwahrnehmung haben können. Dabei ist hervorzuheben, dass sich die Patienten diese Schmerzen weder »einbilden« noch »simulieren«. Misst man mittels funktioneller Bildgebung die Gehirnaktivität dieser Patienten, so lässt sich dort die gleiche Aktivität nachweisen, wie sie sich bei Patienten mit einem aktiven Bandscheibenvorfall (oder Ähnlichem) gemessen wird. Der Schmerz entsteht jedoch nicht mehr im Rücken bzw. an der Bandscheibe, sondern im Gehirn, getriggert durch die entsprechenden Erinnerungen, und ist insofern selbst auch eine »Erinnerung« oder, besser, ein Erinnerungsbruchstück, denn der ganze Kontext der ursprünglichen Situation ist nicht mehr präsent.

Auch wenn mit Sicherheit Schmerzgedächtnis und schmerzassoziierte Gedächtnisspuren nicht bei jedem Schmerz-Patienten zwingend eine relevante Rolle spielen, so haben die wissenschaftlichen Erkenntnisse der letzten Jahre doch gezeigt, dass diese Faktoren bei jeder Form von chronischen Schmerzen zumindest beteiligt zu sein scheinen. Am Anfang einer Schmerzerkrankung steht häufig ein nozizeptives Auslöseereignis[6] wie z. B. ein Bandscheibenvorfall, eine Operation oder ein Unfall. Man bezeichnet solche initialen strukturellen Auslöser, die die Schmerzen initial ausgelöst haben, auch als »somatischen Anlass«. Aufgrund ihrer hohen Prävalenz scheinen dabei insbesondere myofasziale[7] Schmerzsyndrome wie z. B. muskuläre Verspannungen, Gelenkblockaden (Hexenschuss, muskulärer Schiefhals), Spannungskopfschmerzen oder auch abdominelle Beschwerden bei gastrointestinalem Infekt von Bedeutung zu sein. Haben solche akuten Schmerzereignisse prinzipiell einen benignen Charakter, so kann sich das Symptom »Schmerz« durch die Ausbildung von schmerzassoziierten Gedächtnisspuren verselbstständigen und zu einem eigenständigen »somatoformen« Schmerzsyndrom entwickeln: Der Schmerz ist dann chronifiziert, ein »Schmerzgedächtnis« hat sich ausgebildet.

Der Prozess der Schmerzprägung und Hypermnesie

Es mag auf den ersten Blick als etwas paradox erscheinen, dass sich ein Schmerz – dauert er über den normalen Zeitraum der Heilung fort – in das Gedächtnis einprägen und chronifizieren kann.

Funktionell und entwicklungsgeschichtlich betrachtet, stellt akuter Schmerz eine psychophysiologische Alarmfunktion dar, welche dem Bewusstsein eine existentielle Gefährdung der körperlichen Unversehrtheit signalisiert. Um eine Wiederholung solcher existentiell bedrohlicher Situationen zu vermeiden, mag es daher

---

6 Bei der Betrachtung neurophysiologischer Prozesse muss unterschieden werden zwischen der eigentlichen Schmerzempfindung und den der Schmerzempfindung zugrunde liegenden biologischen Prozessen, die man unter dem Begriff der sogenannten »Nozizeption« subsumiert. Nozizeption ist definitorisch als Wahrnehmung von noxischen oder potentiell noxischen Reizen zu verstehen. Diejenigen Nervenzellen, die höhere Zentren des Nervensystems über das Einwirken solcher (potentiell) schädlichen Reize informieren, bezeichnet man als nozizeptive Nervenzellen. Dementsprechend heißen Rezeptoren, die auf die Aufnahme noxischer Reize spezialisiert sind, Nozizeptoren. Schmerzzuständen, die auf solch einer Aktivierung von Nozizeptoren durch nozizeptive Reize beruhen und bei denen das periphere und zentrale Nervensystem intakt ist, werden als nozizeptive Schmerzen beschrieben (vgl. Anm. 5).

7 Der Begriff »myofaszial« stammt aus dem Griechischen und bezeichnet die Lokalisation der Schmerzen in Muskeln (*myos* = »Muskel«) und Sehnen (von lat. *fascia* = »Sehne, Band«).

zweckmäßig gewesen sein, dass sich eine überstandene Bedrohungssituation automatisch tief ins Gedächtnis gräbt. Egloff et al. (2012) prägten für solch eine mnestisch fixierte Persistenz körperlicher Schmerzerfahrungen den Begriff der »Hypermnesie« (von griech. *mnesis* = »Erinnerung« und *hyper* = »zu viel«), also eine überstarke Erinnerungsfähigkeit. Hypermnesie soll in diesem Sinne für den Organismus einen Schutzmechanismus darstellen, um durch eine gesicherte Wiedererkennung einer ähnlichen Situation einer möglichen Wiederholung der Gefahr in Zukunft rechtzeitig ausweichen zu können. So kann man sich vorstellen, dass es früher für einen Steinzeitjäger, der den Klauen eines Säbelzahntigers entronnen war, im Sinne des Überlebens von Vorteil gewesen sein könnte, wenn er in steter Erinnerung (Hypermnesie) daran und mit gesteigerter Wahrnehmungsfähigkeit (einschließlich einer gesteigerten Schmerzwahrnehmung) solche Situationen in Zukunft frühzeitiger erkennen und vermeiden konnte. Sollten sich bei ihm Symptome einer posttraumatischen Belastungsstörung eingestellt haben, etwa Intrusionen, also sich aufdrängende Erinnerungsbruchstücke bei einem geringfügigen Ähnlichkeitsreiz, und er daher geglaubt haben, überall einen Säbelzahntiger zu sehen, könnte auch das einen Überlebensvorteil für ihn dargestellt haben. Denn durch das so ausgelöste Vermeidungsverhalten wurde die Wiederholung einer solchen Situation deutlich unwahrscheinlicher. Sollte er allerdings aufgrund seines Vermeidungsverhaltens vollständig auf die Ausübung der Jagd verzichtet haben, drohte der Hungertod.

Für den Überlebensvorteil einer gesteigerten Schmerzwahrnehmung spricht auch die Tatsache, dass das Schmerzempfinden die einzige Sinneswahrnehmung ist, die mit zunehmender Reizdauer nicht adaptiert, sondern sensibilisiert. Ist der Körper einem spezifischen Reiz dauerhaft ausgesetzt, so gewöhnt sich sein Sinnesapparat mit zunehmender Reizdauer an diesen Reiz, er passt sich an. Dies trifft für sowohl visuelle, akustische als auch olfaktorische Reize zu. Ist man besonders intensivem, d.h. hellem Licht ausgesetzt, so passt sich das Auge innerhalb kürzester Zeit den entsprechenden Lichtverhältnissen an, ebenso das Ohr an den jeweiligen Geräuschpegel. Selbst die unangenehmsten Gerüche werden nach einiger Zeit nicht mehr wahrgenommen und auch das Berührungsempfinden – vorausgesetzt es handelt sich um nicht-schmerzhafte Reize – adaptiert über die Zeit: Die Kleidung auf der Haut, das Sitzen auf dem Stuhl oder der Kontakt der Fußsohlen mit dem Boden werden bereits nach kurzer Zeit nicht mehr bewusst wahrgenommen. Ganz anders verhält es sich dagegen mit schmerzhaften Reizen. Der Schmerz eines drückenden Schuhs wird keineswegs über die Zeit hinweg abnehmen. Vielmehr wird eine schmerzhafte Druckstelle, solange der Druck anhält, mit zunehmender Reizdauer intensiver und stärker wahrgenommen werden – die Druckstelle »sensibilisiert« und das Schmerzlevel steigt.

Chronische Schmerzsyndrome könnten in dieser Hinsicht möglicherweise einen ungewollten Nebeneffekt solcher entwicklungsgeschichtlich ursprünglich sinnvollen Selbstschutzmechanismen darstellen. Anders ausgedrückt: Im Kontext einer gefahreninduzierten Gedächtnisprägung werden nicht nur äußere Umstände (Bilder, Geräusche, Eindrücke), sondern auch innere Zustände und damit insbesondere nozizeptive Schmerzerfahrungen mit abgespeichert, was entwicklungsgeschichtlich die Grundlage für die hartnäckige und oftmals schwer zu therapierende Chronifizierung von Schmerzen darstellen könnte.

Die körpereigene Schmerzmodulation

Gleichzeitig besitzt das Nervensystem des Menschen gegenregulatorische, schmerzhemmende Mechanismen, die einer »überbordenden« Schmerzpersistenz entgegenwirken können. Überwiegen solche schmerzhemmenden Prozesse, so führt dies zu einer reduzierten Schmerzempfindlichkeit. Solch eine »körpereigene«, durch das eigene Nervensystem hervorgerufene Herabsetzung der Schmerzwahrnehmung kann bis zu einer vollkommenen Schmerzunempfindlichkeit reichen. Es ist eine alte Beobachtung, dass trotz schwerster Verletzungen Schmerzfreiheit bestehen kann. Die alten Chirurgen bezeichneten diese Unfähigkeit zur Schmerzempfindung in extremen Situationen als »Wundstupor«. Diesen Zustand stärkster körpereigener (endogener) Schmerzhemmung kennt man auch heute noch, z.B. im Rahmen eines schweren Unfalls. Man spricht allerdings nicht mehr von »Wundstupor«, sondern sagt, dass Unfallopfer stehe unter »Schock«. Doch nicht nur starker Stress, auch Schmerzen selbst können als Analgetikum wirken. So kann ein zweiter zusätzlicher Schmerzreiz zu einer Schmerzerleichterung des Ursprungsschmerzes führen. Dieses Phänomen wird als *diffuse noxious inhibitory control(s)* oder *counterirritation* bezeichnet. Auf dieser Tatsache beruhte die im Mittelalter häufig praktizierte Methode, während der Durchführung eines operativen Eingriffs an einer anderen Körperstelle künstlich Schmerzen hervorzurufen. Eine andere Form der Ablenkung bestand darin, durch Theaterszenen, Schreckbilder oder aufregende Erzählungen den Schmerz zu lindern. Solchen Zuständen einer herabgesetzten Schmerzempfindlichkeit stehen die Prozesse einer gesteigerten Schmerzwahrnehmung gegenüber.

Im gesunden Nervensystem befinden sich diese beiden Systeme stets in einem ausgewogenen Gleichgewicht. Bei Patienten mit chronischen Schmerzen hingegen scheinen die schmerzhemmenden Mechanismen zu versagen. In den letzten Jahren konnte für eine Vielzahl unterschiedlicher Schmerzsyndrome (Patienten mit chronischen Kopfschmerzen; Fibromyalgie, Osteoarthrose, andauernde Schmerzen nach

Operationen etc.) eine reduzierte Aktivität in den schmerzhemmenden Systemen nachgewiesen werden, wobei die genauen Gründe hierfür weiterhin unklar sind.

Konzeptuell gesprochen, befindet sich das Gehirn nach einer mnestisch fixierten Schmerzpersistenz körperlicher Schmerzerfahrungen in einem maladaptiven und dysfunktionalen Gedächtniszustand: Es scheint so, als ob unser Gehirn ab einem gewissen Ausmaß intensiver Gefühle von Schmerz, aber auch Angst, Wut, Scham oder Trauer seine übliche »Informationsverarbeitungsprozedur« nicht mehr adäquat durchführen kann. Es kommt zu einem Versagen der gegenregulatorischen schmerzhemmenden Mechanismen, und die chronifizierenden, mnestisch fixierenden Prozesse überwiegen.

Explizites und implizites Gedächtnis

Es ist an dieser Stelle wichtig, zwischen *explizitem* und *implizitem* Langzeitgedächtnis zu unterscheiden (Schubbe 2016). Das explizite Gedächtnis enthält alle bewusst abrufbaren Erinnerungen, z. B. Erinnerungen an Fakten und Lebensereignisse. Explizite Erinnerungsinhalte können erinnert werden, ohne dabei gleichzeitig wiedererlebt werden zu müssen. So kann man sich in der Regel gut an seinen ersten Schultag erinnern (vielleicht auch noch an die Schultüte), ohne zugleich in einen Zustand von Aufregung, Unsicherheit, Freude oder Stolz zu geraten (es sei denn, dieser Tag hat einen traumatischen Eindruck hinterlassen). Man nimmt an, dass zunächst alle zu einem Ereignis gehörenden Sinneseindrücke, Gefühle und Gedanken in den jeweils zuständigen Bereichen der Hirnrinde abgelegt werden müssen, damit ein Ereignis im expliziten Gedächtnis gespeichert werden kann. Danach müssen die einzelnen Fragmente in einem langsamen Prozess, bei dem Schlaf und Träume eine wichtige Rolle spielen, zu einer zusammenhängenden Erinnerung verwoben und in entsprechenden neuronalen Netzwerken gefestigt werden. Es gibt in diesem Zusammenhang zunehmend Hinweise, dass für diesen Prozess gerade die mit schnellen Augenbewegungen einhergehende REM-Tiefschlafphasen[8] von besonderer Relevanz zu sein scheinen (Ackermann & Rasch 2014).

Diese sogenannte Konsolidierung kann – je nach Art des Ereignisses – Wochen oder Monate in Anspruch nehmen. Die explizite Art der Speicherung ist anfällig für Stress. Ohne dass man bisher die genauen Gründe hierfür kennen würde, weiß man

8 Als REM-Schlaf (REM, engl. *Rapid Eye Movement*; dt. sinngemäß »schnelles Augenrollen«) wird eine Schlafphase bezeichnet, die u. a. durch schnelle Augenbewegungen gekennzeichnet ist. Experimentelle Studien zeigen, dass Lernprozesse eng an den REM-Schlaf gekoppelt sind.

inzwischen, dass Stress die explizite Gedächtnisspeicherung »blockieren« kann, so dass es zu einer vorwiegend *impliziten* Gedächtnisspeicherung kommt. Das implizite Gedächtnis ist phylogenetisch betrachtet deutlich älter als unser explizites Gedächtnissystem und daher auch weniger stressanfällig. Es prozessiert und speichert insbesondere Informationen, welche die Empfindlichkeit für Schlüsselreize und die Konditionierung von Körperreaktionen regulieren. Solche Informationen lassen sich in der Regel nicht abrufen bzw. bewusst erinnern, sondern nur als unbewusste Reaktionen auf bestimmte Situationen beobachten (Schubbe 2016). Implizite Erinnerungsinhalte werden nicht »explizit« erinnert, sondern in Form eines Zustands (engl. *state*) wiedererlebt. Ein klassisch impliziter Erinnerungsinhalt ist das Halten des Gleichgewichts beim Fahrradfahren: Kaum einer wird sich beim Fahrradfahren explizit an die einzelnen Komponenten des Gleichgewichthaltens erinnern, die Stellung des Oberkörpers beachten oder die feinen Ausgleichsbewegungen der Arme bewusst wahrnehmen. Es wird in diesem Sinne ein »State« des Fahrradfahrens abgerufen, ohne dass dieser bewusst gesteuert werden müsste.

Situationen, die mit starken Gefühlen zusammenhängen (und damit in der Regel auch eine gewisse Bedeutung für das Überleben und die weitere Lebensplanung haben), werden im sogenannten »impliziten Langzeitgedächtnis« abgelegt. Aus entwicklungsgeschichtlicher Perspektive erscheint dies als sinnvoll, da implizite Gedächtnisinhalte deutlich stabiler sind und länger anhalten (Fahrradfahren verlernt man nicht mehr!). Sie werden durch äußere Reize, die an die Situation erinnern, ausgelöst und bilden die Grundlage dafür, wie wir (unter impliziter Berücksichtigung unsere Vorerfahrungen) in bestimmten Situationen fühlen und uns verhalten (zur »Zentralität der Gedächtnisstörung in Symptomatik und Therapie traumatisierter Menschen« siehe Seidler 2013, S. 119–127).

Doch selbst wenn diese Prozesse dem Individuum evolutionsbiologisch einen Überlebensvorteil gebracht haben mögen, können solche implizit gelernten Erinnerungsspuren in der Gegenwart einen stark dysfunktionalen Charakter annehmen. So haben dysfunktional verarbeitete Erinnerungen aus dem impliziten Gedächtnis die Tendenz, uns zu überfluten. Darüber hinaus sind sie häufig nicht gut steuerbar. Die Einzelreize aus der Ursituation werden als ein komplexes Cluster aus Bildern, körperlichen Empfindungen, Gefühlszuständen und Verhaltensmustern abgelegt. Von besonderer Relevanz scheint auch die Ausbildung von sogenannten »Schmerz-Clustern« zu sein, d. h. impliziten Erinnerungsmustern, die mit körperlichen Schmerzwahrnehmungen assoziiert sind. Da das Bewusstsein bei den im impliziten Gedächtnis abgelegten Erfahrungen nicht zwischen Vergangenheit und Gegenwart unterscheiden kann, reagiert die betroffene Person, als wäre sie in der ursprünglichen Situa-

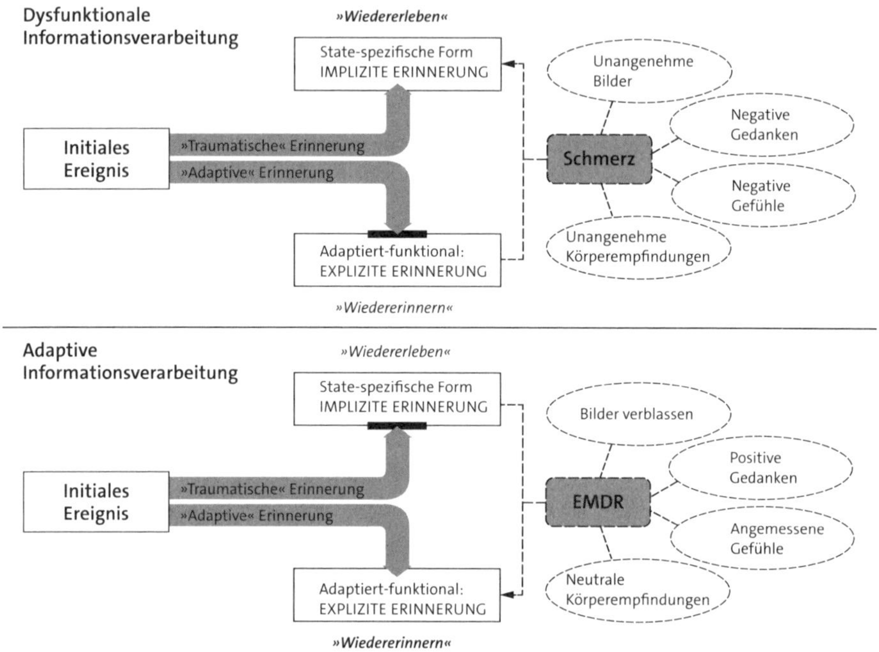

Abb. 1: Explizite und implizite Gedächtnisspeicherung

tion: Sie erlebt den Schmerz wieder, als wäre er »neu«. Als potentieller Auslöser kann dabei prinzipiell jede Art von Stimulus wirksam werden. Dies können Gerüche, Geräusche oder bestimmte Personen sein. Es können aber auch Situationen sein, die uns an die Ursprungssituation erinnern. Selbst eine geringfügige aktuelle körperliche Ursache, die quasi als Trigger dient, kann den ›alten Schmerz‹ wieder zum Leben erwecken und sein volles Ausmaß offenbaren.

Im EMDR-Prozess werden die im impliziten Gedächtnis dysfunktional gespeicherten Informationen kontrolliert und in sicherer Umgebung ins Bewusstsein gebracht, um sie so im Rahmen der EMDR-Therapie »adaptiert« in das explizite, kontrollierbare Gedächtnis zu überführen. Die Psyche hat so die Möglichkeit, die Erlebnisse angemessen in unsere Erfahrungen einzubauen, sie als einen Teil der Biographie anzuerkennen, ohne durch die Inhalte überwältigt zu werden.

Die Netzwerktheorie

Die neuronalen Verarbeitungsprozesse sind vor allem aus der Perspektive der Netzwerktheorie des Gedächtnisses betrachtet worden (Bower 1981). Entsprechend dieser Theorie besitzen »neuronale Netzwerke« – Verbünde von Neuronen, in denen Erfahrungen abgespeichert werden – eine Schlüsselfunktion bei der Informationsverarbeitung und Gedächtnisbildung.

Die Netzwerktheorie postuliert, dass Gedächtnisinformationen in Form eines Netzwerkes von Knoten und Verbindungen zwischen diesen Knoten organisiert sind. Diese Knoten repräsentieren unterschiedliche Gedächtnisinhalte und legen fest, welche von diesen Inhalten einander jeweils »aktivieren« können. Sie werden nicht in einzelnen Gedächtnisneuronen niedergelegt, sondern in den unterschiedlich starken Verknüpfungen zwischen den Nervenzellen innerhalb solcher Netzwerke. Beim Einprägen – etwa einer bestimmten Situation, von Lateinvokabeln oder eines Gedichts – werden die Kontaktstellen zwischen den einzelnen Nervenzellen, sogenannte Synapsen, durch ihre eigene Aktivität verändert. Die Anzahl der Synapsen zwischen den Nervenzellen verändert sich ständig und auch die Stärke der elektrischen Signale an den Synapsen ist permanenten Änderungen unterworfen. Beim Lernen erhöhen sich die Anzahl der Verbindungen und die Signalstärke, es wird im Netzwerk eine »Assoziation« bzw. Verknüpfung hergestellt. Beim Vergessen (oder auch beim Verlernen) vermindert sich die Anzahl der Verknüpfungen und damit auch die Signalstärke. Je stärker die Assoziation ist und je mehr Verknüpfungen vorhanden sind, desto leichter kann man sich erinnern – oder anders ausgedrückt: desto schwerer kann man auch das Gelernte wieder vergessen!

Eine anschauliche Analogie stellt die »Lampenmetapher« dar (siehe Abbildung 8, S. 308). Entsprechend dieser Metapher kann man sich ein assoziatives Netzwerk als eine Art vernetzten Stromkreis vorstellen, die einzelnen Knoten (Worte oder Begriffe) des Netzwerks als kleine »Lämpchen«, die assoziativen Verbindungen als »Stromkabel« und die Assoziationsstärke als Menge der angeschlossenen Stromkabel zwischen den jeweiligen Lämpchen. Knipst man ein Lämpchen an, so erhält es Strom, und dieser Strom wird mittels der Stromkabel, die am Lämpchen angeschlossen sind, zu den anderen umgebenden Lämpchen (d. h. anderen Worten oder Begriffen) weitergeleitet, die mit dem angeknipsten Lämpchen in Verbindung stehen und dann ebenfalls aufleuchten. Je mehr Kabel von unserem aktivierten Lämpchen zu einem anderen Lämpchen gehen und je mehr Strom vom aktivierten Lämpchen zum anderen Lämpchen geleitet wird, desto stärker leuchtet dieses zweite Lämpchen auf. Falls nun z. B. das Lämpchen »Spritze« (aus welchen Gründen auch immer) Strom erhält, leuchtet das Lämpchen »Pieks« heller als das Lämpchen »Käsekuchen« auf. Ein unabhängiger Beobachter würde somit, falls das Lämpchen »Spritze« leuchtet, relativ schnell auch das Lämpchen »Pieks« erkennen.

Die Aktivierung neuronaler Netzwerke

Sehr belastende Lebenssituationen sowie auch extreme Körpererfahrungen (wie etwa ein chronischer Schmerz) können zur Ausbildung sehr stabiler und komplexer Netzwerke führen. Zudem bestimmt die Dauer eines Reizes bzw. die Beständigkeit einer Information ganz wesentlich die Anzahl der Verknüpfungen und damit auch die Signalstärke. Die rasch wiederholte Aktivierung eines Neurons durch ein anderes verstärkt langfristig die Effizienz der Signalübertragung an der Synapse zwischen diesen beiden Neuronen – als »erinnere« sich das System an die vorherige Stimulation. Es entstehen auf diese Weise immer mehr Verknüpfungen, so dass eine Nervenzellpopulation, die ursprünglich für eine bestimmte Erinnerung zuständig war, allein durch die Aktivität einer anderen »Fremdpopulation« getriggert werden kann.

Übertragen auf den Schmerz bedeutet dies: Bedingt durch die abgelaufenen Schmerzchronifizierungsprozesse sind die Voraktivierung und die Verbindungsstärke eines Schmerzschemas inzwischen so stark ausgeprägt, dass bereits durch einen minimalen Input (z. B. allein über kognitive Aktivierung, etwa durch »das Denken an den Schmerz«) das gesamte Schema bereits aktiviert und der Schmerz ausgelöst werden kann (Hoppe 1993).

Für das Verständnis der Zusammenhänge zwischen Schmerz, Schmerzgedächtnis und belastenden Lebensereignissen ist von besonderem Interesse, dass Informationsknoten nicht nur elementare Wisseneinheiten repräsentieren, sondern auch größere Einheiten wie z. B. ganze krankheitsbezogene Schemata, die je nach biographischem Hintergrund und Erfahrungsschatz des Betroffenen eine komplexe Struktur aufweisen können. In Studien wurde gezeigt, dass z. B. auch sensomotorische, vegetative und emotionale Erfahrungsinhalte in den beschriebenen Knoten abgespeichert werden können. Eine Aktivierung derartiger Knoten ist z. B. mit vegetativen oder emotionalen Reaktionen sowie spezifischem Ausdrucksverhalten verknüpft. Die Intensität solcher Verknüpfungen kann dabei durch unterschiedliche Faktoren moduliert werden. Zum einen ist der Grad der Verknüpfung eng damit assoziiert, wie oft ein Knoten bisher »aktiviert« wurde. Zum anderen spielt die Art der Aktivierung eine wichtige Rolle. In der Regel bleiben Dinge, die man über verschiedene Sinneskanäle gleichzeitig wahrnimmt (sieht, hört *und* riecht), länger im Gedächtnis haften als solche, die man z. B. *nur* hört oder *nur* sieht. Denn durch die gleichzeitige Aktivierung mehrerer Sinneskanäle beteiligen sich mehr Nervenzellen beim Aufbau des Gedächtnisnetzwerkes, nämlich die Seh-, Hör- und Riechnervenbahnen, und es können mehr Verknüpfungen moduliert werden. Das einzelne Netzwerk wird also stabiler und die unterschiedlichen Nervenzellen verstärken sich bei der Aktivierung des jeweiligen Netzwerkes gegenseitig in ihrer Wirkung. Gleichzeitig kann durch die Aktivität in diesem Netzwerk die Funktion weiterer assoziierter Netzwerke moduliert werden.

Der gleiche Mechanismus kann im Übrigen auch dazu führen, dass Erinnerungen rückwirkend moduliert und uminterpretiert werden. Ein klassisches Beispiel sind »dynamische« Zeugenaussagen vor Gericht: Wenn z.B. der Zeuge eines Autounfalls bei der Polizei gefragt wird, ob die Bremslichter angingen (was sie nicht taten), und er dies – wahrheitsgemäß – verneint, so kann es dennoch sein, dass er sich Monate später vor Gericht falsch erinnern wird und aussagt, dass die Bremslichter angegangen seien. Und zwar aufgrund folgender Prozesse: Wenn der Polizist ihn unmittelbar nach dem Unfall verhört und ihn dabei fragt, ob er die Bremslichter gesehen hat, muss er sich hierfür die Situation mit Bremslicht neu vorstellen, bevor er die Frage verneinen kann. Allein diese imaginative Vorstellung, das pure Nachdenken über die Möglichkeit, dass ein Bremslicht leuchtete, beeinflusst das Gedächtnis. Die neuronalen Netzwerke werden so moduliert, als wenn in dieser Situation die Bremslichter geleuchtet hätten. Wenn der Zeuge nun im weiteren Verlauf diese Imaginationen immer und immer wieder durchführt – z.B. weil er zudem die gleiche Frage noch einem Anwalt, einem Versicherungsagenten und einem Lokalreporter beantworten muss –, so verstärkt sich dieser Effekt. Es kann also sein, dass jemand, wenn er nur oft genug nach etwas gefragt wird, das es gar nicht gegeben hat, unter Umständen später selbst daran glauben wird. Dieses Phänomen, bei dem eine Person, selbst wenn etwas nicht wirklich existiert hat, aufgrund wiederholter Fragen dazu möglicherweise selbst daran zu glauben beginnt, wird als »suggestive Beeinflussung« bezeichnet. Durch die Wiederholung der Frage entsteht eine Art falsche Erinnerung, die dazu führen kann, dass die Person tatsächlich an die Existenz des Vorfalls oder Gegenstands glaubt, obwohl es ihn nicht gab. Dies zeigt, wie unsere Erinnerungen und Überzeugungen durch wiederholte Einflüsse geprägt werden können.

Weitere Effekte von EMDR bei Schmerzpatienten

Neben dem direkten Einfluss auf die zentrale Informationsverarbeitung lassen sich zusätzlich zu dem EMDR-spezifischen Prinzip des »dualen Aufmerksamkeitsfokus« und dem Konzept der »adaptiven Informationsverarbeitung« einige weitere, nichtspezifische EMDR-Elemente identifizieren, die ebenfalls einen nachgewiesenen Einfluss auf Schmerzwahrnehmung und -verarbeitung haben. Neben dem Prinzip der Exposition sind die Effekte einer kognitiven Umstrukturierung sowie Entspannungsreaktionen und eine Modulation der Interozeptionsfähigkeit zu nennen.

Exposition

Stärker noch als die synchrone Aktivierung mehrerer Sinneskanäle beeinflussen emotionale Reize die neuronalen Netzwerke. Denn Ängste, Traurigkeit, Verzweiflung, aber auch Hoffnungen, Wünsche und Vorstellungen können die Nervenzellen im Hippocampus,[9] dem zentralen Organ der Gedächtnisspeicherung, genauso oder sogar noch viel mehr aktivieren als ein einfacher akustischer Reiz. Angst und Stress scheinen einen besonders starken Einfluss auf die Schmerzverarbeitung auszuüben. Bereits die klinische Alltagserfahrung zeigt immer wieder, dass Angst und Stress den subjektiven Schmerzpegel anheben können. Insbesondere traumatisch bedingte Schmerzen stehen häufig in einem Kontext von Angsterfahrungen. Angst hat – ähnlich wie der Schmerz selbst – eine autoprotektive Funktion und zielt auf eine Verhaltensanpassung des »bedrohten« Individuums. Während der akute Schmerz dem Bewusstsein eine *körperliche* Integritätsgefährdung anzeigt, bedeutet Angst eine psychophysiologische Alarmfunktion, welche eine *situative* Gefährdung der Integrität signalisiert. Zahlreiche Studien belegen, dass es auf neuroperzeptiver Ebene durch Angst zu einem additiven Effekt auf die Schmerzwahrnehmung kommt, indem die Angst die Schmerzwahrnehmung subjektiv und objektiv steigert (siehe etwa Crombez et al. 2012). Man spricht daher auch von einer zentralen Schmerzaugmentation (von lat. *augmen* = »Vermehrung, Zuwachs«). Man vermutet, dass dieser Augmentationseffekt durch die direkte Verbindung der Amygdala[10] mit verschiedenen Anteilen der zerebralen Schmerzmodulation vermittelt wird. Darüber hinaus scheinen Aufmerksamkeitslenkung und Interozeptionsverhalten relevant zu sein.

Der schmerzverstärkende Effekt von Angst ist gerade bei Patienten mit psychischen Traumata in der Vorgeschichte von Bedeutung. Denn bei vielen psychisch traumatisierten Patienten werden sowohl das System der Angstwahrnehmung als auch das der Schmerzwahrnehmung nachhaltig verändert: So kommt es infolge psychischer Traumatisierungen gehäuft sowohl zu Angststörungen als auch zu chronischen Schmerzstörungen. Doch auch unabhängig vom Vorliegen einer psychischen

9 Der »Hippocampus« (lat. für »Seepferdchen«, weil er angeblich die Form eines liegenden, mit dem Kopf nach vorne weisenden Seepferdchens hat) zählt zu den evolutionär ältesten Strukturen des Gehirns und ist vor allem an der Gedächtnisbildung beteiligt. So spielt der Hippocampus eine ganz wesentlich Rolle bei der »Erzeugung«, der »Archivierung« und dem »Abruf« von Inhalten des Langzeitgedächtnisses und stellt einen der wenigen Orte im Gehirn dar, an dem bis ins hohe Alter neue Nervenzellen geboren werden können.

10 Die »Amygdala« (lat. für »Mande[(-kern]«, weil die Form der Amygdala angeblich einer Mandel gleicht) ist ein paariges Kerngebiet des Gehirns, welches wesentlich an der Entstehung von Angst beteiligt ist und eine wichtige Rolle bei der emotionalen Bewertung und Wiedererkennung von Situationen sowie der Analyse möglicher Gefahren spielt. Sie erfüllt eine bedeutende Aufgabe bei der Verarbeitung von Schmerz und Angst.

Traumatisierung rückt die Angst in der modernen Schmerztherapie in den letzten Jahren zunehmend in den Fokus der Therapie. Angst kann sowohl den Schmerz direkt verstärken als auch durch die von ihr ausgelösten Gedanken- und Verhaltensmuster wesentlich zur Aufrechterhaltung chronischer Schmerzzustände beitragen. Gerade dysfunktionale Krankheitsängste, die sich dadurch auszeichnen, dass Betroffene ein deutlich gesteigertes Bedrohungserleben durch den eigenen Körper empfinden, können wesentlich zur Chronifizierung eines Schmerzes beitragen.

Die Wirksamkeit der Behandlung der klassischen Angsttrias – bestehend aus Angst, Vermeidung und Katastrophisierung – auf Basis des Prinzips der abgestuften Exposition *(graded exposure*, Vlaeyen et al. 2012) konnte durch zahlreiche Studien belegt werden (Crombez et al. 2012); dieses Prinzip wurde ganz unabhängig von der EMDR-Entwicklung als ein klassisches Element der Traumatherapie in die Schmerzbehandlung eingeführt. EMDR als ein spezifisches Therapieverfahren zur Behandlung von belastenden Emotionen beabsichtigt immer auch die gezielte Bearbeitung der mit der Schmerzsymptomatik assoziierten (und diese verstärkenden) Ängste. Neben den oben genannten Prozessen der Informationsverarbeitung scheint auch das Prinzip der Dekonditionierung von Angstreaktionen durch prolongierte Exposition (Foa & McNally 1996) von Bedeutung zu sein. Durch wiederholte imaginäre Exposition *in sensu* (d. h. durch eine mentale Konfrontation allein in der Vorstellung der Patienten) mit der belastenden Erinnerung in einem haltgebenden und schützenden Kontext schwächt sich die pathologische Angstreaktion ab (Adaptation). Diese kann in der Folge kognitiv überprüft und umbewertet werden, so dass zuvor wirksame Auslösereize ihre Wirkung verlieren (Dekonditionierung). Durch solch eine kontrollierte mentale Exposition der Patienten mit dem belastenden Material werden sie wiederholt und andauernd mit ihren Ängsten konfrontiert, so dass es bei ihnen wie bei einer herkömmlichen Reizkonfrontationstherapie zu einer Habituation durch Exposition in sensu kommt, einhergehend mit einer andauernden Entspannungsreaktion und dem Absinken der Ängste. Interessanterweise scheint die EMDR-basierte Konfrontation deutlich effektiver zu sein als klassische Expositionsverfahren ohne EMDR. Es wird daher angenommen, dass die im Rahmen der Exposition beabsichtigten Lern- und Dekonditionierungsvorgänge durch das EMDR-Prinzip des dualen Aufmerksamkeitsfokus und der bilateralen Provokation beschleunigt ablaufen können. Denn mittels EMDR kann für gewöhnlich eine vergleichbare Verbesserung bereits in einem Bruchteil der für die klassischen therapeutischen Expositionsinterventionen in sensu oder in vivo notwendigen Sitzungszahlen erreicht werden.

Wirkung der bilateralen Provokation

Nachdem die Bedeutung der bilateralen Provokation (Stimulation) lange Zeit umstritten war, konnten vor wenigen Jahren erstmals ihre spezifischen Effekte auf die Emotionsverarbeitung aufgezeigt werden. In einer methodisch sehr hochwertigen neurowissenschaftlichen Studie zum Wirkungsmechanismus von EMDR, welche im wissenschaftlichen Fachjournal *Nature* veröffentlicht wurde, konnte gezeigt werden, dass das Verlernen von Angst im Mausmodell durch alternierende bilaterale Stimulation (ABS) hocheffektiv beschleunigt werden kann. Bemerkenswert an dieser Studie ist nicht nur, dass EMDR damit die wohl einzige Psychotherapiemethode ist, welche auch im Tiermodell und damit bei Tieren wirkt, sondern auch, dass die duale Applikation eines bilateralen Stimulus die einzige Provokationsmethode war, die gewirkt hat. Die duale Applikation von bilateralen visuellen Stimuli in Form von hin- und herwandernden LED-Lichtern war allen dargebotenen Kontrollbedingungen (kontinuierliche LED-Lichter, blinkende LED-Lichter etc.) hochsignifikant überlegen (Baek et al. 2019). In den sich anschließenden Untersuchungen konnte gezeigt werden, dass ein neuronaler Schaltkreis, welcher von der oberen Vierhügelplatte über den Thalamus zur Amygdala zieht, durch die EMDR-Intervention modifiziert wird, sodass der hemmende Effekt des Thalamus auf die Amygdala gestärkt wird. Durch die bilaterale Provokation lässt sich damit ein hemmender Effekt auf die Amygdala ausüben, was gerade auch in Hinblick auf ihre zentrale Bedeutung im Rahmen der Schmerzchronifizierung als von hohem Wert erscheint. Noch ist es unklar, ob es sich hierbei um die Induktion eines Synchronisierungsprozesses von Zeit und Affekt oder um eine Aktivierung der sogenannten Orientierungsreaktion oder aber um andersartig gelagerte Effekte handelt. Da EMDR, wie gesagt, eine der wenigen Psychotherapiemethoden ist, die auch im Tiermodell Wirkung zeigen (Jauch et al. 2023), ist es wahrscheinlich, dass in naher Zukunft ein besseres Verständnis der zugrunde liegenden Mechanismen erzielt werden kann.

Entspannungsinduktion

Befunde aus experimentellen Studien zu isolierten Behandlungselementen der EMDR zeigen, dass die Anwendung von bilateralen Stimuli, unabhängig vom Kontext der EMDR-Behandlung, mit einer Entspannungsreaktion einhergeht (Sack et al. 2008), mit anderen Worten, das vagale System wird aktiviert. Entspannungsverfahren besitzen in der Schmerztherapie eine tragende Rolle. Es gibt kaum ein psychotherapeutisches Therapieelement, dessen Wirksamkeit wissenschaftlich so gut untersucht und belegt ist wie der Einsatz von Entspannungsverfahren in der Therapie chronischer Schmerzen. Entspannungstherapien werden bei zahlreichen körperlichen und psychischen Erkrankungen sowohl als zentrale Behandlungsmethode als auch als zusätzlicher Therapiebaustein angewendet, um den Behandlungserfolg zu beschleunigen oder zu verfestigen. Entspannungsverfahren können dem Patienten dabei helfen, seine Selbstkontrolle (über körperliche Zustände) zu schulen, und so negativen Gefühlen des Ausgeliefertseins entgegenwirken. Sie fördern die Fähigkeit, sich auf bestimmte Dinge oder auf das eigene Erleben zu konzentrieren. Dies kann Menschen dabei unterstützen, störende Außenreize zu ignorieren und eigene Bedürfnisse besser wahrzunehmen.

Insbesondere bei der Behandlung chronischer Schmerzen können Entspannungstherapien dabei helfen, den Zusammenhang von Schmerzen und ansteigender Muskelspannung zu durchbrechen, welche sich häufig gegenseitig aufschaukeln und zu einer dauerhaft erhöhten Muskelanspannung führen können. Gerade emotionale Belastungen können eine schmerzaktivierende und unterstützende Anspannung der Muskulatur hervorrufen. Denn der menschliche Körper reagiert seit jeher auf Gefahrenwahrnehmung oder Stresseinwirkung mit einer Steigerung der Muskelanspannung, so als müsse man in jedem Augenblick mit dem Angriff eines Säbelzahntigers rechnen. Eine ständige Anspannung der Muskulatur kann wiederum mit der Zeit sekundär zu muskulären (Verspannungs-)Schmerzen führen, wie z. B. muskulären Rückenschmerzen, Nacken- oder Kopfschmerzen. Durch einen erhöhten Muskeltonus kommt es zu einer Reizung der Nervenfasern, welche die Muskeln innervieren. Dies kann sekundär zu Schmerzen in den betroffenen Muskeln führen. Auf diese Schmerzempfindungen reagieren die umliegenden Muskeln reflexhaft mit einer Verspannung, da sie den schmerzhaften Muskel entlasten möchten. Dadurch wird der Verspannungsschmerz noch stärker, was erneut die Muskelanspannung intensiviert und zu noch mehr Verspannungen führt. Ein Teufelskreis aus Schmerz, Muskelanspannung und Fehlhaltung entsteht.

Vor diesem Hintergrund verwundert es nicht, dass imaginative Entspannungsübungen und andere Entspannungstechniken ihren festen Stellenwert auch in der EMDR-basierten Schmerztherapie haben. Neben der Integration klassischer Entspannungstechniken scheint die EMDR-Technik selbst einen Entspannungseffekt im Körper hervorzurufen. Viele Therapeuten haben die Erfahrung gemacht, dass Patienten berichten, während einer EMDR-Sitzung spürten sie eine wohlige Müdigkeit. Inzwischen konnte durch eine Vielzahl an wissenschaftlichen Studien nachgewiesen werden, dass die Fokussierung auf bilaterale Stimuli eine entspannungsinduzierende Wirkung besitzt (Sack et al. 2008).

Die genauen Gründe hierfür sind allerdings noch nicht vollständig verstanden.

Wahrscheinlich löst die Aufgabe, mit den Augen einer bewegten Hand zu folgen (oder abwechselnd taktile oder akustische Reize wahrzunehmen), aufgrund des dualen Aufmerksamkeitsfokus zwischen innerem Wahrnehmen und äußerer Wahrnehmung bei den Betroffenen wiederholte Orientierungsreaktionen aus. Eine Fülle von empirischen Untersuchungen belegt, dass eine Orientierungsreaktion auf einen neuen Stimulus mit einer Zunahme des Tonus des Parasympathikus einhergeht, also desjenigen Anteils des vegetativen Nervensystems, der für Entspannung, Erholung und Regeneration steht (so z.B. Obrist 1981). Der biologische Sinn der Orientierungsreaktion ist, die Zuwendung der Aufmerksamkeits zu einem neuen Reiz zu provozieren. Experimentell lässt sich nachweisen, dass eine Orientierungsreaktion mit einer Steigerung der Sinneswahrnehmung verbunden ist (Stekelenburg & van Boxtel 2002). Die erwähnte wiederholte bzw. länger ausgeprägte Orientierungsreaktion und damit die Aktivierung des Parasympathikus aufgrund der bilateralen Provokation im Rahmen der EMDR-Behandlung führt dann dazu, dass der aversive Reiz der belastenden Erinnerung und schmerzhaften Körperwahrnehmungen sehr effektiv mit einem nicht-aversiven Entspannungsreiz gekoppelt wird. Das lässt die Anwendung von EMDR als ganz besonders dafür geeignet erscheinen, den Zusammenhang von Schmerz und Muskelanspannungen wirksam zu durchbrechen.

Der Einfluss des Traumas auf den Schmerz

Chronische Schmerzen besitzen nicht nur viele Gemeinsamkeiten mit psychischen Traumata, vielmehr haben traumatisierende Ereignisse zudem ein sehr hohes Interaktionspotential sowohl in Hinsicht auf die Entstehung als auch auf die Chronifizierung von Schmerzen. Am besten untersucht ist diese gegenseitige Wechselbeziehung zwischen Schmerz und Trauma für das Krankheitsbild der posttraumatischen Belastungsstörung (PTBS), wohingegen der Zusammenhang zwischen traumatisierenden Ereignissen und Schmerz ohne Ausbildung einer PTBS ein bisher vernachlässigtes Forschungsfeld darstellt. Es sei jedoch auch darauf hingewiesen, dass ein Traumaereignis nur in sehr seltenen Fällen zum Vollbild einer PTBS führt (ca. 10%, Hauffa et al. 2011; Zusammenfassung bei Seidler 2013, S.56–60). Viel häufiger entwickeln betroffene Personen statt des Vollbildes einer PTBS nur Teilsymptome (z.B. ein isoliertes Hyperarousal[11]), eine Depression oder

11 Der Begriff »Hyperarousal« aus engl. *hyper* = »über« und *arousal* = »Erregung« bezeichnet in der Medizin Symptome der Übererregung, wie z.B. Schlafstörungen, Schreckhaftigkeit, erhöhte Reizbarkeit, mangelnde Affekttoleranz. Hintergrund ist ein erhöhter Sympatikotonus.

eben eine chronische Schmerzstörung. Während und nachdem eine Person einem traumatisierenden Ereignis ausgesetzt ist, können vielfältige Störungen mit Krankheitswert auftreten. Gleichzeitig entwickelt sich aber nicht in jedem Fall nach einer psychischen Traumatisierung eine Erkrankung (zum konzeptuellen und empirischen Zusammenhang zwischen Traumaereignis und möglicher Folge siehe Seidler 2013, S. 32–68). Die Schmerzforschung konnte in den letzten Jahren eindeutig zeigen, dass belastende Lebensereignisse bei den Betroffenen auch ohne die Entwicklung einer vollständigen PTBS-Symptomatik einen entscheidenden Einfluss auf die Schmerzverarbeitung und Schmerzmodulation haben können (Tesarz et al. 2014).

In den folgenden Abschnitten gehen wir auf wichtige allgemeine Beziehungen zwischen Trauma und Schmerz ein. Abschließend stellen wir kurz einige zentrale Modelle zum Zusammenhang zwischen Schmerz und der spezifischen Traumafolgestörung einer posttraumatischen Belastungsstörung vor.

Schmerz als eine Traumafolgestörung

Patienten mit chronischen, nicht-spezifischen muskuloskelettalen Schmerzen berichten in ihrer Biographie signifikant häufiger von belastenden und traumatisierenden Lebensereignissen als schmerzfreie Personen (Boisset-Pioro et al. 1995). Umgekehrt findet sich bei Menschen mit einem psychischen Trauma in der Vorgeschichte eine erhöhte Prävalenz chronischer Schmerzsymptome im Vergleich zu nicht-traumatisierten Personen (Otis et al. 2003). Insbesondere Personen, die ein traumatisches Ereignis erlebt haben, das mit körperlichen Verletzungen einherging, leiden infolge des Traumas[12] häufig auch an Schmerzen.

Doch auch wenn diese Zusammenhänge zwischen psychischen Traumata und chronischen Schmerzen durch zahlreiche Studien belegt sind, sind die genauen biologischen Zusammenhänge und zugrunde liegenden Mechanismen noch immer

---

12 Quasi für den »Hausgebrauch« haben die Autoren dieses Buches folgendes schlichte Denkmodell: Die ursprüngliche Bedeutung des Wortes »Trauma« ist kaum bekannt, aber hier ist es sehr wichtig, sie sich klarzumachen: Das Wort kommt aus dem Altgriechischen; »το τραύμα« bezeichnet ursprünglich das Leck, die »Wunde« im Schiffsrumpf (Menge 1903, S. 575), also die Stelle im gestalteten Schiffskörper, an der und durch die das wilde ägäische Meer eindringen konnte und eindrang. Das hieß wohl oft genug »Tod« und »Untergang«.
Zwei Merkmale erscheinen uns hier wichtig: Es wird eine Schutz- oder Grenzschicht zerrissen, die Schiffshaut, und etwas Fremdes dringt ein, hier das Meer. Das gilt für das psychische Trauma, und ähnlich ist es beim Schmerz: Ein Zusammenhang wird auseinandergerissen, und auch hier dringt meistens etwas Fremdes ein. Das Wort selbst ist wohl eher vorgriechischen Ursprungs, da die eingewanderten Völker, aus denen die »Griechen« wurden und durch welche die griechische Sprache entstand, aus Steppenlandschaften kamen und keine Begriffe für all das hatten, was mit Seefahrt zusammenhing (Haarmann 2016; Haarmann 2017).

weitestgehend unverstanden. Es ist aber anzunehmen, dass die bereits genannten Prozesse der dysfunktionalen Informationsverarbeitung und die Ausbildung pathologischer Traumanetzwerke von Bedeutung sind. Denn traumatische Erlebnisse führen zu besonders großen und ausgeprägten neuronalen Netzwerken. So können völlig fremde Stimuli Traumanetzwerke ganz oder zum Teil aktivieren. Dies hat unterschiedliche Konsequenzen. Zum einen wird das Traumnetzwerk permanent aufrechterhalten – es kommt z. B. durch neue Trigger zu Flashbacks. Zum anderen kann es passieren, dass anstelle der expliziten Erinnerungen nur Teilaspekte (implizit) »erinnert« werden. Statt zu Bildern und Erinnerungen kann es zu isolierten »sensorischen Erinnerungen« wie z. B. Schmerzen kommen – die Stimulierung des optischen Kanals im Traumaereignis hinterlässt Bilder, die des nozirezeptorischen Systems den Sinneseindruck »Schmerz«.

Solche im Rahmen eines traumatischen Ereignisses angestoßenen hypermnestischen Prägungsprozesse können dann bewirken, dass traumaassoziierte Schmerzen im Gedächtnis konserviert werden. »Flashbackschmerzen« oder auch eine Art »Dauer-Memoryschmerz« können die Folge sein (Salomons et al. 2004). Diese beiden Schmerzarten unterscheiden sich durch ihre unterschiedliche Zeitdynamik: Als Flashbackschmerzen bezeichnet man situativ getriggerte, intermittierende Schmerzattacken, wohingegen der Dauer-Memoryschmerz durch eine anhaltende Schmerzpersistenz gekennzeichnet ist. Flashbackschmerzen und Dauer-Memoryschmerz sind typische Schmerzsyndrome bei Folteropfern, die häufig Jahre nach dem Akutereignis über diese Form der Schmerzsensationen berichten. Bei ihnen lassen sich zwar vielfach keine strukturell-peripheren Schädigungen mehr nachweisen, jedoch besteht ein direkter anatomischer Bezug zum initialen Schmerzereignis (Williams et al. 2010). So berichteten Folteropfer noch Jahre, nachdem sie Schläge auf ihre Füße erfahren hatten, über eine persistierende Fußschmerzsymptomatik, obwohl die physischen Wunden bereits längst wieder abgeheilt waren. Man vermutet, dass die zentralnervösen Schmerzverarbeitungsstrukturen den primären Schmerzeindruck hypermnestisch fixiert haben – ähnlich der Speicherung optischer Eindrücke, die sich als visuelle Intrusionen wiederholen können.

Wie bereits im Abschnitt »Die körpereigene Schmerzmodulation« (S. 49 f.) besprochen, kann ein traumatisches Ereignis einen »maladaptiven« Gedächtniszustand induzieren. Durch den massiven Reizeinstrom im Rahmen der traumatischen Situation werden einzelne Teilaspekte des Erlebnisses – Bilder, Gefühle, Alarmgedanken, aber auch Körperempfindungen wie der Schmerz – nicht mehr adaptiv in den Gesamtverbund integriert, sondern bleiben, bildlich gesprochen, wie eingefroren als »pathologische Verknüpfungen« bestehen. Auch werden sie nicht mit Sprache verknüpft. Das bedingt die Grenzen sprachgebundener Traumatherapie. Für EMDR als ziemlich wortkarge Methode gilt das nicht. Diese fehlende Bindung traumatischer Erinnerungsbruchstücke an Sprache ist im übrigen Grundlage der Möglichkeit tierexperimenteller Anwendungen von EMDR (siehe dazu oben den Abschnitt »Wirkung der bilateralen Provokation«).

Statt dass die traumatischen Erfahrungen im expliziten Langzeitgedächtnis »abgelegt« würden, kommt es zu einer vorwiegend impliziten Gedächtnisspeicherung. Dies führt dazu, dass das traumatische Erlebnis bzw. einzelne Teilaspekte des Erlebnisses nicht adäquat erinnert werden, sondern von den Betroffenen immer und immer wieder erlebt werden. So bilden sich pathologische neuronale Netzwerke, die erwähnten Traumanetzwerke, aus, die über verschiedene Mechanismen sowohl zu weiteren körperlichen Symptomen führen können als auch durch körperliche Symptome und die damit verbundenen Gefühle verstärkt und aufrechterhalten werden können.

Das Hypermnesia-Hyperarousal-Modell

Einen evolutionsbiologischen Erklärungsansatz für das häufige gemeinsame Auftreten von Schmerz und Trauma haben Egloff et al. (2012) in dem von ihnen postulierten Hypermnesia-Hyperarousal-Modell entwickelt. Dieses versucht den Zusammenhang zwischen Schmerz- und Traumafolgestörungen nicht allein auf der Symptom- oder Verhaltensebene, sondern auch mit Blick auf den neurobiologischen Entstehungshintergrund zu erklären. Da dieses Modell auch entwicklungsgeschichtliche und neurophysiologische Überlegungen berücksichtigt, ist es ein sehr interessanter Erklärungsansatz – insbesondere, da sich in seinem Rahmen die gemeinsamen neurophysiologischen Hintergründe von Angst und Schmerz im Kontext von traumaassoziierten Stressreaktionen des zentralen Nervensystems integrieren lassen.

Diesem Modell entsprechend zeichnen sich traumatisierende Situationen primär dadurch aus, dass ein Individuum in eine Situation gerät, welche subjektiv mit den Gefühlen extremer Bedrohung und schutzlosen Ausgeliefertseins einhergeht. Um die Wiederholung solcher existentiell bedrohlichen Situationen zu vermeiden, gräbt sich die Bedrohungssituation tief ins Gedächtnis (Hypermnesie) und hinterlässt eine sensorische Übererregbarkeit hinsichtlich potentieller Warnreize (Hyperarousal). Die traumaassoziierte Hypermnesie soll für den Organismus in Zukunft ein Schutz sein, durch gesicherte Wiedererkennung der Gefahrwiederholung rechtzeitig ausweichen zu können. Die traumaassoziierte Übererregbarkeit soll mittels Sensitivierung eine verbesserte Möglichkeit schaffen, die potentielle Gefahr in Zukunft frühzeitig wahrnehmen zu können. Das Hypermnesia-Hyperarousal-Modell postuliert, dass posttraumatische Schmerzpersistenz ein ungewollter Nebeneffekt dieser traumabezogenen Selbstschutzmechanismen ist (zur Erklärung für Patienten findet sich im Anhang mit »Übungsmaterialien und Kopiervorlagen« eine Folge von Zeichnungen, die das Hypermnesia-Hyperarousal-Modell gut erklärt; siehe Abbildung 9, S. 312).

Im Kontext der gefahreninduzierten Gedächtnisprägung werden nicht nur die äußeren Umstände, sondern auch die inneren Befindlichkeiten und damit auch die traumabezogene nozizeptive Schmerzerfahrung mit abgespeichert. Dies kann eine Basis für eine »Schnell-Chronifzierung«, respektive für gedächtnisbasierte Schmerzen sein. Die allgemeine traumaassoziierte sensorische Übererregbarkeit bildet auch die physiologische Grundlage für eine Sensibilisierung des schmerzverarbeitenden Systems, was Hyperalgesie[13] und Allodynie[14] bewirkt. Entsprechend dem Hypermnesia-Hyperarousal-Modell erfahren Patienten im Rahmen einer Traumatisierung zusätzlich zum lokalen physischen Trauma oft massive Beeinträchtigungen der neuropsychischen Wahrnehmungs- und Reizverarbeitungsstrukturen. Sowohl die peripheren (schmerzübermittelnden) neuronalen Strukturen als auch die zentralnervösen (schmerzverarbeitenden) Strukturen unterliegen einer durch die traumatisierende Erfahrung geprägten Beeinträchtigung. Dies kann eine Schmerzchronifizierung quasi im Schnellverfahren bewirken. Dabei scheinen unterschiedliche schmerzphysiologische Mechanismen eine Rolle zu spielen. Prinzipiell führt jeder wiederholte, anhaltende und heftige somatische Schmerzreiz zur Induktion neuroplastischer Prozesse, die einen zellulär verankerten Ausbau der beteiligten Strukturen sowohl auf Rückenmarksebene als auch auf Ebene des Gehirns zur Folge haben können. Dieser strukturelle und funktionelle Ausbau der schmerzübermittelnden synaptischen Strukturen trägt ganz wesentlich zur Schmerzpersistenz, Schmerzausbreitung und Schmerzsensibilisierung bei. Die resultierende Schmerzwahrnehmung geht oft über das Areal der primären physischen Beeinträchtigung hinaus und persistiert auch dann, wenn die initialen Verletzungen bereits lange abgeheilt sind.

Zusätzlich zum Ausbau der schmerzübermittelnden Strukturen kommt es auch

---

13 Als »Hyperalgesie« bezeichnet man ein generell gesteigertes Schmerzempfinden. Der Begriff der Hyperalgesie umfasst sowohl eine Herabsetzung der Schmerzschwelle (Allodynie) als auch eine gesteigerte Reizantwort auf einen überschwelligen Reiz.

14 Die »Allodynie« ist (nach der revidierten Nomenklatur) eine Unterart der Hyperalgesie und bezeichnet eine Schmerzempfindung, die durch Reize ausgelöst wird, welche üblicherweise keinen Schmerz verursachen.

zu einer veränderten zerebralen Reizempfindlichkeit. So geht eine psychische Traumatisierung stets mit einer heftigen neuroendokrinen, psychophysischen Stressreaktion einher, die sich ebenfalls auf die Schmerzverarbeitung auswirken kann. In experimentellen Studien wurde gezeigt, dass sehr schwere, anhaltende oder wiederholte (auch kindliche) Stresserfahrungen über multiple neurofunktionelle Vorgänge zu einer zentralnervösen Schmerzempfindlichkeitssteigerung führen können (Felitti et al. 1998; Imbierowicz & Egle 2003). Durch solche (impliziten) Lernprozesse, die selbst auf dem Niveau einzelner Nervenzellen und einfacher Organstrukturen nachgewiesen werden können, kommt es in der weiteren Folge zu einer verstärkten Reaktion auf die unterschiedlichsten Reize, selbst auf neutrale Reize. Klinisch treten diese Phänomene in Form von Allodynie und Hyperalgesie in Erscheinung, klassischen Symptomen des chronischen Schmerzsyndroms. Es wird vermutet, dass eine übersteigerte neuroendokrine Stressantwort nicht nur zu einer sensorischen Übererregbarkeit, sondern auch zu einem »überkonsolidierten Traumagedächtnis« führen kann (Pitman 1989). Durch die im Rahmen extremer Stresserlebnisse induzierten neuroendokrinen Prozesse prägen sich die erlebten Traumaerfahrungen sowie die damit einhergehenden sensorischen und emotionalen Eindrücke mit Überschärfe in den Gedächtnisstrukturen ein, was auch Grundlage für die sogenannten Flashbacks (d. h. die unwillkürlichen Erinnerungen an Traumainhalte) ist.

Wie weiter oben bereits erörtert, wird angenommen, dass sich auch körperliche Schmerzerfahrungen einprägen und später zu einer mnestisch fixierten Schmerzpersistenz (Memoryschmerz) mit Spontanschmerzen beitragen können. Gleichzeitig kann es im Rahmen einer Traumatisierung zu einer Art »Gedächtnisüberforderung« kommen, verbunden mit einer Gedächtnisdysfunktion, Amnesie und mnestischen Dissoziationen. Die im Rahmen des Traumas induzierten Prozesse können später die weitere Grundlage für eine erneute Schmerzreaktivierung bilden. Ausgelöst durch unspezifische sensorische Reize, welche assoziativ mit der früheren Traumaerfahrung vernetzt sind (z. B. optische Eindrücke, Geräusche, Körperhaltungen) oder auch durch physische Schmerzen hervorgerufen werden, die an den Primärschmerz »erinnern«, kann es zu einer Reaktivierung der früheren Schmerzerfahrungen kommen. Solche als Assoziationsketten bezeichneten Prozesse können dabei in beide Richtungen wirken: Schmerzerfahrungen können einerseits Traumaassoziationen aktivieren und andererseits können Traumaassoziationen frühere Schmerzerfahrungen reaktivieren. In diesem Sinne werden die schmerzhaften Körperempfindungen aus einem Traumatisierungskontext, der sich zu einem späteren Zeitpunkt – sehr realitätsnah – wieder ins Bewusstsein drängen kann, auch als »Flashbackschmerz« bezeichnet.

EMDR, so nimmt man an, regt eine Reprozessierung solcher pathologischen Erin-

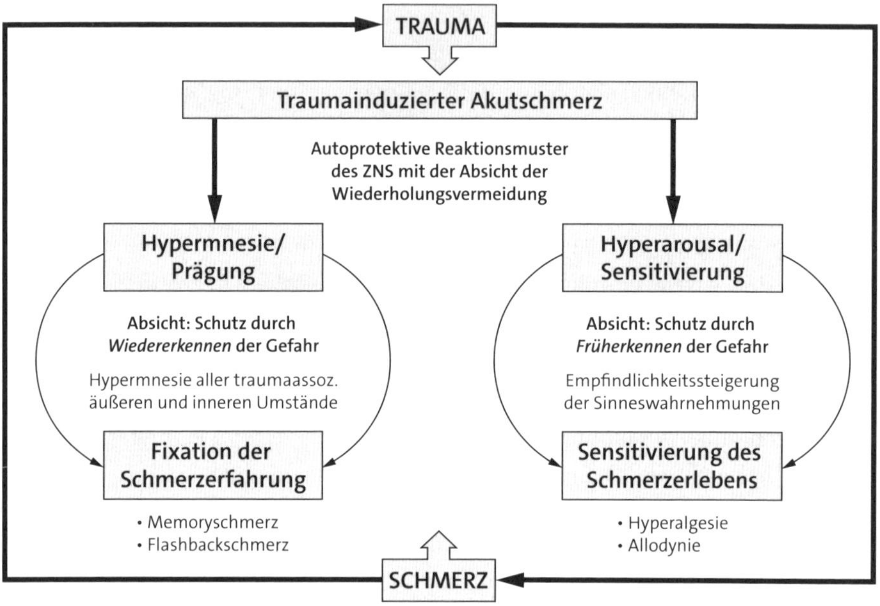

Abb. 2: Schmerz-Trauma-Interaktionen

nerungen an und kann zu einer angemessenen (»adaptiven«) Verarbeitung solcher nicht vollständig verarbeiteten Gedächtnisinhalte führen. Durch die adaptive Verarbeitung der Erinnerungen verändern sich die damit einhergehenden belastenden Emotionen auf ein für die Gegenwart angemessenes Maß, während gleichzeitig eine kognitive Umstrukturierung stattfinden kann. Die in der traumatisierenden Situation nicht mit abgespeicherten Orts- und Zeitkoordinaten werden jetzt den inhaltlichen Erinnerungsbruchstücken zugeordnet. Damit bildet sich die Übergeneralisierung (»Die Welt ist immer und überall traumatisierend!«) zurück; das Traumaereignis wird als vergangenes der Vergangenheit zugeordnet. Wird die belastende Situation initial ganz oder in Teilen wiedererlebt, so wird das Erlebnis später distanzierter und wie von außen betrachtet wahrgenommen. Belastende Erinnerungen können auch blasser werden oder wegdriften. Negative Kognitionen zu der belastenden Erinnerung treten zunehmend in den Hintergrund und positive und hilfreiche Kognitionen werden wieder verfügbar. Die negative Selbstwahrnehmung wird realistischer, vegetative Begleitreaktionen (Muskelanspannung, Unwohlsein, Herzrasen) werden auf ein normales Niveau abgeschwächt und der Körper bleibt auch bei einer inneren Konfrontation mit Bruchstücken der traumatischen Erinnerung entspannt.

Diese durch die EMDR-Therapie hervorgerufenen Prozesse der Reprozessierung und kognitiven Umstrukturierung können einen bedeutenden Einfluss auf eine bestehende Schmerzsymptomatik haben. Und auch wenn der Schmerz faktisch in keinem direkten Zusammenhang zu traumatischen Erlebnissen steht, können sich, wie man inzwischen weiß, auf neuronaler Ebene Überschneidungen (Verknüpfungen) der Traumanetzwerke mit den neuronalen Verbünden der Schmerzverarbeitung entwickeln, welche in der Folge den Schmerz sowohl aufrechterhalten als auch verstärken können. Durch die im Rahmen der EMDR-Arbeit stattfindende affektive und kognitive »Reprozessierung«, die eine Modulation dieser pathologischen Verknüpfungen bewirkt, lassen sich pathologische Verbindungen auflösen, wodurch ein positiver Einfluss auf die Schmerzsymptomatik erzielt werden kann.

Schmerz infolge einer Traumafolgestörung

Wie bereits erwähnt, hat sich die Trauma-Schmerz-Forschung über lange Zeit auf solche Schmerzstörungen fokussiert, die speziell im Rahmen einer posttraumatischen Belastungsstörung auftreten. Zwar wurde vor diesem Hintergrund die Rolle von Schmerz als Trauma selbst über einen langen Zeitraum vernachlässigt, jedoch konnten so detaillierte und interessante Einblicke in das komplexe Zusammenspiel zwischen belastenden Lebensereignissen und chronischen Schmerzstörungen gewonnen werden. Es wurden verschiedene Modelle und Theorien entwickelt, die die zugrunde liegenden Zusammenhänge zwischen chronischen Schmerzen und posttraumatischer Belastungsstörung erklären. Die in diesem Zusammenhang am häufigsten diskutierten Theorien werden im Folgenden kurz vorgestellt.

Das Shared-Vulnerability-Modell

Das Shared-Vulnerability-Modell (*shared vulnerability* = »geteilte Vulnerabilität«) nach Asmundson et al. (2002) geht davon aus, dass prädisponierende, eventuell auch genetisch determinierte Vulnerabilitätsfaktoren für die komorbide Entwicklung einer posttraumatischen Belastungsstörung und chronischer Schmerzen verantwortlich sind. Das heißt: Unabhängig vom Ereignis selbst prädisponieren diejenigen spezifischen Risikofaktoren, die eine Person nach einem belastenden Ereignis zur Ausbildung einer Traumafolgestörung prädisponieren, diese Person im Rahmen eines akuten Schmerzereignisses ebenfalls für eine Chronifizierung des Schmerzes. Es besteht also eine gemeinsame Vulnerabilität zwischen diesen beiden Störungsbildern.

Die in dieser Hinsicht empirisch am besten belegte »Brücke« zwischen Traumafolgestörungen und chronischen Schmerzen scheint eine erhöhte Angstsensitivität darzustellen. Angstsensitivität ist dabei definiert als eine individuelle »Übersensitivität« im Hinblick auf körperliche Symptome der Erregung. Der Begriff bezeichnet demnach die (unspezifische) Angst oder (konkrete) Furcht vor Symptomen, die den Zustand einer vegetativen Erregung begleiten können – z. B. ein schneller Herzschlag, eine schnelle und flache Atmung, kalte und verschwitzte Hände, Zittern, Schwindel, Übelkeit (Kemper 2010). Da Angst häufig mit einem Zustand körperlicher Übererregung einhergeht, wird die Angstsensitivität auch als »Angst vor der Angst« (»Phobophobie«, von griech. *phóbos* = »Furcht«) bezeichnet. Die Angst führt bei den betroffenen Personen oftmals zu katastrophisierenden Reaktionen auf körperliche Anzeichen von Übererregung, wodurch sich die Symptome der körperlichen Erregung nochmals verstärken können. Nach Asmundson et al. (2002) haben Menschen mit einer erhöhten Angstsensitivität ein erhöhtes Risiko, nach einem traumatischen Ereignis eine Traumafolgestörung zu entwickeln: Neben der Alarmreaktion aufgrund des Traumas kommt es bei Betroffenen wegen ihrer erhöhten Angstsensitivität gleichzeitig zu einer verstärkten emotionalen Reaktion auf das Ereignis, was wiederum die emotionale Belastung durch das Ereignis steigert. In Studien konnte der Einfluss der Angstsensitivität auf die Entwicklung und Aufrechterhaltung der PTBS-Symptomatik bestätigt werden (Asmundson & Katz 2009). Gleichzeitig begünstigt Angstsensitivität ein Angstvermeidungs- und Katastrophisierungsverhalten, also Verhaltensmuster, die ebenfalls zentrale Risikofaktoren für die Entstehung und Aufrechterhaltung chronischer Schmerzen darstellen. Doch auch wenn die *shared vulnerability* der Angstsensitivität sicherlich einen entscheidenden Einfluss auf sowohl die Entwicklung als auch die Aufrechterhaltung der beiden Störungsbilder PTBS und chronische Schmerzen nehmen kann, so ist ein Modell, das ausschließlich auf diesem Faktor beruht, sicherlich zu »einseitig«, um die Komplexität der Problematik vollständig erfassen zu können.

Das Mutual-Maintenance-Modell

Das Mutual-Maintenance-Modell (*mutual maintenance* = »gegenseitige Aufrechterhaltung«) nach Sharp & Harvey (2001) geht deutlich über das Shared-Vulnerability-Modell hinaus, indem zusätzliche Gemeinsamkeiten von Traumafolgestörungen und chronischen Schmerzsyndromen (z. B. Depressionssymptome) herausgearbeitet werden und im Rahmen dieses Pathogenesekonzepts eigens berücksichtigt wird, dass sich die beiden Störungen auch aktiv gegenseitig beeinflussen können. Der Zusammenhang der Aufrechterhaltung von PTBS und chronischen Schmerzen wird nach diesem Modell insbesondere durch sieben zentrale Schlüsselmechanismen bewirkt:

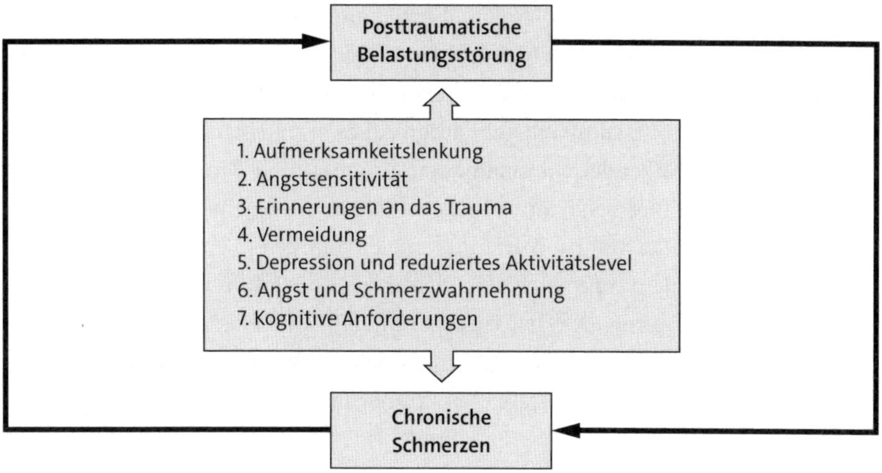

Abb. 3: Das Mutual-Maintenance-Modell

- Aufmerksamkeitslenkung,
- Angstsensitivität,
- belastende Erinnerungen,
- Vermeidung,
- Depression und reduziertes Aktivitätslevel,
- Angst und Schmerzwahrnehmung sowie
- kognitive Anforderungen (siehe auch Abbildung 3).

Der Zusammenhang zwischen PTBS und chronischen Schmerzen einer- und den von Sharp und Harvey genannten Mechanismen andererseits konnte in verschiedenen Studien bestätigt werden (Asmundson & Katz 2009). Doch wenngleich das Mutual-Maintenance-Modell, wie der Name bereits andeutet, einen möglichen Erklärungsansatz für die gegenseitige Aufrechterhaltung von PTBS und chronischen Schmerzen darstellt und dieses Modell auch wichtige Hinweise für relevante psychosoziale Interaktionen liefert, so erklärt es nicht den Beginn dieser beiden komorbiden Störungen.

Das Perpetual-Avoidance-Modell

Aufgrund der Parallelen zwischen auslösenden und aufrechterhaltenden Prädiktoren für eine PTBS und chronischen Schmerzen wurden die Grundlagen des Angst-Vermeidungs-Modells *(fear avoidance model)* aus der Schmerzpsychologie aufgegriffen und um PTBS-spezifische Faktoren zu einem Zusammenhangsmodell der beiden

Störungen – dem sogenannten Perpetual-Avoidance-Modell – erweitert (Liedl et al. 2010). Grundannahme des Perpetual-Avoidance-Modells ist das Vorliegen eines traumatischen Ereignisses, das den Teufelskreis fortwährender Vermeidung *(perpetual avoidance)* mit anstößt. Diese entsteht aufgrund zwei miteinander interagierender und einander verstärkender Kreisläufe: dem Trauma- und dem Schmerzkreislauf. Kognitive, affektive und behaviorale Prozesse bilden die zentralen Elemente dieses Konzepts. So kommt es aufgrund dysfunktionaler kognitiver Verarbeitungsprozesse während und nach dem traumatischen Erlebnis zu einer Erhöhung der psychischen und physischen Erregung. Dies hat wiederum häufig ein verstärktes Vermeidungsverhalten zur Folge. Neben diesen dysfunktionalen kognitiven Verarbeitungsmustern kommt es zusätzlich zu belastenden Erinnerungen an das traumatische Ereignis. Dieser psychische Stressor, der Patienten das Trauma erneut erleben lässt, führt zu einem Anstieg der körperlichen Erregung, was u. a. mit Herzrasen, erhöhtem Blutdruck, verstärkter Atmung, gastrointestinaler Aktivität und erhöhter Muskelanspannung einhergeht. Für den Körper signalisieren diese Symptome Stress, was weitere somatische Stressreaktionen auslöst. Diese Reaktionen begünstigen die Entwicklung chronischer Schmerzen. Das Schmerzempfinden wird neben der bereits genannten psychischen und physischen Anspannung auch durch eine gesteigerte Inaktivität und übermäßiges Vermeidungsverhalten negativ beeinflusst. Aufgrund

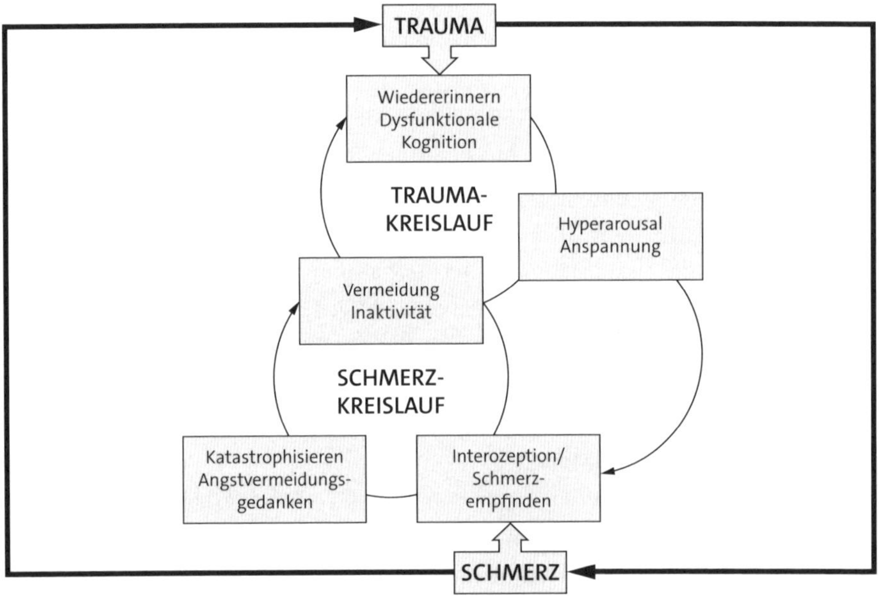

Abb. 4: Das Perpetual-Avoidance-Modell

der Angst vor möglichen Folgen, den sogenannten Katastrophisierungs- und Angstvermeidungsgedanken, schließt sich der Kreis in einer Zunahme von Inaktivität, Vermeidungsverhalten und Depression. Entscheidende Verbindungsglieder in der Trauma- und Schmerzkette sind Vermeidung und Inaktivität sowie, damit in Zusammenhang stehend, die Depression. Diese Faktoren haben einen entscheidenden Einfluss auf die Entwicklung und Aufrechterhaltung sowohl einer PTBS als auch chronischer Schmerzen (Leeuw et al. 2007).

Weitere Interaktionen von Trauma und Schmerz

Neben diesen theoretischen Modellen existieren einige weitere wichtige Faktoren, die im Zusammenspiel von Trauma und Schmerz als klinisch relevant erachtet werden können.

So konnten die im Rahmen einer Traumatisierung hervorgerufenen Angsterfahrungen als weiterer wichtiger Modulator der Schmerzwahrnehmung und -verarbeitung identifiziert werden. Denn sowohl Schmerz als auch Angst haben eine autoprotektive Funktion und intendieren eine Verhaltensanpassung des bedrohten Individuums: Der akute Schmerz repräsentiert eine psychophysiologische Alarmfunktion, die dem Bewusstsein eine *körperliche* Gefährdung der Unversehrtheit signalisiert. Angst repräsentiert dagegen eine psychophysiologische Alarmfunktion, die dem Bewusstsein eine *situative* Gefährdung der Unversehrtheit signalisiert. Studien bestätigten, dass es auf neuroperzeptiver Ebene zu einem additiven Effekt kommt, indem die Angst die Schmerzwahrnehmung sowohl subjektiv als auch objektiv steigert (siehe etwa Colloca & Benedetti 2007). Eine psychische Traumatisierung kann zu nachhaltigen Veränderungen sowohl in der Angst- als auch in der Schmerzwahrnehmung führen, was sich letztendlich darin widerspiegelt, dass psychische Traumatisierungen gehäuft mit sowohl chronischen Angststörungen als auch chronischen Schmerzstörungen einhergehen.

Neben diesen traumaassoziierten »Schmerzverstärkungsmechanismen« existieren im Kontext schwerer Bedrohungen auch Mechanismen der endogen-reaktiven Schmerzbetäubung: Übersteigen die traumabedingten Umstände die individuell aushaltbare Toleranzschwelle, so kann dies zur Entstehung von Dissoziationsprozessen führen. Man vermutet, dass solche neurofunktionellen Vorgänge analog zum Totstellreflex im Tierreich eine Art verzweifelten Versuch darstellen, eine ausweglose Situation doch noch überlebbar zu machen. Solche dissoziationsartig veränderten zerebralen Schmerzverarbeitungsmuster sind ein möglicher Erklärungsansatz für die klinische Beobachtung, dass manche Patienten nach psychischer Traumatisierung eine emotionale Neglect- oder Alexithymie-Symptomatik entwickeln. Diese ist dadurch gekennzeichnet, dass die Betroffenen Schwierigkeiten haben, eigene Gefühle angemessen wahrzunehmen und adäquat auszudrücken. Bei solchen Patienten führt die existentielle Bedrohung zu einer Dissoziation zwischen ihrer Person und ihren Gefühlen. Das Konzept der »Alexithymie« (griech. Bezeichnung für »ohne Worte für Gefühle«) beschreibt jedoch keine Erkrankung im eigentlichen Sinne, sondern bezeichnet eher eine Art Eigenschaft (Sifneos 1972). Menschen, bei denen dieses Merkmal stark ausgeprägt ist, haben oft Schwierigkeiten, eigene Gefühle und Gemütszustände zu äußern und in Worte zu fassen oder überhaupt für sich selbst bewusst wahrzunehmen. Alexithyme Verhaltensmerkmale gelten als ein Risikofaktor für die Entstehung chronischer Schmerzsyndrome.

Zwar reduzieren solche angeborenen, endogen-reaktiven Selbstschutzstrategien kurz- und mittelfristig den Grad der Belastung, langfristig können sie jedoch dazu führen, dass die Sensibilität für die eigene Person abnimmt und körperliche Zustände weniger deutlich wahrgenommen werden. Eine peritraumatische Dissoziation gilt als Prädiktor einer späteren PTBS (Breh & Seidler 2007). Die Nicht-Wahrnehmung des Ausmaßes von Lebensgefahr kann in einer traumatischen Situation lebensrettend sein. Dies muß dann aber später mit einer PTBS »bezahlt« werden. Hinsichtlich Schmerz scheinen keine diesbezüglichen Studien vorzuliegen.

Zusammenfassend lässt sich festhalten, dass Trauma und Schmerz auf unterschiedlichste Art und Weise miteinander interagieren können. Traumatische Lebensereignisse und belastende Erinnerungen können einerseits einen direkten Einfluss auf die Schmerzwahrnehmung und -verarbeitung ausüben, wobei pathophysiologisch hypermnestische Prägungsprozesse, Trauma-Schmerz-Netzwerke und maladaptive Informationsverarbeitung dazu führen können, dass traumaassoziierte Schmerzen im Gedächtnis konserviert werden. Andererseits können traumatische Lebensereignisse indirekt über die Entwicklung von maladaptiven, affektiven, kognitiven und behavioralen Traumafolgesymptomen die Entwicklung und Aufrechterhaltung von Schmerzen begünstigen. Die zugrunde liegenden Mechanismen erscheinen komplex und sind oftmals eng miteinander verwoben.

Zusätzlich zu den in den vorherigen Abschnitten ausführlich dargestellten psychophysiologischen Zusammenhängen sollte stets berücksichtigt werden, dass traumatisierende Erlebnisse im Rahmen des auslösenden Traumaereignisses häufig auch mit einer direkten körperlichen Verletzung verbunden sind, so dass initial auch die klassischen nozizeptiven Systeme aktiviert werden. Dies kann sowohl zu dauerhaften strukturellen nozizeptiven Reizquellen (z. B. durch Fehlhaltung nach komplexen Frakturen, ausgedehnten Weichteilschäden, großflächigen Narben) als auch zu neuropathischen Schmerzsyndromen[15] (z. B. durch Nervenschädigung) führen. Bleibende anatomische Veränderungen infolge von Gewalteinwirkung können eine somatische Schmerzkomponente daher auch längerfristig aufrechterhalten. Psychische Folgestörungen nach Akuttraumatisierungen sollten den Behandler daher nicht davon abhalten, auch nach nozizeptiven und neuropathischen Schmerzanteilen zu suchen und, falls vorhanden, diese in seinem therapeutischen Konzept entsprechend zu berücksichtigen. Die bei Traumatisierten fast obligat vorhandene biographisch-emotionale Dimension des Schmerzes sollte die therapeutische Seite nicht dazu verleiten, strukturelle und somatische Aspekte zu ignorieren: Trauma-assoziierte Schmerzen sind oft komplexer, als dass sie sich alleine mit einzelnen psychobiologischen Modellen erklären ließen.

Wissenschaftliche Evidenz zu EMDR in der Schmerztherapie

In einer aktuellen Übersichtsarbeit wurden insgesamt acht randomisierte kontrollierte Studien identifiziert, die die Wirksamkeit der EMDR-Therapie bei chronischen Schmerzen untersuchten (Matthijssen et al. 2020). Dabei zeigte sich eine gute Wirksamkeit bei sekundären Schmerzen wie postoperativen Schmerzen (Maroufi et al. 2016), Schmerzen bei rheumatoider Arthritis (Nia et al. 2018), Rücken- und muskuloskelettalen Schmerzen (Estergard 2008; Gerhardt et al. 2016) sowie bei Phantomschmerzen und neuropathischen Schmerzstörungen (Brennstuhl et al. 2016; Rostaminejad et al. 2017; Schneider et al. 2008; Wilensky 2006). Auch wenn aufgrund der geringen Fallzahlen und des unizentrischen Designs der Studien keine abschließende Empfehlung für den Einsatz von EMDR bei chronischen Schmerzstörungen abgeleitet werden kann, sind die bisherigen Ergebnisse sehr vielversprechend. Im Gegensatz zu traditionellen schmerztherapeutischen Interventionen, die – über die Reduktion von Angst und Depression – meist nur indirekte Effekte auf den Schmerz selbst haben, zeigen neuere Daten, dass EMDR nicht nur die häufig mit Schmerzen verbundenen komorbiden Symptome wie Angst, Depression und Ver-

15 Als neuropathisch werden Schmerzen infolge einer direkten Schädigung oder Erkrankung somatosensorischer Nervenstrukturen bezeichnet (z. B. durch die direkte Verletzung eines Nervs durch Kompression). Neuropathische Schmerzen sind damit von nozizeptiven Schmerzen abzugrenzen, welche primär auf einer Aktivierung von (peripheren) Nozizeptoren beruhen (z. B. durch Gewebsirritation im Rahmen einer Entzündung).

meidungsverhalten verbessert, sondern auch direkt auf den Schmerz einwirkt und diesen reduziert (Matthijssen et al. 2020; Tesarz et al. 2014). Die Ergebnisse zeigen hohe bis sehr hohe Effektstärken sowohl in Bezug auf die Schmerzsymptomatik, das Ausmaß der schmerzbedingten Beeinträchtigung als auch auf die Nachhaltigkeit der Effekte (Tesarz et al. 2014). Überraschend ist vor allem, dass die Studien nicht nur über die Wirksamkeit in Bezug auf die Beeinträchtigung durch Schmerzen und starke Effekte in Bezug auf die Schmerzreduktion berichten, sondern vor allem über teilweise stabile Langzeiteffekte von bis zu zwei Jahren nach Therapieende. Bei den klassischen schmerzpsychotherapeutischen Verfahren finden sich die stärksten Behandlungseffekte in der Regel direkt nach der Intervention, wobei es im Verlauf häufig wieder zu einer Zunahme der Schmerzen kommt. Eine systematische Übersichtsarbeit über alle randomisierten und nicht-randomisierten Studien in Langzeit-Follow-up-Studien zur EMDR-Behandlung konnte dagegen sogar eine Zunahme der Effekte feststellen (Tesarz et al. 2014).

Zusammenfassend lässt sich festhalten, dass die durch EMDR erzielten Effekte auf Schmerzen nachhaltig und stabil zu sein scheinen. Auch wenn die Studienergebnisse grundsätzlich einen vielversprechenden Eindruck machen, muss einschränkend angemerkt werden, dass große multizentrische Studien bislang fehlen und genau diese Studien notwendig wären, um zu überprüfen, ob EMDR auch bei chronischen Schmerzen in der breiten Versorgung wirksam ist. Als Fazit lässt sich also sagen, dass es zwar einige Hinweise darauf gibt, dass EMDR bei der Linderung chronischer Schmerzen wirksam ist, die derzeitige Evidenzbasis jedoch nicht ausreicht, um den Einsatz von EMDR als Primärtherapie bei chronischen Schmerzen zu unterstützen. Daher empfehlen die aktuellen klinischen Leitlinien EMDR nicht als primäre Behandlungsoption für chronische Schmerzen. Psychologische Interventionen, einschließlich EMDR, sollten jedoch als ergänzende Therapien für chronische Schmerzen bei Patientinnen und Patienten mit psychischer Komorbidität oder hohem emotionalem Leidensdruck in Betracht gezogen werden. Auf der Grundlage der verfügbaren Evidenz erscheint EMDR daher als besonders für Patientinnen und Patienten mit chronischen Schmerzen geeignet, für die komorbide psychische Traumata oder hoher emotionaler Leidensdruck kennzeichnend sind. Es ist wichtig zu betonen, dass EMDR nicht als alleinige Behandlung für chronische Schmerzen eingesetzt werden sollte, sondern in einen multidisziplinären Behandlungsansatz integriert werden sollte.

Vor Beginn der Behandlung

Allgemeine Vorüberlegungen

Auch wenn es Berichte und Protokolle gibt, die den Einsatz von EMDR in der Behandlung akuter Schmerzzustände – wie etwa im Rahmen einer Migräneattacke – als erfolgreich beschreiben, so ist doch das Hauptanwendungsgebiet von EMDR in der Schmerztherapie die Behandlung *chronischer* Schmerzsyndrome.

Denn besteht der Schmerz über den normalen Zeitraum der Genesung hinaus fort, so kann er selbst zu einer existentiellen Bedrohung für den Betroffenen werden, einhergehend mit Gefühlen von Angst, Kontrollverlust und Machtlosigkeit. Auf dieser Ebene besitzen chronische Schmerzsyndrome wesentliche Gemeinsamkeiten mit dem Störungsbild der posttraumatischen Belastungsstörung. Da chronische Schmerzen eine »Bedrohung der körperlichen Unversehrtheit« (A1-Kriterium nach DSM-IV) darstellen und häufig bei den betroffenen Personen zu »Gefühlen von Angst, Hilflosigkeit oder Grauen« (A2-Kriterium nach DSM-IV) führen, erfüllt eine chronische Schmerzsymptomatik in der Regel sogar die formalen »Klassifikationskriterien« eines psychischen Traumas entsprechend dem *Diagnostischen und statistischen Manual psychischer Störungen* (DSM-IV), einem der maßgebenden Klassifikationssysteme weltweit (Saß et al. 1996). In diesem Sinne kann chronischer Schmerz selbst zu einem immerwährenden traumatisierenden Ereignis werden, bei dem der eigene Körper als Opfer und Täter zugleich in Erscheinung tritt.[16]

Zusätzlich zum Schmerz als einem eigenständigen Traumatisierungsfaktor lassen sich häufig begleitend weitere psychische Belastungsfaktoren (Komorbiditäten) identifizieren. Diese können direkt mit dem Schmerz in Verbindung stehen – wie es z. B. häufig bei somatoformen Schmerzsyndromen der Fall ist, welche plötzlich eingetreten sind und bei denen sich keine ausreichende organische Ursache nachweisen lässt – oder vollkommen unabhängig davon sein.

Doch auch in Fällen, in denen sich auf Anhieb kein direkter kausaler Zusammen-

16 Eine Patientin meinte dazu: »Dass es nicht aufhört, das ist die Hölle!« (Seidler 2015).

hang zwischen dem Schmerz und den belastenden Erinnerungen erkennen lässt, können sich emotionale Belastungsfaktoren dennoch über zahlreiche Mechanismen negativ auf die Schmerzsymptomatik auswirken. In diesem Sinne lassen sich aus EMDR-therapeutischer Perspektive prinzipiell zwei Arten von Schmerzsyndromen unterscheiden:

1. Schmerzen ohne Vorliegen von (bewussten) emotionalen Belastungsfaktoren;
2. Schmerzen mit Vorliegen von emotionalen Belastungsfaktoren.

Im zweiten Fall kann man ferner differenzieren zwischen emotionalen Belastungsfaktoren, die in einem direkten assoziativen Zusammenhang zum Schmerz stehen, sowie emotionalen Belastungsfaktoren, die, objektiv betrachtet, zunächst einmal vollkommen unabhängig vom eigentlichen Schmerzgeschehen zu sein scheinen (z. B. der Tod eines nahen Angehörigen vor vielen Jahren).

Auch wenn diese Einteilung in gewisser Hinsicht beliebig und durchaus auch zu kritisieren ist, so ist sie doch von praktischer Relevanz, da sich für beide Fälle unterschiedliche therapeutische Vorgehensweisen anbieten. Denn in Abhängigkeit davon, ob der Schmerz in Zusammenhang mit einem (erinnerten) traumatischen Erlebnis steht oder nicht, kann man entweder diese erinnerte Situation in den Fokus der Prozessierung rücken oder, falls sich kein Bezug zu einer belastenden Situation herstellen lässt, den Schmerz selbst als ein reales Körpergefühl ins Zentrum der EMDR-Arbeit stellen.

Belastende Erinnerungen können anhand des klassischen EMDR-Protokolls nach Shapiro (1998) bearbeitet werden, wohingegen die direkte Fokussierung auf den Schmerz spezifische Modifikationen erforderlich macht. Darüber hinaus besteht unabhängig davon, ob der Schmerz mit einem belastenden Erlebnis im Zusammenhang steht oder nicht, die Möglichkeit, den Aufmerksamkeitsfokus während der EMDR-Sitzung entweder mehr auf die Körperwahrnehmung (positive und negative Körpergefühle, Veränderungen etc.) oder aber auf die zugehörigen emotionalen Anteile (Angst, Wut, Scham etc.) zu legen. Meist kommen im Verlauf der Therapie beide Anteile zur Geltung und es hängt von den individuellen Bedürfnissen des Patienten sowie dem jeweiligen Ausgangsthema der einzelnen Sitzung ab, welchem Fokus der größere Stellenwert beigemessen werden sollte. Dementsprechend wird von den meisten Therapeuten für die Behandlung von Schmerzpatienten eine Kombination aus dem klassischen EMDR-Protokoll nach Shapiro zur Bearbeitung traumatischer Ereignisse und einem spezifischen Schmerzprotokoll empfohlen, welches eine direkte Fokussierung auf die Schmerzsymptomatik ermöglicht.

EMDR bei Schmerz ohne Vorliegen traumatischer Erinnerungen

Unabhängig davon, ob das Schmerzgeschehen mit traumatischen Erfahrungen und emotionalen Belastungsfaktoren in Verbindung steht oder nicht, lässt sich in der EMDR-basierten Schmerztherapie der Schmerz mittels EMDR immer auch direkt fokussieren. Dieses Vorgehen beruht auf der weiter oben dargelegten theoretischen Überlegung, dass sich der Schmerz als aktueller Sinneseindruck, der mit belastenden affektiven und kognitiven Inhalten assoziiert ist, als ein eigenständiges »Trauma« betrachten lässt. Vor diesem Hintergrund lassen sich bei einem Schmerzgeschehen in der Regel alle Voraussetzungen identifizieren, damit es mittels EMDR wirksam bearbeitet werden kann. In der Regel erfolgt dies mithilfe eines spezifischen Schmerzprotokolls, das den Schwerpunkt verstärkt auf Körperempfindungen und interozeptive Eindrücke legt. Schmerzpatienten berichten im Rahmen der Prozessierung häufig darüber, dass sie interozeptive Veränderungen in ihrem Körper wahrnehmen. Es hat sich gezeigt, dass manche Patienten gerade von diesem interozeptiven Zugang besonders profitieren.

Zusätzlich zum interozeptiven Fokus bietet das Schmerzprotokoll auch die Möglichkeit, die begleitende affektive Ebene des Schmerzes zu bearbeiten. Durch die Bearbeitung der affektiven Schmerzkomponente (Angst, Verzweiflung, Depression) kann EMDR im Übrigen auch bei akuten Schmerzen helfen, indem es das Erleben des Schmerzes verändert. Dabei ist es oftmals nicht einmal zwingend notwendig, dass der Schmerz zum Zeitpunkt der EMDR-Sitzung selbst gerade vorhanden ist, solange sich die zugehörigen Erinnerungen ausreichend »aktivieren« lassen. Auch wenn vom theoretischen Hintergrund aus betrachtet sowohl die interozeptive als auch die emotionale Ebene von Bedeutung zu sein scheinen, so haben unsere Erfahrungen der letzten Jahre doch gezeigt, dass die Patienten meist selbst entscheiden, für welche Themen sie bereit sind und für welche (noch) nicht.

Herr P.: Der vor Wut starre Polizist

Herr P. ist ein 54-jähriger Polizeibeamter, verheiratet und Vater zweier inzwischen erwachsener Kinder. Bereits seit über fünf Jahren litt er an hartnäckigen Schmerzen im Bereich der Halswirbelsäule, die wiederholt zu Arbeitsausfällen geführt hatten. Den Schmerz beschrieb er als eine »nicht zu kontrollierende Verkrampfung der Muskulatur« und sprach von einer »schmerzhaften Verkeilung der Wirbel« mit einer mittleren Schmerzintensität mit 6 von 10 auf der numerischen Ratingskala. Die erfolgte organmedizinische Abklärung hatte keine Hinweise auf eine spezifische Genese der Beschwerden erbracht, alle bildgebenden Befunde waren im Ganzen altersentsprechend gewesen.

In der Anamnese hinsichtlich traumatischer Lebensereignisse berichtete Herr P. neben einem Autounfall in seiner Jugend von diversen Vorkommnissen bei seiner Arbeit als Polizist wie z. B. dem Anblick einer entstellten Leiche im Rahmen eines Personenunfalls bei der Bahn oder einem schweren Wohnungsbrand, bei dem eine Familie ums Leben gekommen sei. Trotz des in diesen Situationen erlebten Entsetzens und Ohnmachtsgefühls empfand Herr P. aktuell keines dieser Ereignisse als belastend. Zwar würde er die Bilder und Geräusche einzelner Erlebnisse sicherlich sein Leben lang nicht mehr vergessen – dies seien insbesondere solche, in denen er sich damals machtlos gefühlt habe –, jedoch seien diese Ereignisse vergangen und damit für ihn auch nicht mehr aufwühlend, da er sie nicht beeinflussen könne. Allgemein fühle er sich psychisch gesund, halte von Psychotherapie auch nicht so viel, erlebe sich jedoch am Arbeitsplatz zunehmend unter Druck, da er Angst habe, aufgrund der Schmerzen seine Arbeit nicht mehr adäquat bewältigen zu können. Dies habe bei ihm zuletzt zu bisher ungekannten Zukunftsängsten geführt.

Bereits in der ersten Sitzung stach die starre und verkrampfte Haltung des Patienten ins Auge. So tat sich Herr P. auffallend schwer damit, eine entspannte und für ihn angenehme Haltung zu finden *(»macht alles keinen Unterschied«)*.

Da der subjektive Belastungsgrad der berichteten Ereignisse mit 0 angegeben wurde, wurden das Schmerzprotokoll und der Schmerz, so wie er heute erlebt wurde, als Fokus für den Einstieg in die EMDR-Arbeit gewählt. Es folgten mehrere Sitzungen, in denen mithilfe des Schmerzprotokolls der Schmerz selbst, aber auch begleitende Affekte wie Angst und Wut prozessiert werden konnten. Interessanterweise richtete sich die Wahrnehmung des Patienten zu Beginn der Therapie überwiegend auf seinen Körper und sein Körpererleben und nicht auf begleitende Gefühle oder Gedanken. Sein Erleben bewegte sich so ohne gezieltes Zutun des Therapeuten spontan überwiegend auf der interozeptiven Wahrnehmungsebene, ohne dass dabei bei Herrn P. intensive emotionale Prozesse erkennbar gewesen wären. Jedoch berichtete Herr P. bereits nach den ersten Provokationssets, dass er eine Veränderung in seiner Muskulatur spüre. Der weitere Verlauf der Sitzung war davon geprägt, dass der Patient Veränderungen in seinem Körpererleben wahrnahm *(»Meine Schultern werden weicher«, »Mein Brustkorb wird weiter« …)*, welche mit einer subjektiv erlebten Abnahme der Schmerzintensität verbunden waren. Parallel dazu veränderte sich im Verlauf der Therapiesitzung auch die Haltung des Patienten eindrucksvoll: von der anfänglich starr-aufrechten Haltung mit hochgezogenen Schultern und leicht aufgestellten Beinen hin zu einer bequemen Sitzposition mit entspanntem Zurücklehnen und locker hängenden Schultern.

Zu Beginn der dritten EMDR-Sitzung berichtete Herr P. von einer deutlichen Besserung des Schmerzlevels, ohne dass bisher belastendes Material explizit fokussiert worden wäre. Da sich Herr P. an den genauen Beginn seiner Schmerzen nicht mehr erinnern konnte, wurde die letzte schwere Schmerzkrise als Ausgangsfokus für die dritte EMDR-Sitzung gewählt. Hierbei handelte es sich um eine körperlich belastende Situation am Arbeitsplatz, als er zu seinem Unmut in kurzer Zeit einige schwere Absperrungsgitter habe tragen müssen. Nachdem zu Beginn der EMDR-Sitzung der Affekt »Angst« (den Anforderungen nicht mehr gerecht zu werden) im Vordergrund stand, äußerte Herr P. im weiteren Verlauf zunehmend eine Wut – eine Wut v. a. auf seine Kollegen, die ihn bei dieser Arbeit nicht ausreichend unterstützt hätten. Diese Wut – und die damit verbundene Unzufriedenheit am Arbeitsplatz – wurde in den folgenden Sitzungen weiter bearbeitet, wobei sich Herr P. noch an einige andere Situationen am Arbeitsplatz erinnerte, die in diesem Zusammenhang direkt prozessiert wurden. Gegen Ende der siebten Sitzung berichtete der Patient von einer deutlichen Besserung der Schmerzsymptomatik. Zwar seien die Schmerzen immer noch da (mit 2 von 10 auf der numerischen Ratingskala), jedoch sei die Intensität inzwischen deutlich geringer, so dass er in seinem Alltag kaum noch eingeschränkt sei.

Die bei Herrn P. zu beobachtende Entwicklung zu Anfang der Therapie zeigt exemplarisch, wie in bestimmten Fällen die Zentrierung auf interozeptive Vorgänge im Rahmen der EMDR-Arbeit wirksame Heilungsprozesse anstoßen kann, ohne dass dabei traumatische Erlebnisse, Gefühle oder emotionale Belastungsfaktoren notwendigerweise explizit in den Behandlungsfokus genommen werden müssen. Da das Protokoll hierzu keine ausdrücklichen Vorgaben macht, ist es dem Patienten selbst überlassen, welchen Zugang er – bewusst oder unbewusst – für sich wählt. Herr P. entschied sich dafür, den inneren Fokus anfangs primär auf seine Körpergefühle zu legen. Durch die sich daran anschließende Bearbeitung der mit dem Schmerz einhergehenden Ängste und Sorgen (aber auch weiterer Gefühle wie Neid, Schuld und Wut) konnte eine deutliche Entlastung des Patienten erreicht werden, was bei ihm nicht nur zu einer Verbesserung der Lebensqualität führte, sondern auch zu einer deutlichen Verbesserung der Funktionalität und Belastbarkeit.

EMDR bei Schmerz mit Vorliegen traumatischer Erinnerungen

Wenn der Schmerz mit einem Trauma assoziiert ist, kann es sinnvoll sein, das entsprechende assoziierte Ereignis zuerst zu bearbeiten. In diesem Sinn wird der Schmerz als eine Art Traumafolgereaktion betrachtet, die kongruent zur posttraumatischen Belastungsstörung mit dem EMDR-Standardprotokoll zu behandeln ist. Er wird als eine Art dysfunktionaler Gedächtnis- und Hyperarousal-Zustand (im Sinne einer »impliziten Gedächtnisspur«) verstanden, der durch traumabezogene Reize getriggert werden kann. Demnach sind Situationen, in denen der Schmerz auftritt, inhaltlich mit ursprünglichen belastenden und traumatischen Ausgangserfahrungen assoziiert. Solche assoziierten Erfahrungen stellen für die Schmerzsymptomatik potentielle Trigger dar, die mittels EMDR bearbeitet werden müssen, um den Schmerz davon zu lösen.

Häufig reicht es jedoch nicht aus, nur die zeitlich mit dem Schmerzauslöser in Zusammenhang stehenden Ereignisse und kausalen Traumata zu behandeln. So gibt es vermehrt Hinweise, dass sich der Schmerz häufig erst nach der Bearbeitung aller assoziativen Ereignisse, die in irgendeiner Beziehung (»Assoziation«) zur Symptomatik stehen, vollständig beseitigen lässt. Entsprechend ist es wichtig, alle belastenden Ereignisse, die mit der schmerzhaften Region sowie mit dem zum Schmerz führenden Ereignis in Verbindung gebracht werden können, anamnestisch zu erfragen und im Verlauf der Therapie zu bearbeiten. Jede mit dem zu bearbeitenden Schmerzkomplex auf irgendeine Weise in Verbindung stehende belastende Erinnerung – unabhängig davon, ob kausal, assoziativ oder indirekt konditioniert – kann eine mögliche Verbindung im neuronalen Netzwerk darstellen, die es zu modifizieren gilt. Diese Perspektive impliziert, dass relevante emotionale Belastungsfaktoren und der Beginn der Schmerzsymptomatik in keinem speziellen zeitlichen Zusammenhang stehen müssen. Besonders zu beachten ist auch die Tatsache, dass eine bereits bestehende somatische Schmerzproblematik sekundär nach späterem Eintritt einer emotionalen Belastungssituation durch diese getriggert werden kann. Dies bedeutet, dass ein traumatisches Ereignis auch dann für eine Schmerzsymptomatik von höchster Relevanz sein kann, wenn die Schmerzsymptomatik bereits vorher bestanden hat!

Frau S.: Rückenschmerzen nach einem Autounfall

Frau S. ist eine 60-jährige erfolgreiche Kauffrau mit einem seit vielen Jahren bestehenden Schmerzen im unteren Rückenbereich. Die Schmerzsymptomatik habe sich vor ca. zehn Jahren relativ plötzlich von heute auf morgen nach einem Autounfall entwickelt (ihr Auto sei damals von der Straßenbahn gerammt worden).

Zwar sei bei dem Unfall niemand direkt körperlich zu Schaden gekommen, sie habe jedoch seit diesem Tag einen permanenten Rückenschmerz im Bereich der unteren Wirbelsäule. Den Schmerz selbst beschrieb sie als *»dumpf-drückend im Rücken bei Bewegung«* und bewertete ihn auf der numerischen Ratingskala mit einer mittleren Schmerzintensität mit 6 von 10, einhergehend mit einem subjektiven Belastungsgrad mit 8 von 10. Selbst regelmäßige ärztliche Konsultationen (Spritzen, Schmerztabletten) hätten immer nur – wenn überhaupt – zu einer vorübergehenden Schmerzlinderung geführt. Die Ausübung von Sport (Golfen) sei aufgrund der Schmerzen schon länger nicht mehr möglich. Ihre Beschwerden selbst führe sie am ehesten auf mehrere Bandscheibenvorwölbungen zurück, die vor Jahren festgestellt worden seien und die sie in Verbindung mit dem damaligen Autounfall sehe.

Auf die Frage nach weiteren traumatischen Erlebnissen berichtete Frau S., in ihrer Jugend habe sie einmal als Ersthelferin versucht, eine schwerverletzte Person wiederzubeleben, die von einer Straßenbahn überrollt worden sei. Dies sei eine sehr tragische Situation gewesen, die Person habe stark geblutet und sei schließlich an ihren Verletzungen verstorben.

Es wurde mit der Patientin besprochen, dass man zunächst den initialen Autounfall sowie die damit assoziierten Erinnerungen bearbeiten wolle. Anschließend würde man weitere mit dem Schmerz assoziierte belastende Erinnerungen sowie den Schmerz selbst in den Fokus der EMDR-Arbeit nehmen. Bereits im Verlauf der ersten Sitzung konnte durch die Prozessierung der Erinnerungen an die damaligen Ereignisse der subjektive Belastungsgrad von initial 8 von 10 (auf einer Skala von 0, »keine Belastung«, bis 10, »maximale Belastung«) auf 2 von 10 deutlich gesenkt werden. Da jedoch noch eine Restbelastung geblieben war, wurde in der zweiten Sitzung die damalige Situation erneut aufgegriffen. Interessanterweise erinnerte sich die Patientin im Verlauf dieser Sitzung plötzlich spontan an bereits lange vergessene Szenen des Straßenbahnunfalls in ihrer Jugend. Nachdem im Rahmen der folgenden EMDR-Sitzungen die damaligen Ereignisse intensiv bearbeitet worden waren, kam es bei Frau S. zu einer bleibenden Auflösung ihrer Schmerzsymptomatik.

Zusammenfassend lässt sich festhalten, dass es sich aus EMDR-therapeutischer Perspektive für die initiale Behandlungsplanung bewährt hat, zwischen Schmerzsyndromen ohne Vorliegen von emotionalen Belastungsfaktoren und solchen mit Vorliegen von emotionalen Belastungsfaktoren zu unterscheiden, da sich hierfür zwei unterschiedliche EMDR-Abläufe anbieten. Beim Vorliegen von Schmerzsyndromen mit emotionalen Belastungsfaktoren kann man ferner zwischen emotionalen Belastungsfaktoren differenzieren, die in einem direkten assoziativen Zusammenhang zum Schmerz stehen, sowie emotionalen Belastungsfaktoren, die unabhängig vom eigentlichen Schmerzgeschehen sind. Diese Einteilung ist für die praktische EMDR-Arbeit von großer Bedeutung, da sie auf unterschiedliche Assoziationsmuster des Schmerzes und damit unterschiedliche therapeutische Foki hinweisen kann. Sie erlaubt jedoch keine Aussage über die »Schwere« oder die »Genese« des Schmerzes. Ein Schmerzsyndrom, das mit emotionalen Belastungsfaktoren assoziiert ist, besitzt weder mehr noch weniger »somatische Anteile« als jenes ohne erinnerbare emotionale Belastungsfaktoren (vielmehr sollte auf solch eine »Wertung« im Rahmen chronischer Schmerzen weitestgehend verzichtet werden).

Voraussetzungen und Kontraindikationen bezüglich einer Behandlung mit EMDR

Obwohl EMDR ein relativ sicheres Therapieverfahren ist, müssen wie bei jeder anderen psychotherapeutischen Intervention mögliche Risiken und Gefahren berücksichtigt und gegen den erwarteten Nutzen abgewogen werden. Da es sich bei EMDR im Wesentlichen um ein »expositionelles« Verfahren handelt, besteht immer ein potenzielles Risiko der Symptomverschlechterung und Retraumatisierung. Daher ist eine umfassende Vorbereitung des Patienten, einschließlich einer ausreichenden Symptomkontrolle und eines stabilen Befindens, von entscheidender Bedeutung, insbesondere bei Patienten mit chronischen Schmerzen. Eine ausreichende Symptomkontrolle bei Schmerzpatienten bedeutet, dass der Schmerz wirksam kontrolliert wird und das Schmerzniveau tolerierbar ist. Patienten mit starken Schmerzen sind oft ängstlich und emotional stark belastet. In solchen Fällen haben Patienten möglicherweise Schwierigkeiten, sich auf ein nicht-somatisch ausgerichtetes Schmerztherapiekonzept einzulassen. In Extremsituationen, in denen die Schmerzen besonders intensiv sind, kann die Fähigkeit, sich auf bestimmte imaginäre »Ziele« zu konzentrieren und diese kontrolliert zu fokussieren, beeinträchtigt sein (Grant 2009).

Anzumerken ist, dass es nur wenige absolute Kontraindikationen für eine EMDR-Behandlung gibt. In einer Vergleichsstudie zwischen einer EMDR-basierten Traumabehandlung mit vorheriger Stabilisierung und einer EMDR-basierten Traumabehandlung ohne vorherige Stabilisierung, bei der die EMDR-Behandlung unmittelbar nach der Anamnese-Sitzung begann, wurden keine signifikanten Unterschiede in

Tab. 2: Wichtige Faktoren der Stabilität

Physische Stabilität	Soziale Stabilität	Psychische Stabilität
▪ Keine kontraindizierten Erkrankungen (z. B. nicht adäquat eingestellter Bluthochdruck, Zustand nach Herzstillstand, Epilepsie) ▪ Ausreichende körperliche Belastbarkeit (ausreichend Energie für emotionale Prozesse) ▪ Augenerkrankungen überprüfen und bei Wahl des Provokationsmodus beachten ▪ Tolerables Schmerzlevel	▪ Kein Täterkontakt ▪ Keine aktuellen destabilisierenden Zustände oder Umbrüche im sozialen Umfeld ▪ Alltägliche Beziehungen rufen keine dysfunktional-selbstschädigenden Bewältigungsmuster (Fremdaggressionen) hervor ▪ Aktuelle Unterstützung im familiären und weiteren Umfeld	▪ Keine Suizidalität ▪ Kein ausgeprägtes dissoziatives Verhalten ▪ Keine akute Psychose ▪ Person kann ohne selbstschädigendes Verhalten (z. B. autoaggressives Verhalten, Suchtmittelkonsum) belastende Situationen durchstehen ▪ Zugang zu Ressourcen ▪ Fähigkeit zur Moderation, Selbstregulation, Selbstberuhigung, Distanzierung ▪ Herstellung von Sicherheitsbedürfnis

Bezug auf Behandlungsergebnisse, Behandlungsabbrüche oder Nebenwirkungen gefunden (van Vliet et al. 2021). Es ist dennoch zu beachten, dass die Stabilität nicht nur auf körperlicher, sondern auch auf psychischer und sozialer Ebene gewährleistet sein sollte. Dies stellt sicher, dass die EMDR-Behandlung effektiv und sicher durchgeführt werden kann, um den individuellen Bedürfnissen der Patienten bestmöglich gerecht zu werden.

Körperliche Stabilität

Eine EMDR-Intervention kann mitunter zu einer massiven Erregung des vegetativen Nervensystems führen, was mit einer starken Belastung des Herz-Kreislaufsystems, Blutdrucksteigerung und Herzfrequenzanstieg einhergehen kann. In Hinblick auf eine geplante EMDR-Intervention wird daher eine ausreichende körperliche Belastbarkeit als eine notwendige Voraussetzung gefordert. Dies betrifft insbesondere Erkrankungen, die ein erhöhtes Risiko mit sich bringen, im Rahmen eines vegetativen Arousals zu dekompensieren. In dieser Hinsicht ist eine gewisse Vorsicht geboten, z. B. bei Vorliegen einer hochgradigen Herzinsuffizienz, einer hyperthyreoten Stoffwechsellage, einer Nebenniereninsuffizienz oder häufiger schwerer Blutdruckentgleisungen (das Vorliegen einer adäquat eingestellten arteriellen Hypertonie ist dagegen unproblematisch).

Da man weiß, dass eine EMDR-Intervention zu einer sehr authentischen Reinszenierung desjenigen körperlichen Zustandes (State) führen kann, welcher bearbeitet werden soll, wurde lange Zeit von der Bearbeitung solcher körperlichen Grenzsituationen abgeraten. Dahinter steckt die Angst, dass die EMDR-Exposition zu einer erneuten Induktion der körperlichen Symptomatik führen könnte, wie z. B. einem Asthmaanfall, Reinfarkt oder *electrical storm*[17] bei Schrittmacherpatienten. Inzwischen weiß man gerade aus der Arbeit mit Herzpatienten, dass dieses Risiko über lange Zeit deutlich überschätzt worden ist. So gibt es bereits langjährige Erfahrung in der Anwendung von EMDR bei Patienten nach Überleben eines Herzstillstands und (z. T. als sehr traumatisch erlebter) elektrischer Wiederbelebung. Bei diesen Patienten, bei denen das Risiko zur Entwicklung einer posttraumatischen Belastungsstörung sehr hoch ist, hat sich EMDR zu einem validierten und in Studien erprobten Therapieansatz entwickelt, ohne dass bisher von schwerwiegenden Komplikationen berichtet worden wäre (Jordan et al. 2013).

Dennoch ist eine gewisse Vorsicht geboten bei Patienten, die während des Traumas einen Asthmaanfall, einen anaphylaktischen Schock, einen Herzstillstand oder einen ICD[18]-induzierten *electrical storm* erlebten. Insbesondere bei Patienten mit implantierten Herzschrittmachern und malignen ventrikulären Herzrhythmusstörungen sollte die Indikation sehr zurückhaltend gestellt werden, da es im Rahmen der EMDR-geleiteten Exposition zu einer massiven temporären Katecholaminausschüttung kommen kann und somit zumindest theoretisch ein erhöhtes Risiko für die Induktion erneuter Herzrhythmusstörungen bestehen kann.

Schnelle, repetitive Stimuli, wie sie im Rahmen der bilateralen EMDR-Provokation erfolgen, führen zu einer intensivierten Synchronisierung der Hirnaktivität. Bei Menschen, die zu epileptischen Anfällen neigen, kann dies mit einem erhöhten Risiko für das Auslösen von Krampfanfällen einhergehen, weshalb das Vorliegen eines Krampfleidens eine relative Kontraindikation für ein Arbeiten mit EMDR darstellt. Allerdings scheint dieses Risiko gering, wenn taktile bzw. sensorische Reize verwendet werden. Auf jeden Fall sollte die Indikation für die Anwendung von EMDR bei solchen Patienten besonders kritisch gestellt werden. Falls man sich in solchen

---

17 Als »electrical storm« bezeichnet man wiederholte Episoden von schweren Herzrhythmusstörungen mit Kammertachykardien oder Kammerflimmern trotz Therapie.

18 Ein ICD-Gerät (engl. für *Internal Cardioverter-Defibrillator*) ist ein miniaturisiertes automatisches Elektrogerät, das bei Patienten mit hohem Risiko für lebensgefährliche Herzrhythmusstörungen eingesetzt wird und welches schwerwiegende Herzrhythmusstörungen selbständig erkennen und durch eine geeignete Form der elektrischen Impulsabgabe (»Schockabgabe«) in den Ausgangsrhythmus überführen kann. Wird innerhalb kurzer Zeit eine wiederholte Schockabgabe notwendig, so wird dies als *electrical storm* bezeichnet. Diese wiederholte und als unkontrolliert erlebte elektrische Schockung wird von manchen Patienten als extrem belastend erlebt.

Fällen doch zu einer EMDR-Intervention entschließt, so sollte von einer visuellen Provokation nach Möglichkeit abgesehen und auf alternative Provokationstechniken (*tapping*[19]) ausgewichen werden.

Das Ausweichen auf alternative Provokationstechniken sollte auch immer dann in Betracht gezogen werden, wenn die Patienten von relevanten Augenerkrankungen berichten, die ihnen eine beschwerdefreie Durchführung bilateraler Augenbewegungen erschweren könnten. Kontaktlinsen sind in der Regel jedoch unproblematisch.

Soziale Stabilität

Neben der körperlichen Stabilität sollte immer der sozialen Stabilität und dem äußeren Umfeld ein besonderes Augenmerk beigemessen werden. So zählt normalerweise eine bestehende Suchtproblematik zu den Ausschlusskriterien für eine schmerzfokussierte Psychotherapie, ebenso wie – wegen des ungünstigen Zielkonflikts beim betreffenden Patienten – ein Rentenbegehren (kaum einer geht freiwillig in Rente. Das glauben nur die Therapeuten …). Da EMDR ein Verfahren darstellt, das sich aus der Traumatherapie heraus entwickelt hat, wird dem Aspekt der sozialen Sicherheit im Rahmen der klassischen EMDR-Therapie ebenfalls ein hoher Stellenwert eingeräumt, vor allem, da auch in der Arbeit mit Schmerzpatienten mit als traumatisch erlebten Erinnerungsinhalten gearbeitet wird.

So ist eine ausreichende äußere Sicherheit eine wichtige Vorbedingung dafür, dass die assoziierten dysfunktionalen Erinnerungen entsprechend adaptiert verarbeitet werden können. So ist es etwa ohne Zweifel wenig sinnvoll, zurückliegende belastende Erinnerungsinhalte bearbeiten zu wollen, wenn der Patient weiterhin in seinem Umfeld körperlicher Gewalt ausgesetzt ist. Gibt es z. B. bei einem Patienten mit Gewalterfahrungen weiterhin einen Täterkontakt oder andere »objektive« Angstauslöser, so sollte der primäre Fokus der Therapie zunächst auf die Herstellung eines Mindestmaßes an äußerer Sicherheit gelegt werden statt auf die therapeutische Verarbeitung belastender Erinnerungen. EMDR ist eine Methode zur Bearbeitung unangemessener dysfunktionaler Empfindungen und Erinnerungsinhalte. Stellen diese jedoch eine adäquate Reaktion auf reale heutige Belastungsfaktoren dar, so sollte die primäre Aufgabe der Therapie zunächst in deren Ausschaltung und der Verbesse-

19 Als »Tapping« bezeichnet man das leichte abwechselnde Antippen oder Beklopfen der rechten und linken Handinnenflächen bzw. Knie oder Oberschenkel. Wesentlich scheint hierbei die abwechselnde Provokation von linker und rechter Hemisphäre zu sein.

rung der gegenwärtigen Situation bestehen, bevor zurückliegende Belastungen bearbeitet werden.

Es kann jedoch durchaus Situationen geben, in denen eine EMDR-Therapie trotz fortlaufender Konfrontation mit den Stressoren oder dem Täter sinnvoll und indiziert ist. Dies erfordert jedoch eine sorgfältige Abwägung und es ist gerade in solchen Situationen wichtig, den Patienten angemessen über mögliche Risiken und Schutzmechanismen zu informieren. Ein Beispiel, das diese Problematik verdeutlicht, ist EMDR unmittelbar nach einem Erdbeben in einer Erdbebenregion. In solchen Fällen stellt sich die Frage, ob es sinnvoll ist, EMDR durchzuführen, obwohl die Erdbebenaktivität weiterhin besteht. Der Hintergrund dieser Frage ist, dass durch EMDR Dissoziationen, die auch schützend wirken können, reduziert werden. Wenn jedoch weiterhin Zerstörungen, Verletzungen und Tote durch das Erdbeben zu beklagen sind bzw., im Beispiel von eben, Täterkontakt oder eine andauernde Konfrontation mit den Stressoren besteht, könnte dies den Patienten schutzlos machen. In solchen Situationen muss eine sorgfältige Abwägung der verschiedenen Faktoren erfolgen. Eine mögliche Vorgehensweise ist es, den Patienten ausführlich über die potentielle »Ungeschütztheit« aufgrund der EMDR-Behandlung bei fortbestehendem Täterkontakt oder weiterhin erfolgender Konfrontation mit den Stressoren zu informieren. Es ist wichtig, dem Patienten alternative Möglichkeiten des Selbstschutzes aufzuzeigen, beispielsweise vorübergehenden sozialen Rückzug oder Kontaktabbruch. Dies gibt ihm die Möglichkeit, sich selbst auf andere Weise zu schützen, anstatt ausschließlich auf Dissoziationen zu vertrauen. Es ist wichtig zu betonen, dass eine solche Entscheidung eine individuelle Güterabwägung ist und dass der Therapeut in enger Zusammenarbeit mit dem Patienten die bestmögliche Vorgehensweise festlegt.

Im Verlauf der Therapie werden Patienten häufig mit Situationen konfrontiert, in denen der Patient vor der Therapie, in seiner bisherigen Wahrnehmung, eine Diskrepanz zwischen den bedrohlichen Situationsfaktoren und seinen individuellen Bewältigungsmöglichkeiten in dieser Situation erlebt hat. Ein Arbeiten mit solch einem Diskrepanzerlebnis bzw. dessen Bearbeiten mit dem Ziel einer Verbesserung der individuellen Bewältigungsmöglichkeiten kann deutlich erschwert sein, wenn sich die Situationsfaktoren selbst als instabil herausstellen. Bedeutsame Umbrüche im sozialen Umfeld sollten daher über den Verlauf der Therapie nach Möglichkeit gemieden werden. Lassen sich diese nicht vermeiden, so sollte gegebenenfalls der Therapiefokus entsprechend reevaluiert werden. Unter Umständen kann es notwendig werden, die derzeitige Situation, gegenwärtige Copingstrategien und Ressourcen, auf die zugegriffen werden kann, in den aktuellen Fokus der Therapie zu stellen.

Gleichzeitig ist die Lebensrealität vieler Menschen von verschiedenen Quellen sozialer Unsicherheit geprägt. Dazu zählen beispielsweise bevorstehende Scheidungen, drohende Wohnungsverluste, laufende Gerichtsverfahren oder die Gefahr des Arbeitsplatzverlustes. Obwohl diese Faktoren soziale Instabilität bedeuten, sollten sie nicht automatisch als Ausschlusskriterium für den Einsatz von EMDR betrachtet werden. Im Gegenteil, gerade in solchen Situationen kann EMDR äußerst fruchtbar und hilfreich sein. Indem die Therapie es ermöglicht, die Vergangenheit von der Gegenwart zu trennen, ist der Patient besser in der Lage, aktuelle Gefährdungen zu erkennen und sie von vergangenen traumatischen Erlebnissen zu unterscheiden.

Psychische Stabilität

Ein weiterer wichtiger Aspekt bei der Planung und Durchführung von EMDR ist die besondere Berücksichtigung von psychischen Begleiterkrankungen. Eine ausreichende psychische Stabilität ist eine grundlegende Voraussetzung für den Beginn einer EMDR-Therapie. Der Begriff »psychische Stabilität« bezieht sich in unserem Zusammenhang im Allgemeinen auf die Frage, ob eine Person in der Lage ist, spontane intrusive, depressive, dissoziative oder ängstliche Zustände zu bewältigen und ob sie über nicht-selbstschädigende Techniken verfügt, um solche Zustände zu beenden. In Bezug auf die Schmerzzustände kann dies ebenfalls relevant sein. Wenn der Patient keine entsprechenden Techniken kennt, müssen sie ihm gezeigt werden. Eine Person gilt also als »psychisch ausreichend stabilisiert«, wenn sie in der Lage ist, die genannten Zustände mithilfe von Maßnahmen, die keine Selbstschädigung beinhalten, selbst zu beenden. Dies bedeutet, dass die Person über Bewältigungsstrategien verfügt, um sich selbst zu helfen und mit den auftretenden psychischen Belastungen umzugehen. Es ist entscheidend, dass der Patient in der Lage ist, die Verarbeitung von traumatischen Erinnerungen und die damit verbundenen emotionalen Zustände kontrolliert und sicher durchzuführen.

Insbesondere das Vorliegen dissoziativer Störungsbilder und komplexer Traumatisierungen stellt besondere Ansprüche an mit EMDR arbeitende Therapeuten. So besteht bei Vorliegen einer dissoziativen Störung durch das Auslösen einer Dissoziation die Gefahr des Kontrollverlustes und damit einer erneuten Traumatisierung. Dissoziative Störungen sollten daher immer gesondert abgefragt werden (z. B. mithilfe des FDS-Fragebogens als ein validiertes Screeninginstrument für dissoziative Störungen; Freyberger et al. 1999, siehe Tabelle 7, S. 124 f.). Bei Vorliegen einer dissoziativen Störung sollte die Indikation zur EMDR-Intervention äußerst zurückhaltend gestellt und nur durch erfahrene Therapeuten durchgeführt werden.

Das Vorliegen komplexer Traumatisierungen stellt zwar keine Kontraindikation für den Einsatz von EMDR in der Behandlung chronischer Schmerzen dar, es sollte jedoch beachtet werden, dass die Therapie komplexer Traumata meist langwierig ist und eine stärkere Ressourcenarbeit erfordert, was bei der Therapieplanung von Anfang an berücksichtigt werden sollte. Unsere Erfahrungen haben gezeigt, dass dissoziative Symptome bei primären Schmerzpatienten jedoch eine wesentlich geringere Schwierigkeit darstellen als bei Patienten, bei denen eine PTBS-Symptomatik im Vordergrund steht.

Interessanterweise sind dissoziative Symptome bei Schmerzpatienten gar nicht so selten. So konnten wir beobachten, dass es im Rahmen einer EMDR-Sitzung durchaus vorkommen kann, dass Patienten über ein Gefühl berichten, *»als würde sich ihr Körper auflösen«*. Solche Erfahrungen können für den Patienten (und durchaus auch für den Therapeuten) sehr beängstigend wirken. Im Gegensatz zur posttraumatischen Belastungsstörung, bei der immer das potentielle Risiko einer Retraumatisierung mitschwingt (durch das Erleben eines erneuten Kontrollverlusts), besteht dieses Risiko bei primären Schmerzpatienten in der Form jedoch nicht. Die Aufgabe des Therapeuten liegt in solchen Situationen darin, dem Patienten einerseits Sicherheit und Ruhe zu vermitteln *(»Das ist nichts Ungewöhnliches. Nehmen Sie es einfach wahr! Was ist jetzt?«)*, ihn andererseits möglichst optimal durch diesen Prozess mittels EMDR hindurchzuführen.

Die Gefahr der Retraumatisierung

Im Kontext der Traumatherapie sowie in Zusammenhang mit trauma-exponierenden Verfahren wird immer wieder auch vor der Möglichkeit einer iatrogenen Re-Traumatisierung der Betroffenen durch den Behandler gewarnt. Obwohl sowohl in der Fachliteratur wie auch in der Laienpresse der Begriff der Retraumatisierung im therapeutischen Kontext häufig zu finden ist, ist unklar, was genau eigentlich damit gemeint ist. Es finden sich in der Literatur überraschend wenige Gedanken dazu, was ein »Re-Trauma« ist bzw. wie dieser Begriff zu definieren ist, abgesehen etwa von den sehr ausführlichen Überlegungen bei Seidler (2013, S. 38 f.). Maercker und Rosner (2006) bezeichnen in diesem Zusammenhang Vorgehensweisen als Retraumatisierung, die Patienten nur emotional belasten und zu keiner nachhaltigen Erleichterung führen, was im schlimmsten Fall durch die mangelnde emotionale Stabilisierungsmöglichkeit des Traumatisierten zu einer lang anhaltenden Verschlechterung oder Reaktualisierung des Traumas führen kann. Dies impliziert jedoch ein Traumaverständnis, das jedes Nichtansprechen auf ein exponierendes Therapieverfahren zum potentiellen (Re-)Trauma macht und jeden dahinterstehenden Therapeuten zum potentiellen Täter – ein Verständnis, das weder angemessen noch hilfreich ist, sondern eher das Risiko birgt, dysfunktionale Täteridentitäten bei den Betroffenen zu fördern. Vor diesem Hintergrund und angesichts eines irreführenden Traumaverständnisses lässt sich vielleicht auch verstehen, warum viele Traumatherapien sich in der Stabilisierung verlieren und effiziente exponierende Techniken vermieden werden, obwohl in Studien wiederholt gezeigt werden konnte, dass zu intensive Stabilisierungsphasen keinen zusätzlichen Mehrwert für den Patienten mit sich bringen (van Vliet et al. 2021).

In diesem Zusammenhang erscheint es sinnvoller, sich den Traumabegriff erneut zu vergegenwärtigen. Entsprechend der Definition nach Seidler (2013, S. 32 f.) lässt sich das Trauma als »eine seelische Verletzung [verstehen], die auf ein traumatisierendes Ereignis (oder deren mehrere) zurückgeht, bei dem im Zustand von extremer Angst und Hilflosigkeit die Verarbeitungsmöglichkeiten des Individuums überfordert waren«. Dementsprechend besteht das Risiko einer behandlungs-assoziierten Retraumatisierung in der Möglichkeit, beim Patientenerneut einen Zustand extremer Angst und Hilflosigkeit zu indizieren, welcher dessen Verarbeitungsmöglichkeiten erneut überfordert und ihn seelisch verletzt. Im Gegensatz zur initialen Traumasituation ist die Therapiesituation jedoch real sicher und unter Kontrolle, und der Patient in der Therapie ist nicht allein, sondern in Begleitung des Therapeuten.

Daher ist die Vermittlung von Sicherheit und Kontrollerleben durch den Therapeuten oberstes Behandlungsprinzip in der traumaexponierenden Behandlung. Das Erleben von Kontrollverlust muss unbedingt vermieden werden. Daraus lässt sich vereinfachend ableiten, dass es – egal was in der EMDR-Behandlung aufkommt und passiert – die Aufgabe des Therapeuten ist, gelassen und ruhig zu bleiben, Sicherheit auszustrahlen und den Patienten dabei zu unterstützen, sein Kontrollerleben wiederherzustellen.

Die Aufklärung des Patienten

Neben der Symptomkontrolle und Herstellung einer ausreichenden Stabilität gehört die Aufklärung über Wirkung, Wirkungsweise sowie mögliche Nebenwirkungen ebenfalls zu einer guten Vorbereitung des Patienten. Dieser sollte auch darüber aufgeklärt werden, dass es im Verlauf der Therapie z. T. zum Auftreten von sehr heftigen Affekten (Ängste, Traurigkeit, Scham, Schuld, Aggression etc.) kommen kann, dass dies zum Therapieprozess gehört und für ihn nicht gefährlich ist. Dies gilt besonders für solche Schmerzpatienten, die zuvor nur wenig bis keinen Zugang zu ihren Affekten hatten, deren Auftreten unter Umständen von ihnen als überwältigend und sehr beängstigend erlebt werden kann. Äußert der Patient Vorbehalte oder ist sehr misstrauisch, so hat es sich bewährt, vorbereitend zunächst mit einer unspezifischen »Beispielerinnerung« als EMDR-Ausgangsthema zu beginnen sowie immer wieder die Möglichkeit des Stoppsignals zu betonen.

Darüber hinaus haben sich die folgenden Aspekte als hilfreich erwiesen:

- Erklärung der EMDR-Therapie: Der Patient sollte eine klare Erklärung darüber erhalten, was die EMDR-Therapie beinhaltet, welche Ziele sie verfolgt und wie der Behandlungsprozess abläuft. Dazu gehört auch eine Beschreibung der bilateralen Provokation (Augenbewegungen, Klopfen oder Klänge), die während der Therapiesitzungen eingesetzt wird.
- Beurteilung der Kontraindikationen: Der Therapeut sollte eine gründliche Untersuchung durchführen, um alle Kontraindikationen oder Faktoren zu identifizieren, die eine EMDR-Therapie für den Patienten ungeeignet machen könnten. Kontraindikationen können schwere psychiatrische Störungen, aktiver Drogenmissbrauch oder Zustände sein, die eine sofortige medizinische Behandlung erfordern.
- Verfügbarkeit von Coping-Strategien: Die Patienten sollten über die Verfügbarkeit von Bewältigungsstrategien und Entspannungstechniken informiert werden, die während oder nach den EMDR-Sitzungen eingesetzt werden können, um mit vorübergehendem Unbehagen oder belastenden Gefühlen umzugehen.
- Erklärung der Behandlungsziele und Erwartungen: Der Patient sollte ein klares Verständnis der Behandlungsziele und realistische Erwartungen haben, was die EMDR-Therapie zur Behandlung chronischer Schmerzen beitragen kann. Dazu gehört auch die Besprechung möglicher Vorteile und Grenzen der Therapie.
- Möglichkeit einer anfänglichen vorübergehenden Verschlechterung der Symptome: Der Patient sollte darüber informiert werden, dass es nicht ungewöhnlich ist, dass in der Anfangsphase der EMDR-Therapie eine vorübergehende Verstärkung der Schmerzsymptome oder der emotionalen Belastung auftritt. Dies ist in der Regel ein normaler Teil des Heilungsprozesses, da ungelöste Probleme bearbeitet werden.
- Diskussion möglicher Nebenwirkungen: Obwohl die EMDR-Therapie im Allgemeinen wenig Nebenwirkungen hat, ist es wichtig, die Patienten über mögliche Reaktionen zu informieren, die während oder nach den Sitzungen auftreten können. Dazu können vorübergehende emotionale Verstimmungen, lebhafte Träume, Müdigkeit oder eine vorübergehende Zunahme der Schmerzintensität gehören.

Es sollte versichert werden, dass solche Reaktionen in der Regel zeitlich begrenzt und Teil des Heilungsprozesses sind.

- Verfügbarkeit von Unterstützung nach den Sitzungen: Es ist wünschenswert, dass dem Patienten eine Kontaktperson zur Verfügung steht, insbesondere jeweils in der Nacht nach einer EMDR-Sitzung. Diese Person kann beruhigend wirken, ein offenes Ohr haben oder bei Bedarf helfen und so ein Gefühl von Sicherheit und Trost während der möglicherweise emotionalen Nachwirkungen der Therapie vermitteln. Ferner ist es ratsam, dass der Patient unmittelbar nach den EMDR-Sitzungen keine langen Autobahnfahrten unternimmt. Die Therapie kann starke Emotionen hervorrufen oder die Konzentration vorübergehend beeinträchtigen und insofern die Verkehrstüchtigkeit negativ beeinflussen. Es wird empfohlen, sich wenn möglich abholen zu lassen oder öffentliche Verkehrsmittel zu benutzen.

Zusammenfassend gesagt, stellt EMDR ein hoch wirksames Verfahren dar, das nicht ohne Kontraindikationen und Nebenwirkungen ist. Es ist wichtig, dass der Patient vor Beginn einer EMDR-Therapie die Möglichkeit hat, Fragen zu stellen und ein ausführliches Gespräch mit dem Therapeuten zu führen, um sicherzustellen, dass er die EMDR-Therapie bei chronischen Schmerzen versteht und damit einverstanden ist. Dabei sollte der Patient ermutigt werden, offen mit dem Therapeuten über alle Bedenken, Unannehmlichkeiten oder Nebenwirkungen zu sprechen, die er vor oder im Verlauf der Therapie erlebt. Dies ermöglicht es dem Therapeuten, den Behandlungsansatz bei Bedarf anzupassen und entsprechende Unterstützung anzubieten.

Bei bestehendem Täterkontakt, destruktiven sozialen Kontakten und/oder finanzieller Not muss zu allererst ein Mindestmaß an äußerer Sicherheit geschaffen werden. Der Umgang mit Kontraindikationen in der EMDR-Behandlung ist wichtig, obwohl es nur wenige absolute Kontraindikationen gibt. Es ist jedoch ratsam, destabilisierende Faktoren bei der Fallkonzeptualisierung und Behandlungsplanung zu berücksichtigen. In einigen Fällen kann es sinnvoll sein, vor der EMDR-Behandlung eine Stabilisierung durchzuführen, um eine sichere und effektive Therapie zu gewährleisten. Patienten sollten darüber hinaus stets auch über alternative Behandlungsmöglichkeiten bei chronischen Schmerzen informiert werden.

Die Behandlung: Das EMDR-Schmerzmanual

Nachdem in den vorherigen Abschnitten der inhaltliche Schwerpunkt vorwiegend auf dem theoretischen Hintergrund zur Wirkweise von EMDR bei chronischen Schmerzen gelegen hat, gehen wir nun speziell auf die Anwendung und konkrete Umsetzung von EMDR bei Patienten mit chronischen Schmerzen ein. Zunächst stellen wir einige grundlegende Überlegungen zum praktischen Vorgehen vor und beschreiben eine mögliche Strategie zur Fokusauswahl. Daran anschließend werden die einzelnen Phasen des Schmerzprotokolls anhand von konkreten Instruktionen und Fallbeispielen aufgezeigt. Nach der Darstellung der einzelnen Therapiephasen folgt eine anwendungsorientierte Anleitung für ein mögliches Vorgehen in der Behandlung chronischer Schmerzen mittels EMDR mit konkreten Formulierungsvorschlägen und praxisnahem Therapieprotokoll.

Das Ausgangsthema und der EMDR-Therapiefokus

Wie bereits erwähnt, kann aus EMDR-therapeutischer Perspektive zwischen einerseits traumatischen (oder als belastend empfundenen) mit Schmerz assoziierten Erinnerungen und andererseits Schmerz ohne Assoziation zu solch (erinnerlich) belastenden Lebensereignissen unterschieden werden. Davon abgeleitet ergeben sich für die Behandlung chronischer Schmerzen drei verschiedene Therapiefokusse, welche mittels unterschiedlicher Therapieprotokolle aufgegriffen werden können:

1. traumaassoziierte Erinnerungen,
2. schmerzassoziierte Erinnerungen,
3. aktueller Schmerz.

Traumaassoziierte Erinnerungen

Unter traumaassoziierten Erinnerungen zum Schmerz können solche Erinnerungen an belastende Erlebnisse verstanden werden, die in einer *subjektiven* Beziehung zur Schmerzsymptomatik stehen. Typische Beispiele sind der Verkehrsunfall bei einem Schleudertrauma, eine als traumatisch erlebte Operation bei persistierenden postoperativen Schmerzen oder das zur Amputation führende Ereignis bei Phantomschmerzen. Man weiß inzwischen, dass gerade invasive medizinische Eingriffe und Notfallsituationen mit einem erhöhten Traumatisierungspotential verbunden sind. Auch wenn die genauen Gründe hierfür nicht vollständig geklärt sind, scheint der Zustand der subjektiven Hilflosigkeit und Ohnmacht, der mit solchen Situationen häufig einhergeht, Betroffene für traumatische Reaktionen besonders verletzlich zu machen. Vor diesem Hintergrund können bereits kleine Trigger (z. B. durch das Erleben von Entmündigung bzw. eines Mangels an Einfühlungsvermögen und Respekt von Seiten des medizinischen Personals) massive Folgen haben. Der Begriff »traumaassoziierte Erinnerungen« mag auf den ersten Blick als ein wenig irreführend erscheinen, da der Begriff »Trauma« sich hier nicht auf die klassische Traumadefinition beschränkt (im Sinne eines Ereignisses von »außergewöhnlicher Bedrohung oder katastrophenartigem Ausmaß, welches bei fast jedem eine tiefe Verzweiflung hervorrufen würde«; Schäfer et al. 2019), sondern alle Arten von negativen Ereignissen umfasst, die subjektiv als belastend erinnert werden (so z. B. auch ein zurückliegender Konflikt mit dem Vorgesetzten). Im Gegensatz zu den schmerzassoziierten Erinnerungen ist bei den traumaassoziierten Erinnerungen der individuelle Belastungsgrad jedoch nicht durch den Schmerz geprägt, sondern durch den emotionalen Gehalt der Situation (durch die Angst, Verzweiflung etc.). Die Desensibilisierung und Reprozessierung solcher belastenden Erinnerungen mittels EMDR orientiert sich im Wesentlichen am klassischen EMDR-Standardprotokoll (siehe unten).

Es versteht sich von selbst, dass sich traumaassoziierte, belastende Erinnerungen zum Schmerz nur bei Schmerzsyndromen fokussieren lassen, deren Schmerzsymptomatik in einem Zusammenhang mit einem traumatischen Erlebnis steht. Dieser Zusammenhang mit dem traumatischen Erlebnis ist jedoch sehr weit zu fassen. So wurde festgestellt, dass eine komplette Lösung des Schmerzes erst erreicht werden konnte, nachdem auch traumatische oder schmerzhafte Erlebnisse reprozessiert wurden, welche nicht direkt kausal mit der Schmerzsymptomatik in Verbindung standen, sondern nur indirekt mit ihr assoziiert waren. So konnte bei einem Patienten mit Phantomschmerz im Bein die vollständige Heilung von seinem Schmerz erst erreicht werden, nachdem auch frühere schmerzhafte Ereignisse reprozessiert worden waren, die den Fuß betrafen (Sturz mit Knöchelverstauchung etc.) und sich z.T. lange vor der eigentlichen Amputation ereignet hatten (Wilensky 2006). Dies bedeutet, dass auch Erinnerungen an Erlebnisse, die sich bereits weit vor dem Beginn der eigentlichen Schmerzsymptomatik ereignet hatten, unter Umständen einen folgenreichen Einfluss auf die aktuelle Schmerzsymptomatik nehmen und zur Chronifizierung des Schmerzes beitragen können. Diese Möglichkeit einer indirekten Triggerung wird darauf zurückgeführt, dass – wie bereits im ersten Teil erörtert – Gedächtnisinhalte, auch die chronischer Schmerzen, immer in Form von Netzwerken abgespeichert werden. Eine effektive Reprozessierung ist daher oftmals erst möglich, wenn eine ausreichende Anzahl an pathologischen Verknüpfungen desensibilisiert und reprozessiert worden ist.

Diese Perspektive impliziert auch, dass relevante emotionale Belastungsfaktoren und der Beginn der Schmerzsymptomatik in keinem speziellen zeitlichen Zusammenhang stehen müssen, wie unsere Erfahrungen es bestätigen. So hat es sich aus unserer Sicht sehr bewährt, a priori zunächst therapeutisch offen für alle subjektiv belastenden Lebensereignisse des Patienten zu sein und diese, sofern sie noch einen relevanten Belastungsfaktor darstellen, im Behandlungsplan entsprechend zu berücksichtigen. Interessanterweise zeigen unsere Beobachtungen, dass die Patienten im Rahmen des Reprozessierungsprozesses in der Regel von selbst auf die für sie relevanten Themen kommen, ohne dass es hierfür spezifischer therapeutischer Intervention bedarf. Vielmehr führt der Versuch von Seiten des Therapeuten, an bestimmten Themen »zwanghaft« festzuhalten, in der Regel zu keinem bleibenden therapeutischen Prozess (sondern wird vielmehr entsprechende Abwehrreaktionen beim Patienten hervorrufen). Wir empfehlen daher eine »offene« und in gewisser Hinsicht auch »gelassene« therapeutische Haltung. Unserer Meinung nach wissen die Patienten selbst am besten – bewusst oder unbewusst –, welche Themen für sie relevant sind und ob sie aktuell bereit sind, sich auf diese einzulassen!

In diesem Sinne ist der Begriff der traumaassoziierten Erinnerungen zum Schmerz als sehr weit zu interpretieren und der Therapeut sollte über den gesamten Therapieverlauf immer in Bezug auf mögliche »indirekt assoziierte« Verbindungen achtsam sein und dabei gleichzeitig stets für die individuellen Anliegen des Patienten offen bleiben.

Schmerzassoziierte Erinnerungen

Als schmerzassoziierte Erinnerungen bezeichnen wir alle belastenden Erinnerungen, die durch den als »traumatisch« erlebten Schmerz oder durch die als »traumatisch« erlebten Folgen des Schmerzes entstehen. In diesem Sinne wird »Schmerz« also als »Traumaereignis« verstanden![20]

Beispiele für schmerzassoziierte Erinnerungen sind neben der Erinnerung an akute oder schwere Schmerzkrisen auch Erinnerungen an Versagenssituationen aufgrund der Schmerzen, schmerzbedingte Kränkungserlebnisse (z. B. durch den Vorwurf der Simulation durch Angehörige), Ausgrenzungserlebnisse (z. B. durch schmerzbedingtes, vorzeitiges Verlassen einer Geburtstagsfeier) etc. Anders als bei den oben genannten traumaassoziierten Erinnerungen ist bei den schmerzassoziierten Erinnerungen der subjektive Belastungsgrad von den in diesen Situationen erlebten Schmerzen geprägt und weniger durch andere emotionale Inhalte. Im Gegensatz zu den traumaassoziierten Erinnerungen zum Schmerz sind schmerzassoziierte Erinnerungen auch bei solchen Schmerzsyndromen ein möglicher Therapiefokus, deren Schmerzsymptomatik in keinem direkten Zusammenhang zu einem traumatischen Erlebnis steht. Solche mit dem Schmerz in Zusammenhang stehende belastende Erinnerungen werden mittels eines leicht modifizierten Standardprotokolls reprozessiert, das den Schmerz stärker in den Prozessierungsablauf integriert.

Aktueller Schmerz

Neben der Fokussierung auf belastende Erinnerungsinhalte besteht auch die Möglichkeit, den Schmerz selbst, so wie er zum gegenwärtigen Zeitpunkt wahrgenommen wird (sog. *current pain*, für engl. *current* = »gegenwärtig« und *pain* = »Schmerz«), zu fokussieren. Dies geschieht unter Verwendung eines speziellen Schmerzprotokolls, das die hierbei auftretenden spezifischen Schwierigkeiten und die Besonderheiten entsprechend berücksichtigt.

Anders als beim klassischen Standardprotokoll, bei dem die Induktion eines subjektiven Belastungs-States vor Beginn eine wichtige Voraussetzung für die eigentliche Prozessierung darstellt, muss beim Schmerzprotokoll nicht zwingend ein realer Schmerz-State hervorgerufen werden. Zur Anwendung des spezifischen Schmerzprotokolls ist es keineswegs notwendig, dass ein Patient im Rahmen der Sitzung gegenwärtig Schmerzen hat. Durch eine fokussierte »Schmerzvisualisierung« ist die Anwendung des Schmerzprotokolls auch in denjenigen Fällen möglich, in denen zum Zeitpunkt der Therapiesitzung keine Schmerzen vorliegen (wie es z. B. bei atta-

---

20 Analog könnte man im Übrigen das Erleben einer Schizophrenie – oder anderer schwerer psychiatrischer Erkrankungen – hinsichtlich ihrer Verarbeitung als »Traumaereignis« untersuchen. Leider ist insgesamt die Verarbeitung schwerer Erkrankungen, nicht gleichzusetzen mit »Coping«, ziemlich wenig beforscht.

ckenförmigen oder schubhaften Schmerzverläufen häufig der Fall ist). Über die Visualisierung des Schmerzes einer zurückliegenden Schmerzkrise – der ersten, der stärksten oder der letzten erinnerlichten Schmerzattacke *(first, worst and last)* – kann auch trotz augenblicklicher Schmerzfreiheit eine entsprechende Desensibilisierung und Reprozessierung der »Schmerznetzwerke« induziert werden.

Während sich vor diesem Hintergrund eine temporäre Schmerzfreiheit in der Regel als wenig problematisch darstellt, können sehr starke gegenwärtige Schmerzen unter Umständen die therapeutische Arbeit deutlich beeinträchtigen. So werden Patienten, die sich zum Zeitpunkt der Therapiesitzung in einer Schmerzkrise befinden, möglicherweise aufgrund ihrer momentan starken Schmerzen Schwierigkeiten damit haben, sich entsprechend dem EMDR-Protokoll gezielt zu konzentrieren und zu fokussieren. Insofern ist eine ausreichende »Schmerzstabilität« (d. h. der Schmerz muss sich vor Prozessierungsbeginn auf einem individuell ertragbaren Level befinden) sogar eine Voraussetzung, um mit der eigentlichen Prozessierungsarbeit beginnen zu können.

Derzeit existieren verschiedene solcher spezifischen »Schmerzprotokolle« (Roos & Veenstra 2010; Eimer 1993b; Erdmann 2009; Grant 2010; Rost 2003; Wilson & Tinker 2010). Doch obwohl unterschiedliche Prozeduren hierzu beschrieben worden sind, sind die zugrunde liegenden Protokolle und Abläufe sehr ähnlich und unterscheiden sich zumeist nur in der Priorisierung der EMDR-Targets oder Behandlungsfokusse sowie in einigen Formulierungen voneinander.

Basierend auf unserer eigenen Arbeit mit EMDR hat sich ein klassisches Grundmuster in der Behandlung chronischer Schmerzen etabliert, das die Grundlage unseres Manuals darstellt. Da sich auch das EMDR-basierte Schmerzprotokoll vom Standardprotokoll ableitet, ist es ebenfalls von den acht klassischen Behandlungsphasen der EMDR-Therapie geprägt – jeweils angepasst an die besonderen Anforderungen des Schmerzkomplexes. Es ist keineswegs notwendig, alle acht Phasen innerhalb einer einzelnen Therapiesitzung durchzuarbeiten. Vielmehr bedarf das »Durcharbeiten« von Schmerz und schmerzhaften Erinnerungen oftmals mehrerer Sitzungen, was nicht nur bei der Behandlungsplanung, sondern auch bei der Gestaltung der einzelnen Therapiesitzungen entsprechend berücksichtigt werden muss. Vor diesem Hintergrund ist es nicht nur wichtig, für die Gesamtbehandlungsdauer ausreichend Zeit einzuplanen, sondern es ist auch von Bedeutung, innerhalb jeder Sitzung selbst bei Fortbestand einer Restbelastung genügend Zeit für einen positiven Abschluss einzukalkulieren. Denn auch bei unvollendeter Prozessierung sollte stets die Möglichkeit bestehen, den Patienten gegen Ende einer jeden Therapiesitzung noch in einen positiven Zustand überführen zu können.

Sonderfall Krankheitsängste

Im Gegensatz zur Anwendung von EMDR bei Patienten mit posttraumatischen Belastungssymptomen, bei denen der Fokus oft auf vergangenen traumatischen Ereignissen liegt, ist die Behandlung von Patienten mit chronischen Schmerzen häufig gegenwartsbezogen. Bei der Behandlung von Patienten mit Krankheitsängsten und dysfunktionalen Krankheitsüberzeugungen ist es wichtig, sowohl die aktuellen Schmerzen als auch die damit verbundenen Ängste zu bearbeiten. Der Begriff Krankheitsängste bezieht sich hier nicht nur auf die »Angst vor Krankheit«, sondern ist wesentlich breiter zu verstehen. Er umfasst alle Ängste im Zusammenhang mit der eigenen Gesundheit, die das Bedrohungserleben des Körpers beeinflussen. Dies schließt im weiteren Sinne auch mögliche Vorstellungen von körperlichen Defekten sowie Katastrophisierungsgedanken ein. Besonderes Augenmerk sollte auf die Identifizierung und Korrektur dysfunktionaler Vorstellungen über den eigenen Körper gelegt werden. Insbesondere Fragen zu Ängsten vor Bewegung und vor Belastung können wertvolle Erkenntnisse liefern. Hilfreich sind Fragen wie: »Was denken Sie, wenn Sie Schmerzen haben?«, »Was verursacht Ihrer Meinung nach Ihre Schmerzen?«, »Warum glauben Sie, dass dies die Ursache Ihrer Schmerzen ist?«, »Welche Informationen haben Sie von Ihrem Arzt, Physiotherapeuten oder anderen Personen über die Ursache Ihrer Schmerzen erhalten?«, »Was würden Sie erwarten, wenn Sie trotz Ihrer Schmerzen die Aktivitäten fortsetzen würden, die Ihnen wichtig sind?«, »Wie, denken Sie, werden sich Ihre Schmerzen in Zukunft entwickeln?« und »Was wäre Ihrer Meinung nach das Schlimmste, was passieren könnte?«. Die Antworten auf diese Fragen können aufschlussreiche Informationen darüber liefern, wie der Schmerz von den Patienten als innere Bedrohung wahrgenommen wird.

EMDR spielt in diesem Zusammenhang eine wichtige Rolle, da es effektive Techniken bietet, um dysfunktionale Überzeugungen und Ängste zu bearbeiten und positive Veränderungen im Denken und Fühlen des Patienten zu fördern. Krankheitsängste sind, wie eben dargestellt, häufig mit einem verstärkten Gefühl der Bedrohung durch den eigenen Körper verbunden; sie umfassen sowohl die Angst vor möglichen Krankheiten als auch beängstigende Vorstellungen von körperlichen Defekten, wie z. B. die »kaputte Bandscheibe« oder die »verschlissene Gelenkfläche«. Um dem Patienten zu helfen, wieder Vertrauen in den eigenen Körper zu entwickeln, ist es entscheidend, sein individuelles Krankheitsverständnis genau zu erforschen und defektorientierte Vorstellungen zu identifizieren. Durch gezielte Interventionen kann das Vertrauen in den eigenen Körper gestärkt und wiederhergestellt werden. Um Krankheitsängste effektiv zu bearbeiten, sollte der Therapeut den Patienten dazu ermutigen, über die möglichen Konsequenzen nachzudenken, die es hat, wenn er sich der angstauslösenden Situation nicht mehr entziehen kann. Dabei ist es wichtig, einen Rahmen zu schaffen, der den Patientendazu ermutigt, über das Worst-Case-Szenario hinauszudenken und mögliche »Katastrophen« zu erkennen. Der Therapeut sollte das schlimmste Szenario bis zu seiner letzten Konsequenz verfolgen. Es ist nicht richtig anzunehmen, dass der Tod die ultimative Katastrophe wäre. Indem man beispielsweise fragt: »Was wäre das Schlimmste, wenn Sie sterben würden?«, können grundlegende Ängste oder Fragen auftreten wie die Sorge um die Familie oder das Gefühl der Einsamkeit.

In diesem Zusammenhang haben sich sowohl das Standardprotokoll der EMDR-Therapie als auch modifizierte Ansätze wie das Flashforward-Verfahren nach Robin Logie und Ad de Jongh (Logie & de Jongh 2014) als effektive Methoden erwiesen, um die zweite und dritte Säule des dreiteiligen Ansatzes, nämlich die »Gegenwart« und die »Zukunft«, zu behandeln. Das Flashforward-Verfahren ist eine spezifische Technik innerhalb des EMDR-Ansatzes, die darauf abzielt, die irrationalen Ängste und die vorweggenommenen Angstreaktionen des Patienten anzusprechen, die fortbestehen können, obwohl die zentralen Erinnerungen an vergangene Ereignisse bereits vollständig verarbeitet wurden. Auch wenn sich der Patient auf zukünftige Ereignisse konzentriert, werden die Ängste in der Gegenwart erlebt, ausgelöst durch negative und irrationale Gedanken mit katastrophischem Inhalt. Daher können Zukunftsängste in der Praxis als gegenwärtige Ängste betrachtet werden und eignen sich somit für die Bearbeitung in der zweiten Phase der Therapie. Das Flashforward-Verfahren ermöglicht eine gemeinsame Behandlung der zweiten und dritten Phase und wird im weiteren Verlauf dieses Abschnitts (»Das Ausgangsthema und der EMDR-Therapiefokus«) näher erläutert.

Ergänzend sei noch darauf hingewiesen, dass bei der Behandlungsplanung auch relevante zwischenmenschliche Konfliktsituationen des Patienten berücksichtigt werden sollten. Eine umfassende Fallkonzeptualisierung berücksichtigt daher neben traumatischen Erfahrungen und dem Schmerz selbst auch eine Kombination weiterer Faktoren wie die individuelle Krankheitsgeschichte, dysfunktionale Überzeugungen in Bezug auf den eigenen Körper und zwischenmenschliche Beziehungen. Durch die Integration von EMDR in die Behandlungsstrategie können diese Aspekte effektiv angegangen und kann eine ganzheitliche Heilung und Wiederherstellung des Vertrauens in den eigenen Körper gefördert werden.

Zusammengefasst, hängt die Wahl des Ausgangsthemas davon ab, ob der Schmerz in einem Zusammenhang mit belastenden Erlebnissen steht oder nicht und ob ent-

Tab. 3: Klassischer Ablauf der EMDR-Behandlung

Acht Phasen der EMDR-Behandlung	
Anamnese und Ressourcenarbeit	*(history)*
Vorbereitungsphase	*(preparation)*
Wertungsphase	*(assessment)*
Desensibilisierung und Reprozessierung	*(desensitization)*
Verankerung	*(installation)*
Körpertest	*(bodyscan)*
Abschluss	*(closure)*
Überprüfung und Neubewertung	*(reevaluation)*

weder eine erinnerte Situation oder der Schmerz selbst als ein reales Körpergefühl prozessiert werden kann. Während Ersteres mittels des klassischen Standardprotokolls oder entsprechend einer modifizierten Ausführung des Standardprotokolls bearbeitet wird, kommt bei Letzterem ein spezifisches Schmerzprotokoll zur Anwendung. Nicht selten bekommen Patienten Zugang zu relevanten, aber längst verdrängten Erlebnissen erst im Rahmen der Schmerzprozessierung selbst. Solche »reaktivierten« Erinnerungen können dann im weiteren Therapieverlauf mittels Standardprotokoll oder modifiziertem Standardprotokoll erneut aufgegriffen und abschließend reprozessiert werden. Darüber hinaus können weitere belastende Erlebnisse, welche zwar im engeren Sinne in keinem direkten Zusammenhang mit dem Schmerz stehen, jedoch vom Patienten als emotional belastend empfunden werden, mittels des Standardprotokolls bearbeitet werden.

Schmerzspezifische Aspekte, die sich in der Behandlung von chronischem Schmerz unabhängig vom gewählten Protokoll ergeben, sind entsprechend zu berücksichtigen.

Die Auswahl des Ausgangsthemas

Es stellt sich nun die praktische Frage, welche Auswahl und Reihenfolge an Therapietargets und -fokussen die therapeutisch günstigste darstellt. Sollte die Therapie mit dem initial auslösenden Trauma, wenn vorhanden, beginnen oder zunächst direkt auf den Schmerz fokussieren?

Hierzu lässt sich keine abschließende Aussage machen. Weder gibt es vergleichende Studien noch existieren klare Empfehlungen zum Vorgehen bei der Wahl des

Ausgangsthemas. Aufgrund von hypothetischen Überlegungen zur zugrunde liegenden Pathophysiologie schlagen wir jedoch folgendes Vorgehen vor (siehe auch Abbildung 5, S. 102):

1. In denjenigen Fällen, in denen der Schmerz mit traumatischen und (heute noch!) belastenden Erlebnissen assoziiert ist, sollte zunächst mit der Desensibilisierung und Reprozessierung dieser Erlebnisse begonnen werden,
   - weil EMDR nachgewiesenermaßen und schnell posttraumatischen Stress reduzieren kann, wodurch eine schnelle Verbesserung des Allgemeinbefindens zu erwarten ist und eine gute Ausgangssituation für die weitere Therapie geschaffen wird;
   - weil der Schmerz in dieser Konstellation möglicherweise ein somatosensorisches Symptom einer posttraumatischen Belastungsstörung darstellt (im Sinne von Flashbackschmerzen oder als Memoryschmerz) und die Behandlung des auslösenden Traumas einen kausalen Therapieansatz darstellen kann.
2. In Fällen, in denen entweder kein traumatisches Erlebnis als Auslöser zu identifizieren ist oder bei denen das traumatische Ereignis inzwischen erfolgreich mittels vorangegangener EMDR-Sitzungen reprozessiert worden ist, sollten die mit dem Schmerz assoziierten belastenden Erinnerungen und Gedanken prozessiert werden,
   - weil angenommen wird, dass solche Erinnerungen den Schmerz intensivieren können;
   - weil anzunehmen ist, dass solchen Gedanken eine Schlüsselrolle bei der Entstehung und Aufrechterhaltung von maladaptiven Verhaltensmustern zukommt.
3. Nach einer Bearbeitung von belastenden Erinnerungen und Gedanken sowie in denjenigen Fällen, in denen sich initial keine belastenden Erinnerungen oder Gedanken identifizieren lassen, kann unter Verwendung des spezifischen Schmerzprotokolls der Schmerz auch direkt fokussiert werden. Ein positiver Effekt auf die Schmerzsymptomatik ist zu erwarten,
   - weil angenommen werden kann, dass EMDR zu einer direkten Modulation der Schmerzwahrnehmung führt;
   - weil durch EMDR eine globale Entspannungsreaktion beim Patienten ausgelöst wird;
   - weil durch das schmerzspezifische EMDR-Protokoll eine Steigerung der Interozeptions- und somatosensorischen Ausdrucksfähigkeit erreicht werden kann. Durch die dadurch verbesserte Differenzierungsfähigkeit somatosensorischer

und emotionaler Reaktionen können psychodynamische Faktoren positiv moduliert werden;
- weil durch das Protokoll eine kognitive Umstrukturierung induziert und effektive Copingstrategien installiert werden können.

4. In Fällen, in denen Patienten im Rahmen der Schmerzprozessierung Zugang zu neuen, bisher verdrängten Erlebnissen erhalten, können reaktivierte Erinnerungen im weiteren Therapieverlauf mittels Standardprotokoll oder modifiziertem Standardprotokoll erneut aufgegriffen und weiter prozessiert werden,
   - weil angenommen werden kann, dass solche Erinnerungen den Schmerz relevant beeinflussen können.
5. Abschließend oder ergänzend besteht die Möglichkeit, mittels Standardprotokoll, modifiziertem Standardprotokoll, der Absorptionsübung oder dem Flashforward-Protokoll dysfunktionale Krankheitsängste, zukünftige Schmerzkrisen und potentielle Schmerztrigger abzuschwächen. Ein positiver Effekt auf die Schmerzsymptomatik ist zu erwarten,
   - weil durch die Modulation von dysfunktionalen Angst- und Vermeidungsreaktionen maladaptiven Verhaltensmustern wirksam vorgebeugt und das Vertrauen in den eigenen Körper wieder gestärkt werden kann;
   - weil hierdurch individuelle Copingfähigkeiten gezielt gestärkt werden können.

Das Flashforward-Verfahren

Das Flashforward-Verfahren hat eine fast identische Anwendung wie das EMDR-Standardprotokoll, mit dem Unterschied, dass es sich auf ein befürchtetes belastendes Ereignis in der Zukunft (Zukunftsprojektion des Patienten) bezieht und nicht auf ein Ereignis in der Vergangenheit. Ange-

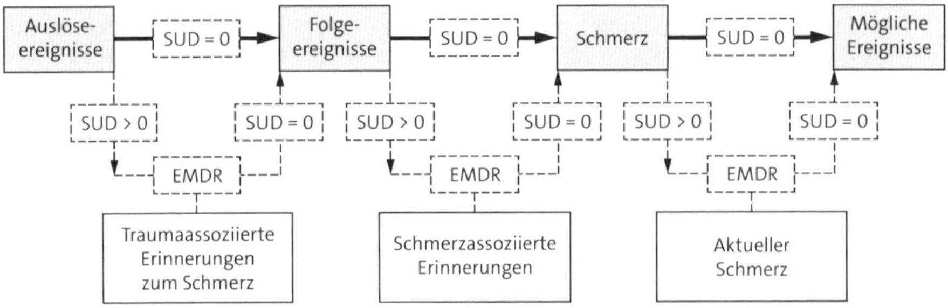

Abb. 5: Entscheidungsbaum zur Fokusauswahl (SUD: *subjective units of distress* als Maß zur Einschätzung des subjektiven Belastungsgrads)

nommen, ein Patient hat nach einem traumatischen Verkehrsunfall, in Bezug auf welchen er die traumatische Erinnerung bereits vollständig verarbeitet hat, immer noch Angst vor dem Autofahren. In diesem Fall würde man ihn fragen, ob er immer noch Angst vor dem Autofahren hat, und wenn ja, vor welcher zukünftigen Katastrophe er sich am meisten fürchtet. Möglicherweise stellt er sich seinen eigenen Tod bei einem zukünftigen Verkehrsunfall vor. Dieses mentale Bild würde dann als Ziel der Therapie dienen. In der Behandlung chronischer Schmerzen können sowohl zukünftige Schmerzattacken als auch Körperängste oder belastende Situationen im Alltag, die mit dem Schmerz verbunden sind (z. B. Überforderung am Arbeitsplatz oder Konflikte in der Partnerschaft), als Therapieziele verwendet werden: Wenn der Patient z. B. angibt, er hätte immer noch Angst vor zukünftigen Schmerzattacken, wird er gefragt, welche Art von Schmerz und welche Situation er am meisten fürchte. Diese Vorstellung würde dann als Therapieziel dienen. Gibt der Patient z. B. an, er hätte immer noch Angst vor schmerzauslösenden Situationen (»Trigger«) oder vor schmerzbedingten belastenden Situationen im Alltag, wird er gefragt, vor welcher Situation er sich am meisten fürchte. Dann dient diese Vorstellung als Ziel der Therapie. Gibt der Patient etwa an, er hätte immer wieder Ängste vor seinem Körper und zukünftigen Krankheiten, wird er gefragt, vor welchem Körpersymptom und welcher Krankheit oder »Körperschwäche« er sich am meisten fürchte.

Um das Flashforward-Verfahren möglichst effektiv einzusetzen, ist es hilfreich, wenn der Therapeut den Patienten auffordert, darüber zu sprechen, was seiner Meinung nach passieren werde, wenn er der angstauslösenden Situation nicht mehr ausweichen kann. Dabei ist es wichtig, einen Rahmen zu schaffen, der es dem Patienten ermöglicht und ihn dazu ermutigt, über das drohende Unheil des Worst-Case-Szenarios nachzudenken und sogar über diese potentielle »Katastrophe« hinauszublicken.

Auf einen Blick

Mögliche Anwendungen des Flashforward-Verfahrens

In den meisten Fällen wird das Flashforward-Verfahren erst dann eingesetzt, wenn alle vergangenen traumatischen Ereignisse, die mit den aktuellen Symptomen in Zusammenhang stehen, auf die übliche Art und Weise mit dem EMDR-Standardprotokoll vollständig bearbeitet worden sind. Wenn der Patient dann immer noch antizipatorische Angst vor der Konfrontation mit bestimmten Objekten oder Situationen angibt, sollte dies den Therapeuten zunächst auf die Möglichkeit von unerforschten vergangenen traumatischen Ereignissen aufmerksam machen, die noch verarbeitet werden müssen. Wenn alle Erinnerungen an relevante vergangene Ereignisse vollständig aufgelöst wurden oder es nicht möglich ist, vergangene Ereignisse zu identifizieren, die den aktuellen Symptomen zugrunde liegen könnten oder für sie relevant sind, so kann das Flashforward-Verfahren weiterhelfen. Eine Ausnahme von dieser chronologischen Reihenfolge sind Situationen, in denen die Patienten von inadäquaten Körper- und Krankheitsängsten berichten. In diesen Fällen kann es sinnvoll sein, zunächst diese anzugehen, um das Vertrauen des Patienten in seinen Körper zu stärken.

Es gibt verschiedene Situationen, in denen die Flashforward-Methode von Anfang an eingesetzt werden kann:

- Beunruhigendes, gefürchtetes Ereignis: Das Flashforward-Verfahren kann hilfreich sein, wenn ein zukünftiges Ereignis befürchtet wird, das das normale Leben stark beeinträchtigen könnte. In solchen Fällen ist der Patient möglicherweise nicht ausreichend motiviert oder in der Lage, über vergangene Ereignisse nachzudenken.
- Skepsis des Patienten: Wenn ein Patient der EMDR-Therapie skeptisch gegenübersteht, z. B. wenn für den Patienten die Welt unterzugehen scheint, kann die Flashforward-Methode eingesetzt werden. Damit kann dem Patienten die Wirksamkeit der EMDR-Therapie zunächst anhand eines aktuellen, ihn belastenden Problems demonstriert werden. Auf diese Weise kann er allmählich akzeptieren, dass die Rückbesinnung auf vergangene Ereignisse der Schlüssel zur Lösung seiner Probleme sein könnte.
- Unfähigkeit, vergangene Traumata anzuerkennen: Manche Patienten haben Schwierigkeiten, vergangene Traumata oder negative Erfahrungen zu identifizieren, die die Ursache für ihre aktuellen Symptome sein könnten. In solchen Fällen kann die Flashforward-Technik helfen, indem sie es dem Patienten ermöglicht, sich auf zukünftige Ereignisse zu konzentrieren, die mit seinen Symptomen in Verbindung stehen könnten.
- Flashforward als alleiniges Ziel der EMDR-Therapie: In einigen Fällen, wie z. B. bei einfachen konditionierten Ängsten, kann es ausreichend sein, nur die irrationale Angst oder die antizipatorische Angstreaktion mit der Flashforward-Technik zu behandeln, um die Symptome des Patienten effektiv zu lindern. Dies gilt vor allem im Zusammenhang mit chronischen Schmerzen, insbesondere Körper- und Krankheitsangst.

Wir verweisen noch einmal ausdrücklich darauf, dass bezüglich der Auswahl und Reihenfolge möglicher EMDR-Therapietargets und -fokusse bislang keine eindeutigen Empfehlungen existieren. Unsere Erfahrungen haben jedoch gezeigt, dass das genannte Vorgehen sich aufgrund der erwähnten Gründe zumindest in Hinsicht auf die initiale Behandlungsplanung als sehr günstig erwiesen hat. Es ist aber mindestens genauso wichtig, die individuellen Bedürfnisse und Ansprüche des Patienten adäquat zu berücksichtigen. So kann es durchaus sinnvoll sein, bei Patienten, die in ihrem Erleben sehr auf den Schmerz eingeschränkt sind, zunächst mit dem Schmerzprotokoll oder schmerz-assoziierten Ängsten und Triggern (Flashforward-Protokoll) zu beginnen, selbst wenn der Schmerz kausal eindeutig mit traumatischen Erlebnissen in Zusammenhang stehen sollte. Nicht selten bekommen Patienten erst im weiteren Verlauf der Therapie bewussten Zugang zu belastenden, zuvor verdrängten Erinnerungen, die im weiteren Therapieverlauf erneut aufgegriffen und gezielt bearbeitet werden können.

Phase 1: Anamnese und Behandlungsplanung

Die Phase der Anamneseerhebung und Behandlungsplanung verfolgt unterschiedliche Ziele: Zum einen sollte der Therapeut im Rahmen der Anamnese kritisch die Voraussetzungen für eine sinnvolle Anwendung von EMDR überprüfen, mögliche Kontraindikationen ausschließen und sich einen Überblick über die für die weitere Therapieplanung notwendigen Informationen verschaffen. Darüber hinaus wird durch die Herstellung einer tragfähigen therapeutischen Beziehung und die Planung konkreter Maßnahmen für die Stabilisierung der aktuellen Situation des Schmerzkranken (z.B. Ausarbeiten eines »Notfallkoffers«, siehe auch Tabelle 9, S. 159) das Fundament für die weitere therapeutische Arbeit

Tab. 4: Behandlungsziele in Phase 1

Phase 1 (Anamnese und Ressourcenarbeit)
Herstellung einer tragfähigen therapeutischen Beziehung
Einholen von Informationen: ■ Schmerzanamnese ■ Traumaanamnese ■ Ressourcenanamnese
Entwicklung eines Behandlungsplans

gelegt. Eine tragfähige Patient-Therapeut-Beziehung ist hierbei eine elementare Voraussetzung dafür, dass der Patient im weiteren Verlauf der Therapie genug Vertrauen und Sicherheit erlebt, um sich im Rahmen der Prozessierung ausreichend öffnen zu können und – falls notwendig – schambesetzte oder tabuisierte Erinnerungen mitzuteilen.

Schmerzanamnese

In der Behandlung von Schmerzpatienten ist der Schmerz das zentrale Element der Behandlung. Gerade in der Anfangsphase der Therapie sollte sich der Therapeut daher nicht nur ein Bild über zurückliegende potentiell traumatische Ereignisse und belastende Erinnerungen machen, sondern auch eine gezielte Schmerzanamnese durchführen.

Ein wesentliches Ziel einer solchen Schmerzanamnese sollte es sein, dass sich der Therapeut eine möglichst exakte Vorstellung davon verschafft, wie der Schmerz subjektiv vom Patienten erlebt wird (der individuelle *Schmerzcharakter*) und welche subjektive Bedeutung der Schmerz für den Patienten hat (die individuelle *Schmerzbedeutung*).

Zwei Grundfragen, die der Therapeut sich vor diesem Hintergrund im Hinblick auf die Schmerzanamnese daher stets stellen sollte, lauten:

1. Wie fühlt sich der Schmerz für den Patienten an?
2. Was bedeutet der Schmerz für den Patienten?

Wie fühlt sich der Schmerz für den Patienten an?

Der Therapeut sollte versuchen, sich durch gezieltes Fragen ein möglichst genaues Bild vom individuellen Charakter des Schmerzes zu machen, an dem der Patient leidet. Neben Informationen zu Qualität *(»Ist der Schmerz stechend/dumpf/brennend …?«)*, Intensität *(»Wie stark ist der Schmerz?«)*, Lokalisierung *(»Wo ist der Schmerz?«)* und Ausbreitung (Schmerzfigur) sind hierbei auch der zeitliche Verlauf (z. B. durch Erstellen einer »Painline« und eines »Pathobiogramms«, siehe auch Abbildung 6, S. 119) und mögliche Modulatoren *(»Was kann den Schmerz beeinflussen?«)* zu erfragen. Der Therapeut sollte sich ein möglichst exaktes Bild sowohl vom »Hauptschmerz« als auch von allen weiteren unangenehmen Körperempfindungen machen, die den Patienten momentan belasten.

Gelegentlich kann es auch hilfreich sein, die Objektbeziehung zum Schmerz selbst zu explorieren: *»Hat der Schmerz für Sie eine Farbe?«, »... eine Form?«, »Wenn Sie den Schmerz anfassen könnten: Fühlte er sich metallisch an? Wie Holz? Oder wie ...?«, »Hat er einen Geruch?«* – also erst mal Sinnesqualitäten erfragen. Diese Exploration der Objektbeziehung kann dann nahtlos erweitert werden, um die damit einhergehenden Subjektrepräsentanzen des Betroffenen zu seinem Schmerz zu erkunden: *»Hat der Schmerz einen Namen?«, »Wenn der Schmerz eine Person wäre: Wie alt wäre diese Person?«, »Ist die Person männlich oder weiblich?«, »Hat der Schmerz Gefühle?«; »Spricht der Schmerz?«, »Was sagt er? Wessen Stimme ist das?«,* usw. usw.).

Solch ein eher psychoanalytisch ausgerichtetes Vorgehen hat zum Ziel, aus dem Schmerz ein (scheinbares) Gegenüber zu machen – de facto ist das eine Subjektrepräsentanz –, der Patient beschreibt sich als Schmerzenden, als Niederschlag von Beziehungserfahrungen (»Beziehungssedimenten«). Dabei steht hinter den aufgeführten Fragen wieder eine ganze Theorie: Mit der Frage nach dem Alter der Person bspw. induziert man eine Altersregression und bekommt Informationen über ein »schmerzhaftes« Alter des Patienten, und möglicherweise ist er da »hängengeblieben« usw.).

Dieses Vorgehen geht deutlich über eine übliche Schmerzanamnese hinaus, wenn psychoanalytisch orientierte Kolleginnen und Kollegen versuchen, eine Objektbeziehung zum Schmerz herauszuarbeiten. Dieses Verfahren ist im Hinblick auf die zugrunde liegende Theorie und die sich daraus ergebenden behandlungstechnischen Konsequenzen von einer Übersetzung des Schmerzes in ein imaginäres Bild zur Visualisierung des Schmerzes (s. u. »Die Visualisierung und Sprache des Schmerzes«, S. 110 ff.) zu unterscheiden und kann durchaus interessante Perspektiven eröffnen, ist aber nicht unbedingt notwendig. Da es sich dabei um eine Erweiterung der Schmerzanamnese handelt, bleiben die weiteren Phasen der EMDR-Behandlung davon unberührt.

Die Frage nach weiteren Schmerzorten ist nicht unerheblich, da oftmals vernachlässigt wird, dass viele Menschen mit chronischen Schmerzen häufig unter mehr als einer Schmerzsymptomatik leiden. So konnte in epidemiologischen Studien gezeigt werden, dass (wenn gezielt danach gefragt wird!) beinahe 40 % aller Schmerzpatienten mit Rückenschmerzen eine generalisierte Schmerzsymptomatik aufweisen. Dieser Anteil ist noch einmal deutlich höher bei denjenigen Schmerzpatienten, die über traumatische Erlebnisse in ihrer Vorgeschichte berichten (Tesarz et al. 2015).

Eine detaillierte Schmerzanamnese ist nicht nur eine wichtige Voraussetzung, um den Patienten für die Veränderungen zu sensibilisieren, welche durch die EMDR-Interventionen hervorgerufen werden, sondern dient auch dem Aufbau einer tragfähigen Patient-Therapeut-Beziehung. Viele Patienten mit chronischen Schmerzen haben bereits eine lange medizinische Odyssee hinter sich, geprägt durch das Erleben von Enttäuschungen, Ablehnungen und das Gefühl, im Stich gelassen zu werden. Patienten fühlen dadurch häufig ihren Schmerz generell infrage gestellt. Dies gilt insbesondere dann, wenn im Rahmen der Folgekontakte nur noch oberflächlich auf die Schmerzsymptomatik selbst eingegangen wird. Erst die exakte Schmerzanamnese ermöglicht es dem Therapeuten, nachzuvollziehen, was der Patient durch seinen Schmerz erlebt und erleidet. Dies wiederum ist eine wesentliche Voraussetzung dafür, dass der Therapeut die bisherigen Leistungen seines Patienten im Umgang mit seinem Schmerz angemessen anerkennen kann.

Eine weitere wertvolle Ergänzung, um den Schmerz des Patienten besser nachvollziehen zu können, stellt die bereits kurz erwähnte Visualisierung des Schmerzes dar, auf welche wir gleich noch näher eingehen werden.

Was bedeutet der Schmerz für den Patienten?

Der Therapeut sollte nicht nur verstehen, *wie* sich der Schmerz für den Patienten anfühlt, sondern auch *welche Bedeutung* die Symptomatik für den Patienten sowohl subjektiv als auch real/existentiell (wirtschaftliche, soziale, berufliche Existenz) besitzt. Die individuelle Bedeutung des Schmerzes für einen Patienten kann sehr variieren. Es gibt Patienten, die (trotz erfolgter diagnostischer Untersuchungen und der Versicherung der Ärzte, dass dem Schmerz keine bedrohliche Erkrankung zugrunde liegt) ihren Schmerz als einen möglichen Vorboten einer lebensbedrohlichen Erkrankung sehen.[21] Andere fürchten, irgendwann auf den Rollstuhl angewiesen zu sein oder aufgrund von (schmerzbedingt) verlorener Attraktivität von ihrem Partner verlassen zu werden. Nicht selten kann die Schmerzsymptomatik aufgrund vermehrter Fehlzeiten des Betroffenen auch eine ganz reale Bedrohung der Arbeitsplatzsituation darstellen. In Abhängigkeit von der Bedeutung, die der Schmerz für einen Patienten hat, kann sich der individuelle Belastungsgrad trotz ähnlicher Schmerzsymptomatik von Patient zu Patient ganz erheblich unterscheiden. Während bei dem einen Patienten ein Rückenschmerz mittlerer Intensität lediglich die Absage des geplanten Skiurlaubs nach sich zieht, kann die gleiche Symptomatik bei einem anderen Patienten durch drohenden Verlust des Arbeitsplatzes die Gefährdung der Existenzgrundlage bedeuten. Eine Person, die bei einem

---

21 Ähnlich wie das Wissen um die Stabilität einer Brücke einem Patienten mit Höhenangst auf einer Brücke wenig gegen seine Angst in der Höhe hilft, so hilft das Wissen um die Ungefährlichkeit eines Schmerzes manchen Schmerzpatienten in ihrem Schmerz nur wenig gegen ihre Angst vor einer bedrohlichen Erkrankung.

nahen Angehörigen miterlebt hat, wie sich eine initial als banal und harmlos eingestufte Kopfschmerzsymptomatik im weiteren Verlauf als Folge eines Hirntumors erwiesen hat, wird seine Kopfschmerzen unter Umständen mit größerer Sorge beobachten als eine Person, die solch eine Erfahrung nicht machen musste. Doch gerade solche Ängste und Sorgen, die eine bestehende Schmerzsymptomatik entscheidend beeinflussen können, können mittels EMDR erfolgreich fokussiert werden.

So behandelten wir vor einiger Zeit eine Patientin mit chronischen Rückenschmerzen, die begleitend an einem hartnäckigen Piriformissyndrom (einer krampfhaften Verhärtung der Gesäßmuskulatur) litt. Die Patientin hatte in ihrer Jugend einen schweren Autounfall erlebt, der von jhr als Auslöser der Rückenschmerzsymptomatik beschrieben wurde und daher zunächst auch den Ausgangspunkt für die EMDR-Arbeit bildete. Als im Verlauf der Therapie zunehmend der Schmerz selbst in den Fokus der Prozessierung genommen wurde, wurde deutlich, dass die Patientin unter einer starken Angst litt, an Krebs erkrankt zu sein. Sie hatte dieses Thema bereits bei ihrem Hausarzt angesprochen; dessen Argumente und veranlasste Diagnostik hatten die Patientin jedoch nicht endgültig beruhigen können. Der Patientin war die Irrationalität ihrer Ängste durchaus bewusst, weshalb sie dieses Thema in der Therapie auch nicht mehr aktiv angesprochen hatte. Emotional half ihr dieses Wissen jedoch nicht weiter: Unterschwellig begleitete diese Angst den Schmerz weiterhin. Im Verlauf der EMDR-Sitzung wurde deutlich, dass vor einigen Jahren eine der Patientin sehr nahestehende Person an Krebs erkrankt war, die zuvor als erstes Symptom Knochenschmerzen angegeben hatte. Dieses Erlebnis sowie die begleitenden Ängste konnten im Rahmen der EMDR-Sitzung gezielt bearbeitet werden, woraufhin die Piriformissymptomatik rasch verschwand und sich auch die Rückenschmerzen deutlich besserten. Zwar konnten die Rückenschmerzen dadurch nicht vollständig beseitigt werden, die Patientin fühlte sich aber seitdem bei weitem nicht mehr so beeinträchtigt wie zuvor.

Häufig bringen Patienten solche Ängste oder unbewussten Assoziationen anfangs nicht von sich aus zur Sprache. Dies mag zum einen daran liegen, dass solch emotional besetzte Themen für die Patienten häufig selbst unangenehm oder schambesetzt sind und es für sie daher ein gewisses Vertrauensverhältnis voraussetzt, sie anzusprechen. Zum anderen sind solche Ängste vielen Patienten initial nicht bewusst zugänglich. Das trifft gerade auf Patienten mit alexithymem Wahrnehmungsmodus zu (d. h. Personen mit Schwierigkeiten, eigene Gefühle und Gemütszustände bewusst wahrzunehmen). Doch selbst wenn solche Ängste anfangs nicht direkt zur Sprache kommen sollten, haben unsere Erfahrungen gezeigt, dass diese häufig im Rahmen der Prozessierung spontan von selbst auftauchen. Hierfür bedarf es in der Regel keiner weiteren Intervention von Seiten des Therapeuten.

Die Visualisierung und Sprache des Schmerzes

Ein weiterer besonderer Aspekt der Schmerzanamnese in der EMDR-Therapie ist die Visualisierung des Schmerzes, also die Übersetzung des Schmerzes in ein Fantasiebild. Hierfür lässt der Therapeut den Patienten ein »imaginäres Bild« von seinem Schmerz entwickeln *(»Welche Farbe, Form, Geruch, Konsistenz ... hat der Schmerz?«)*. Die Visualisierung des Schmerzes hat unterschiedliche Funktionen. Basierend auf der hypothetischen Annahme, dass es im Rahmen der Prozesse der Schmerzchronifizierung zur Ausbildung dysfunktionaler und maladaptiver Schmerznetzwerke kommt, soll durch das Erarbeiten eines imaginären Schmerzbildes auf neuronaler Ebene ein möglichst umfassendes Assoziationsmuster aktiviert werden. Die Aktivierung möglichst zahlreicher »Assoziationskanäle« *(channels)* wird als eine elementare Voraussetzung für eine effizientere Reprozessierung des »Schmerznetzwerkes« angesehen. Neben solchen pathophysiologischen Überlegungen hat eine Visualisierung des Schmerzes auch eine ganz pragmatische Funktion. Zum einen unterstützt sie die Patienten in einer differenzierteren Wahrnehmung ihrer Schmerzsymptomatik, zum anderen eröffnet sie einen für die meisten Patienten gut zugänglichen und einfach umzusetzenden Weg, den Schmerz in EMDR-typischer Weise angemessen zu fokussieren. Der Schmerz wird besser handhabbar, denn wenn man sich eine Vorstellung von »etwas« machen kann, ist dieses »Etwas« nicht mehr ganz so bedrohlich.

Häufig muss der Patient jedoch zunächst lernen, seine Schmerzen entsprechend zu visualisieren und zu verbalisieren. Durch das Entwickeln eines imaginären Schmerzbildes lernt der Patient, seine Sprache angemessen einzusetzen, um den Schmerz umfassend zu beschreiben. Patienten sind es oft nicht gewohnt, auf diese Art und Weise über ihren Schmerz zu sprechen. Doch gerade diese Fähigkeit zur Verbalisierung und Visualisierung ist eine wichtige Voraussetzung, damit der Therapeut den Prozess der Desensibilisierung angemessen steuern kann. Ist der Patient nicht in der Lage, mitzuteilen, was er wahrnimmt und erlebt, so wird es für den Therapeuten schwer, den Patienten adäquat zu begleiten und entsprechend zu unterstützen. Eine wichtige Aufgabe des Therapeuten in der Anfangsphase der EMDR-Behandlung ist es daher, gemeinsam mit dem Patienten eine eigene Sprache zur Beschreibung des Schmerzes zu entwickeln. Dies dient auch als weitere Grundlage für die spätere Durchführung des Schmerzprotokolls.

Die Schilderungen des Patienten hinsichtlich seines Schmerzes können dem aufmerksamen Therapeuten zudem nützliche Hinweise zur individuellen Bedeutung der Schmerzen für den Patienten geben. An dieser Stelle sei ein kurzer Exkurs in die semantischen Grundlagen der »Schmerzsprache« eingebracht. In der gegenwärtigen deutschen Sprache sind die Begriffe »schmerzen« und »wehtun« die am häufigsten verwendeten Ausdrücke für Schmerz (Overlach 2008). Daneben existiert jedoch noch eine Vielzahl an weiteren metaphorischen Schmerzausdrücken wie etwa »brennen«, »stechen«, »ziehen« etc. Auch wenn die Menge und Variabilität dieser Ausdrücke auf den ersten Blick beeindruckend und vielleicht beliebig erscheint, so lässt sich doch ein Muster in ihren unterschiedlichen Bedeutungsfeldern erkennen. Dieses kann im Rahmen der EMDR-Arbeit gelegentlich wertvolle Hinweise darauf geben, was für semantische Assoziationsmuster zum Schmerz beim einzelnen Patienten vorliegen.

Auf semantischer Ebene lassen sich metaphorische Schmerzausdrücke in Hinblick auf ihr Bezugsobjekt in zwei große Gruppen unterteilen:

- *deduktive* Schmerzausdrücke, die sich auf potentielle Schmerzauswirkungen (Gefühle, emotionale Bewertungen) beziehen, und
- *induktive* Schmerzausdrücke, die auf potentielle Schmerzauslöser (Verletzungen, Wunden, Handlungen) verweisen.

Charakteristisch für *deduktive* Schmerzausdrücke ist, dass sie sich auf mögliche Auswirkungen oder Folgen des Schmerzes auf bzw. für Gefühle und emotionale Bewertungen beziehen. Typische Beispiele für deduktive Schmerzausdrücke wären Ausdrücke wie »erschöpfend«, »quälend«, »elend«, »unerträglich« oder »schauderhaft«.

Induktive Schmerzausdrücke beziehen sich charakteristischerweise auf einen möglichen (oder fiktiven) Schmerzauslöser. Betrachtet man das Sprechen über den Schmerz und die Verwendung von Schmerzausdrücken genauer, so stellt man fest, dass – sofern man nicht deduktiv die Folgen des Schmerzes beschreibt – dies unweigerlich auch gleichzeitig mit einer (zumindest metaphorisch-symbolischen) Zuschreibung der Schmerzen zu einer Ursache einhergeht.

Diese Bindung des Schmerzerlebens an das Erleben eines Schmerzauslösers wird von der amerikanischen Linguistin Elaine Scarry in ihrem Buch *Der Körper im Schmerz* (1992, S. 28; Original: *The body in pain*, 1985) folgendermaßen formuliert: »Zur Schmerzempfindung gehört das Gefühl, einer Einwirkung ausgesetzt zu sein, wobei die Wirkung entweder von der Außenwelt ausgeht *(›Es fühlt sich an, als träfe ein Hammer mich …‹)* oder vom eigenen Körper *(›Es fühlt sich an, als drängen die Knochen durch die Haut …‹)*.« Elaine Scarry sieht in solch einer sprachlichen Bindung des Schmerzes an einen Schmerzauslöser ein zentrales Merkmal nicht nur des schwierigen Sprechens über das ungreifbare Phänomen Schmerz, sondern auch des Erlebens von Schmerz selbst. So lässt sich Schmerz nicht vorstellen, ohne dabei gleichzeitig an eine Ursache zu denken. Das Schmerzerleben verweist, selbst wenn es versprachlicht wird, auf ein verursachendes Objekt. Allerdings geht es hier um einen symbolisch-intentionalen Gehalt: Vom Schmerz Betroffene können nicht anders, als eine Ursache mit dem Schmerz geradezu mitzudenken. Der Charakter solcher assoziierten Ursachen findet einerseits Ausdruck in der gewählten Sprache über den Schmerz, kann auf der anderen Seite aber auch wertvolle Hinweise in Bezug auf die individuelle Schmerzbedeutung und mögliche semantische Assoziationsmuster bei dem Betroffenen geben.

Elaine Scarry hat in ihren sprachlichen Analysen festgestellt, dass sich prinzipiell zwei Arten von (deduktiven) Schmerzausdrücken unterscheiden lassen: solche mit Referenz auf einen Agenten (»Bild der Waffe«) und solche mit Referenz auf den eigenen Körper (»Bild der Wunde«). Diese Unterscheidung beruht auf der Beobachtung, dass man bei der Beschreibung von Schmerz immer wieder auf zwei typische Metaphern stößt: »Die erste Metapher benennt einen Agenten oder Urheber für den Schmerz, eine Waffe, die den Schmerz erzeugen soll; die zweite beruft sich auf eine körperliche Verletzung, die für den körperlichen Schmerz verantwortlich gemacht wird.« (Scarry 1992, S. 28) Entsprechend lassen sich beim Empfinden von Schmerzen solche, die mit dem Gefühl der betreffenden Person einhergehen, einer Einwirkung ausgesetzt zu sein, und deren Wirkung von der Außenwelt ausgeht, von solchen Schmerzen unterscheiden, die mit dem Gefühl einer Einwirkung einhergehen, die vom eigenen Körper ausgeht (Scarry 1992). In diesem Sinne wären Ausdrücke wie »hämmernd«, »schneidend«, »stechend« oder »durchstoßend« typische Beispiele für das Bild der Waffe. Typische Beispiele für das Bild der Wunde wären Ausdrücke wie »entnervend«, »zerfetzend«, »zerreißend« oder »brechend«.

Egle et al. (2007) weisen darauf hin, dass die Wahl der vom Patienten verwendeten Schmerzausdrücke auch erste Hinweise auf darunterliegende Affekte geben kann. So kann die Beschreibung des Schmerzes als »stechend, marternd und martialisch« einen Hinweis auf Wut als einen möglichen Leitaffekt geben, wohingegen ein »schauderhafter Schmerz« auf Angst hindeuten kann. Sicherlich sollten die hier genannten Differenzierungen in der Interpretation von Schmerzaussagen nicht überbewertet werden. Sie können in der psychotherapeutischen Arbeit mit Schmerzpatienten jedoch als ergänzende »Mosaiksteine« betrachtet werden und unter Beachtung des Gesamtkontextes zuweilen einen wertvollen Einblick in das individuelle Erleben des Schmerzes durch den Patienten geben. Auch kann sich eine Orientierung an dieser Einteilung gelegentlich als hilfreich erweisen, um gezielt entsprechende Interventionen wie therapeutisches Einweben und spezifische Affektbrücken zu ermöglichen.[22]

In dieser Hinsicht kann ein achtsames Wahrnehmen der vom Patienten verwendeten Schmerzausdrücke und Formulierungen wichtige Hinweise sowohl auf das subjektive Erleben des Schmerzes durch den Patienten als auch die subjektive Bedeutung des Schmerzes für ihn sowie die individuellen Schmerzassoziationsmuster in den semantischen Erinnerungsnetzwerken des Patienten geben.

Neben diesen neurophysiologischen und pragmatischen Aspekten fördert die Visualisierung des Schmerzes auch den Prozess des von Mark Grant (2009) empfohlenen *detachments*, der inneren Lösung und Distanzierung des Patienten von seinem Schmerz. Ist der Schmerz bereits ein Teil der Identität des Patienten und mit diesem ichsynton verflochten, so kann diese Verflechtung die Heilung und Auflösung der Schmerzsymptomatik deutlich erschweren. Manche Schmerzpatienten müssen ähnlich wie in der Behandlung einer posttraumatischen Belastungsstörung erst Schritt für Schritt darin »ausgebildet« werden, ihren Schmerz aus einer abgelösten und stärker distanzierten Perspektive zu betrachten. Hierdurch kann eine Separation zwischen dem Patienten selbst einerseits und dem eigentlichen Schmerzproblem andererseits induziert werden, was einen besseren Umgang mit negativen Gedanken und Verhaltensmustern erlaubt und den Heilungsprozess fördert.

---

22 Als »therapeutisches Einweben« bezeichnet man in der EMDR-Therapie gezielte aktive Interventionen des Therapeuten während der Prozessierungsphase. Man verwendet in diesem Zusammenhang den Begriff des »Einwebens«, da der äußere Impuls, der durch den Therapeuten gegeben wird, mit dem eigenen Material des Patienten »verwoben« werden soll. Psychoanalytiker werden eine Nähe zur Interventionsform der Deutung erkennen. Unter einer »Affektbrücke« versteht man die Erzeugung einer assoziativen Verbindung (»Brücke«) von einer in der Vergangenheit liegenden Ausgangssituation zu einer heutigen Situation, die mit gleichen oder ähnlichen Gefühlen und damit einhergehenden körperlichen Empfindungen verknüpft ist (Schubbe 2016). Psychoanalytiker sind damit vertraut, dass Assoziationen in der Regel über Affekte oder, dann weniger objektal, durch Stimmungen miteinander verknüpft sind.

Intervention: Einladen zur Visualisierung
»Ein wichtiger Aspekt in der Prozessierung von Schmerzerinnerung ist die sogenannte Visualisierung und Verbalisierung des Schmerzes. Oft ist es nicht einfach, den Schmerz mit eigenen Worten zu beschreiben! Um jedoch die zugehörigen neuronalen Schmerznetzwerke des Gehirns möglichst umfassend zu aktivieren, ist es wichtig, die geeigneten Worte für den Schmerz zu finden. Darüber hinaus wird es Ihnen helfen, den Schmerz im Heilungsprozess besser fokussieren zu können. Zudem ist es natürlich auch für mich als Therapeut hilfreich, da ich dem Verlauf des Prozessierens später besser folgen kann. Hierfür ist es wichtig, dass Sie mir den Schmerz in Worten und Bildern möglichst so beschreiben, wie dieser sich für Sie anfühlt!«

Es sollte nicht nur auf die subjektive Krankheitstheorie des Patienten eingegangen werden, sondern auch nach den mit dem Schmerz assoziierten Gedanken, Gefühlen und Überzeugungen gefragt werden. Tinker und Wilson (2006) haben in ihrer Arbeit mit Patienten mit Phantomschmerzen nach einer Amputation darauf hingewiesen, dass es für den Fokus der Prozessierung einen grundsätzlichen Unterschied machen kann, ob der Patient sein amputiertes Körperglied durch einen als traumatisch erlebten Unfall verloren hat oder ob der Verlust im Rahmen einer Krebserkrankung durch die selbst getroffene Entscheidung zur Operation verursacht ist und daher als »lebensrettend« und nicht als »lebensbedrohlich« erlebt wurde. Als eine hilfreiche Intervention, um sich eine anschaulichere Vorstellung von den assoziierten Gedanken, Gefühlen und Überzeugungen zu verschaffen, hat sich in diesem Rahmen die sogenannte »Schmerzfrage« erwiesen. So kann der Patient vor der eigentlichen Prozessierung gefragt werden: *»Was würde der Schmerz Ihnen sagen, wenn er sprechen könnte?«* (Wenn der Patient mit dieser Ausdrucksart Schwierigkeiten hat, so bietet sich auch die folgende Formulierung an: *»Wie, glauben Sie, nennen andere Menschen solch eine Person, die genau solch eine Schmerzsymptomatik hat wie Sie?«*). Hierdurch können auch irrationale oder verborgene Gedanken, Gefühle und Ängste angesprochen und thematisiert werden. Auch eine mögliche Selbstentwertungsthematik oder eine Schamproblematik können so deutlich werden.

Schließlich sollte immer auch kurz auf die individuelle »somatosensorisch-rezeptive Geschichte« der vom Schmerz betroffenen Körperregion eingegangen werden. Darunter versteht man die Gesamtheit aller somatosensorischen Eindrücke, die ein Patient in dieser Körperregion seit seiner Geburt bereits empfunden hat. Das heißt, es sollte immer gezielt nach traumatischen, schmerzhaften oder unangenehmen Vorerfahrungen mit Bezug zur schmerzhaften Region gefragt werden. Es ist im Rahmen mehrerer Studien (siehe Tesarz et al. 2014) berichtet worden, dass sich der Schmerz bei manchen Patienten erst dann vollständig auflösen ließ, wenn zusätzliche, z. T. weit vor dem eigentlichen Schmerzauslöser (z. B. die falsche Bewegung, der Bandscheibenvorfall, Unfall, die Operation etc. ...) liegende Erinnerungen bearbeitet worden waren. Von Bedeutung waren hier insbesondere auch solche Erlebnisse, welche in einem engen Zusammenhang mit der betroffenen Körperregion gestanden hatten. Dieses Phänomen der indirekten Triggerung (welches wir auch als *knotted triggering*, von engl. *knotted* = verknüpft, bezeichnen) wird darauf zurückgeführt, dass Gedächtnisinhalte stets in Form von »Netzwerken« abgespeichert werden. Der Erfolg der Reprozessierung hängt ganz wesentlich davon ab, ob eine ausreichende Anzahl an pathologischen »Verknüpfungen« erfolgreich modifiziert werden kann. Es sei auch noch einmal darauf hingewiesen, dass relevante emotionale Belastungsfaktoren und der Beginn der Schmerzsymptomatik in keinem speziellen zeitlichen Zusammenhang zur Ausbildung pathologischer neuronaler Verknüpfungen stehen müssen.

Herr R.: Schmerzanamnese

Herr R. ist 30 Jahre alt und leidenschaftlicher Handballspieler mit einer seit über zwei Jahren bestehenden schweren Kopfschmerzsymptomatik. Der Schmerz trat attackenartig bis zu mehrmals die Woche auf und wurde als *»reißend-bohrend«* mit einer mittleren Intensität mit 7 von 10 auf der numerischen Ratingskala beschrieben.

Auf Nachfrage berichtete Herr R., die Symptomatik sei erstmals nach einem auswärtigen Handballspiel aufgetreten, nachdem er von gegnerischen Fans mit einem Schlag auf den Kopf niedergeschlagen worden sei. Seit dieser Zeit leide er unter einem chronischen Kopfschmerz, der streng einseitig im Bereich der rechten Schläfe lokalisiert sei und sich anfühle, als wenn jemand einen *»Haken in seine Schläfe gebohrt habe und daran versuche, ihn zu Boden zu ziehen«*. An diese Beschreibung anknüpfend ließ der Therapeut Herrn R. seinen Schmerz zeichnen, den er in diesem Zusammenhang beschrieb wie einen *»eisernen Nagel, hart und blitzend, heiß mit stählernem Klang«*. Nachdem Herr R. auf die Frage, was der Schmerz wohl sagen würde, wenn er sprechen könne, zunächst noch etwas irritiert reagiert hatte, nannte er nach anfänglichem Zögern spontan den Satz *»Game over!«* Als sich der Therapeut nach sonstigen Kopfschmerzerlebnissen im Leben des Patienten erkundigte, um einen Eindruck von der somatosensorisch-

rezeptiven Geschichte der schmerzhaften Region zu bekommen, erfuhr er, dass der Patient seit seinem 16. Lebensjahr an Migräne leide, diese inzwischen jedoch nur noch selten auftrete, und dass er seinen Migräneschmerz klar von der anderen Schmerzsymptomatik abgrenzen könne. Um Missverständnissen vorzubeugen, wurde vereinbart, dass man den Migräneschmerz – in Abgrenzung von den beschriebenen Schmerzattacken – in Zukunft spezifisch nur noch als »Migräneschmerz« bezeichnen würde.
Auf weiteres gezieltes Nachfragen berichtete Herr R., dass er selbst vermute, dass durch den damaligen Schlag auf seinen Kopf irgendetwas »kaputt« gegangen sei. Auch habe er starke Angst davor, dass er einen richtigen Hirnschaden davontragen könne, falls er noch mal einen solchen Schlag abbekommen sollte. Er sei seit dem Unfall auch deutlich ängstlicher, könne nicht mehr so aggressiv in die (Handball-)Zweikämpfe gehen wie früher und habe seit dem Unfall nie mehr zu seiner »alten Form« zurückfinden können. Seinen letzten Arbeitsvertrag habe man aufgrund der vielen Fehltage nicht verlängert und inzwischen habe er zunehmend Ängste, dass er vielleicht gar nicht mehr in ein regelmäßiges Arbeitsverhältnis zurückfinden könne.

Traumaanamnese

Neben der schmerzspezifischen Anamnese ist die Anamnese belastender und potentiell traumatisierender Lebensereignisse die zweite wichtige Voraussetzung, um eine EMDR-zentrierte Schmerzbehandlung beginnen zu können. Es ist wichtig, dass sich der Therapeut bereits zu Anfang der Therapie einen ersten Überblick über das Vorliegen von schwerwiegenden belastenden Lebensereignissen verschafft. Allerdings sollte eine zu frühe Auseinandersetzung mit traumatischen Erinnerungen vermieden werden, da eine verfrühte Konfrontation mit traumatischem Material zu einer Überflutung mit Erinnerungsbildern und entsprechenden emotionalen Zuständen führen kann. Vor diesem Hintergrund wird empfohlen, die spezifische Traumaanamnese möglichst strukturiert, zügig und sachbezogen durchzuführen (Schubbe 2016). Dabei ist zu berücksichtigen, dass viele Patienten dazu neigen, aufgrund von Scham, Unsicherheit oder der Befürchtung, »psychopathologisiert« zu werden, psychische Traumata und posttraumatische Symptome nicht spontan von sich aus anzugeben. Daher ist es Aufgabe des Therapeuten, diese gezielt, aber dennoch behutsam zu explorieren. Für solch eine initiale Traumaanamnese hat es sich bewährt, eine Art »Trauma-Liste« oder auch »Traumalandkarte« anzulegen und in jeder Zeile dieser Liste nur ein Stichwort für das Ereignis und eine Zahl für das entsprechende

Alter des Patienten zu diesem Zeitpunkt zu notieren (siehe Tabelle 5). Hierfür sollte mit dem Patienten gemeinsam im Vorfeld klar und deutlich besprochen werden, dass zunächst nur eine einfache und kurze Liste aller bisherigen traumatischen und außergewöhnlich belastenden Ereignisse in seinem Leben erstellt werden soll, ohne dabei tiefer auf die seelische Seite der einzelnen Ereignisse einzugehen. Ist die Liste fertig erstellt, so wird zu jedem Stichwort nach einer Zahl für den aktuellen Grad der Belastung von 0 (keine Belastung) bis 10 (maximal vorstellbare Belastung) gefragt. Eine solche Liste kann dabei helfen, die Bedeutung einzelner Ereignisse im biographischen Zusammenhang besser zu verstehen und gegebenenfalls auch erste Hinweise auf amnestische, d.h. der Erinnerung nicht zugängliche Lebensabschnitte zu bekommen.

Herr R.: Traumaanamnese

Herr R., ein junger Mann mit kräftiger Statur, machte im ersten Kontakt einen nervösen und etwas misstrauischen Eindruck. Nach der initialen (bereits beschriebenen) Schmerzanamnese wurde mit dem Patienten daher gemeinsam eine Liste mit erlebten traumatischen oder sehr belastenden Lebensereignisse erstellt, ohne dabei tiefer auf spezifische Einzelheiten oder Umstände dieser Ereignisse einzugehen. Zu jedem Ereignis wurden ein Stichwort und eine Zahl für das damalige Alter des Patienten notiert sowie rechts davon der Grad der mit dem jeweiligen Ereignis einhergehenden momentan erlebten Belastung (zwischen 0 für keine und 10 für maximale Belastung).

Tab. 5: Beispiel einer Trauma-Liste

Belastende Erlebnisse (chronologische Reihenfolge)	Alter (Jahre)	Belastungsgrad (0–10)
Trennung der Eltern	15	3
Tod des Bruders	16	4
Sportverletzung	23	2
Überfall (von Fans niedergeschlagen)	28	10

Die Erinnerungen des Patienten an seine Kindheit und Familie waren von der Trennung der Eltern in seinem 15. Lebensjahr (1. potentieller Fokus) geprägt sowie von dem frühen Tod seines zwei Jahre älteren Bruders bei einem Lawinenunglück (2. potentieller Fokus) wenige Jahre später. Damals hätte, so sagte Herr R., auch die Migränesymptomatik angefangen. Es sei eine schwierige Zeit gewesen, er habe viele Fehlzeiten in der Schule gehabt, die Stimmung zu Hause sei sehr angespannt gewesen. Sie habe sich erst gebessert, nachdem er mit dem Handball angefangen habe.

Die Jugend war durch seinen Leistungssport als Handballspieler geprägt, und Herr R. hatte viele positive Erinnerungen an diese Zeit. Allerdings gab es in seinem 23. Lebensjahr eine Krisenphase, nachdem er nach abgeschlossener Ausbildung zum Schreiner zunächst durch eine überlastungsbedingte Verletzung seiner rechten Hand aus der ersten Mannschaft seines Vereins herausgenommen worden sei und gleichzeitig krankheitsbedingt seine erste Arbeitsstelle noch in der Probezeit verloren habe (3. potentieller Fokus). Es habe fast zwei Jahre gebraucht, bis er die Verletzung wieder losgeworden sei und zu seiner alten Form habe zurückfinden können. Vor zwei Jahren sei es dann zu dem besagten Vorfall gekommen, bei dem er nach einem Handballspiel von gegnerischen Fans angepöbelt und niedergeschlagen worden sei (4. potentieller Fokus). Er habe dabei einen heftigen Schlag gegen seinen Kopf bekommen und sei sogar kurz bewusstlos gewesen. Zwar sei er von den Sanitätern gut versorgt worden, seit dieser Zeit leide er jedoch unter der besagten Schmerzsymptomatik. Ferner schilderte Herr R. Schlafprobleme, Gereiztheit und Nervosität im Sinne einer latenten Hyperarousalsymptomatik. Hinweise für Flashbacks, ein traumaspezifisches Vermeidungsverhalten oder dissoziative Symptome im Sinne einer manifesten PTBS gab es jedoch auch auf gezielte Nachfrage nicht.

Alle genannten Ereignisse sowie der zugehörige Belastungsgrad (0 keine, 10 maximale Belastung) wurden in einem Pathobiogramm erfasst und in chronologischer Reihenfolge notiert.

Neben der Erfassung belastender Lebensereignisse sollte eine traumaspezifische Anamnese selbstverständlich auch eine Kenntnis über das Vorliegen möglicher Traumafolgesymptome verschaffen. Diesbezüglich sollte ein besonderes Augenmerk auf die drei Symptomcluster der posttraumatischen Belastungsstörung (Hyperarousal, Wiedererleben und Vermeidungsverhalten) sowie auf Hinweise für eine dissoziative Symptomatik gelegt werden. Als eine mögliche Einstiegs- und Screeningfrage hat sich besonders die Frage nach der aktuellen Schlafqualität *(»Können Sie gut einschlafen?«)* bewährt (Vollath & Seidler 2006; Seidler 2013). Wird diese verneint, so kann daran anknüpfend gezielt nach weiteren Symptomen einer posttraumatischen Belastungsstörung gefragt werden *(»Was geht in Ihnen vor, wenn Sie nicht einschlafen können?«)*. Angemessen ist auch die Frage: *»Kennen Sie das, dass Sie mitunter Bilder vor Augen haben*

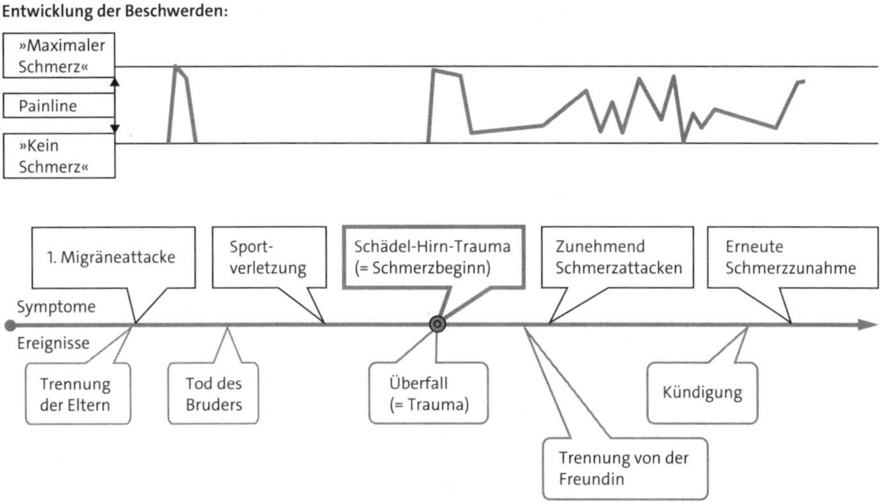

Abb. 6: Painline und Pathobiogramm

von etwas Schrecklichem, das Sie belastet hat? Mitunter können es auch Geräusche, Stimmen, Gerüche oder Körperempfindungen sein. So etwas kann es manchmal geben, wenn jemand in einer sehr schlimmen Situation war, vielleicht sogar in einer Situation der Lebensgefahr!« Die Frage nach der Qualität des Schlafes ist bei Patienten mit chronischen Schmerzen insofern von besonderer Relevanz, als die Schlafqualität einen ganz wesentlichen Einfluss auf die Schmerzwahrnehmung haben kann und damit die Verbesserung der Schlafqualität mit im therapeutischen Fokus stehen sollte. Ferner sollte im Rahmen der Traumaanamnese unbedingt auch auf Hinweise für eine dissoziative Störung geachtet werden. Als mögliche Screeningfragen haben sich hierfür z.B. die Einstiegsfragen entsprechend dem strukturierten klinischen Interview für DSM-IV-Erkrankungen (SKID, Wittchen et al. 1997) zum Vorliegen von dissoziativen Störungen bewährt: *»Haben Sie jemals das Gefühl gehabt, dass es größere Lücken in Ihrem Gedächtnis gibt?«* (dissoziative Amnesie), *»Sind Sie jemals unerwartet verreist oder von zuhause weggegangen und waren nicht in der Lage, sich an ihre Vergangenheit zu erinnern?«* (dissoziative Fugue), *»Haben Sie jemals das Gefühl gehabt, sich selbst fremd zu sein?«* (Depersonalisation), *»Haben Sie jemals das Gefühl gehabt, dass die Ihnen vertraute Umgebung und Menschen ungewohnt und unwirklich erscheinen?«* (Derealisation), *»Haben Sie jemals das Gefühl gehabt, dass in Ihrem Inneren ein Streit darum stattfindet, wer Sie eigentlich sind?«* (dissoziative Identitätsstörung). Alternativ können auch Fragebögen zum Vorliegen dissoziativer Symptome eingesetzt werden (z.B. FDS-20, siehe Tabelle 7, S. 124 f.). Bei einer positiven Antwort

Tab. 6: Anamneseführung bei Vorliegen einer Traumafolgestörung

Besondere Aspekte der Anamneseführung bei Verdacht auf Vorliegen einer Traumafolgestörung

- Voraussetzung für eine genaue Diagnosestellung ist der Aufbau einer vertrauensvollen Beziehung. Diese sollte schon während der Diagnostikphase durch eine sichere, störungsfreie Gesprächsatmosphäre und behutsame Fragestellung gefördert werden.
- Dem erhöhten Bedürfnis nach Kontrolle und Selbstbestimmtheit vieler traumatisierter Patienten sollte Rechnung getragen werden. Häufig ist ein adäquates Eingehen auf für sie notwendige Rituale (ausreichender körperlicher Abstand zum Patienten, Türen offen lassen, Mitnehmen einer Vertrauensperson, Entfernen von Triggern im Gesprächsraum) Voraussetzung dafür, dass sie sich überhaupt mitteilen können.
- Posttraumatische Symptome (Wiedererleben, Hyperarousal, Vermeidungsverhalten, Stimmungsveränderungen) müssen aktiv erfragt werden, da viele Patienten nicht spontan davon berichten. Die Symptome können vielfältige Ausdrucksformen und Ausprägungsgrade annehmen; dem sollte durch flexible Fragetechniken Rechnung getragen werden.
- Die spezifische Dynamik von traumainduzierten Übertragungs- und Gegenübertragungsprozessen sollte adäquat berücksichtigt werden, um traumatisch erlebte Reinszenierungen und unkontrollierte Gegenübertragungsreaktionen (z. B. durch forcierte Traumaexploration, aber auch durch starre Untersuchungsabläufe, Überforderung der Patienten, abweisende Haltung gegenüber der Mitteilung traumatischen Materials) zu vermeiden.
- »Parteiisch« beschreibt in diesem Kontext, dass der Therapeut supportiv auf der Seite des Opfers steht, der Begriff der »Abstinenz« soll eine Haltung zum Ausdruck bringen, die eigene Bedürfnisse des Therapeuten aus der Beziehung heraushält (z. B. der Impuls des Therapeuten, vom Patienten als Retter anerkannt zu werden, siehe auch Schubbe 2016). Mit Verweis auf die Gefahr einer möglichen Retraumatisierung durch eine »zu neutrale« Position des Therapeuten wird gerade bei traumatisierten Patienten eine »engagierte, moralischen Position« von Seiten des Therapeuten empfohlen (Seidler 2013).
- Die Vermittlung eines Erklärungsmodells für die Symptome als eine physiologische Reaktion auf Extrembelastung und die Benennung der Störung im Sinne einer posttraumatischen Diagnose führen in der Regel zur Entlastung der Betroffenen (Psychoedukation). Dem anamnestischen Gespräch kommt somit auch für die weitere Behandlung der traumabedingten Störungen eine weichenstellende Bedeutung zu.

sollte sich der Therapeut weitere Beispiele schildern lassen. Besteht der Verdacht auf das Vorliegen einer schweren posttraumatischen Belastungsstörung, so sollte dies in der weiteren Anamnesegestaltung entsprechend berücksichtigt werden (siehe Tabelle 6).

Wie bereits erwähnt, steht die Traumaanamnese anfangs in einem Spannungsfeld. Einerseits ist es in Hinblick auf die Behandlungsplanung günstig, in der Anamnese möglichst frühzeitig explizit nach belastenden Ereignissen wie Trennungen, Todesfällen, Vernachlässigung, körperlicher und sexueller Gewalt zu fragen, andererseits ist für solch eine Konfrontation mit belastendem Material eine ausreichende Stabilität des Patienten sowie ein ausreichendes Vertrauen des Patienten gegenüber dem Therapeuten notwendig. Vertrauen und Stabilität sind zwei ganz zentrale Eigenschaften einer guten Patient-Therapeut-Beziehung, die sich jedoch häufig erst im Verlauf der Therapie entwickeln. Gerade Patienten mit chronischen Schmerzen, die oftmals eine lange Leidensgeschichte mit sich »herumtragen« – geprägt durch frustrierende Therapieversuche, unerwünschte Medikamentennebenwirkungen bis hin zu missglückten Operationen –, tun sich mitunter schwer damit, sich bereits im Rahmen des Erstkontakts auf solche sehr privaten, unter Umständen auch schambesetzen Themen einzulassen. Dies trifft besonders auf frühkindliche Gewalt und Missbrauchserfahrungen zu. Diesbezüglich ist daher zu Beginn eine zurückhaltende und behutsame Anamneseführung angemessen. Eingangs lässt sich etwa sagen: *»Hier gilt wie auch sonst im Leben: Man muss nicht alles beantworten, was man gefragt wird!«* Und es hat sich bewährt, zunächst sehr allgemeine Fragen zu stellen: *»Würden Sie sagen, dass Ihre Kindheit/Jugend belastend war?«* Im Falle eines *»Ja«* kann sich der Therapeut weiter danach erkundigen, ob er noch mehr fragen darf. Wird dies bejaht, so kann man weiter explorieren: *»Gab es Gewalt, gab es sexuelle Gewalt, gab es Vernachlässigung? – Sie brauchen mir keine Details zu erzählen, wenn Sie dies nicht möchten, jedoch können Sie mir alles erzählen, was Sie möchten!«* Oftmals lassen sich traumatische Ereignisse bereits sehr gut durch einige wenige gezielte Fragen eingrenzen, ohne dass explizit auf spezifische Inhalte des Erlebten eingegangen werden muss: *»Handelte es sich bei dem Erlebten um physische, sexuelle oder emotionale Gewalt? Stammte der Täter aus dem engeren familiären Umfeld, aus dem Bekanntenkreis oder handelte es sich um eine fremde Person? Handelte es sich um ein einmaliges Ereignis oder um ein wiederholtes Geschehen? Falls ja, über welchen Zeitraum hat dies stattgefunden?«*

Es gibt auch Patienten, die dringend über ihre traumatischen Erfahrungen sprechen möchten. Reddemann (2012a) weist darauf hin, dass sich grob zwei ungleiche Patientengruppen unterscheiden lassen: einerseits solche Patienten, die noch nie über ihre traumatischen Erlebnisse gesprochen haben und die sich wünschen, dass endlich jemand da ist, der zuzuhören bereit und dazu in der Lage ist. Diese Menschen fühlen sich in der Regel sehr erleichtert, wenn sich endlich jemand ihrer Geschichte annimmt. Auf der anderen Seite stehen solche Patienten, die ihre Geschichten schon sehr häufig erzählt haben. Das Erzählen hat hier einen eher zwanghaften Charakter und führt bei den Betroffenen zu keiner wesentlichen Erleichterung. Während es bei Ersteren therapeutisch wichtig und sinnvoll ist, ihnen zuzuhören und Anteil zu nehmen, kann es bei der letzteren Gruppe notwendig sein, sie im Sinne einer entsprechenden »Selbstfürsorge« zu begrenzen. Allerdings kann es auch bei denen, die »sofort alles« erzählen, mitunter hilfreich sein, darauf einzugehen und Maßstäbe für den berichteten Schrecken einzuführen: *»Ich bin noch bei dem, was Sie* *soeben sagten. Das hat doch eine ziemliche Wucht, und ich brauche eine Weile, um mir klarzumachen, was Ihnen da widerfahren ist.«*

Im Bereich der Traumatherapie hat sich in diesem Zusammenhang eine unterstützende und parteiische Haltung des Therapeuten als wirksam erwiesen. Der Begriff »parteiisch« soll in diesem Zusammenhang eine therapeutische Haltung zum Ausdruck bringen, bei der der Therapeut eine unterstützende Position auf der Seite des Opfers einnimmt. Es bedeutet, dass der Therapeut sich aktiv auf die Seite des Opfers stellt und ihm Unterstützung, Mitgefühl und Verständnis entgegenbringt. Im Gegensatz dazu drückt der Begriff »Abstinenz« eine Haltung aus, bei der der Therapeut seine eigenen Bedürfnisse aus der therapeutischen Beziehung heraushält. Dies bedeutet, dass der Therapeut keine persönlichen Bedürfnisse hat, die vom Patienten erfüllt werden sollen, wie z. B. der Wunsch, vom Patienten als Retter anerkannt zu werden (Schubbe 2016). Es wird betont, dass eine zu neutrale Position des Therapeuten die Gefahr einer möglichen Retraumatisierung für traumatisierte Patienten erhöhen kann. Aus diesem Grund wird bei traumatisierten Patienten eine engagierte, moralische Position von Seiten des Therapeuten empfohlen. Der Therapeut ergreift aktiv Partei für das Opfer und unterstützt es in seinem Heilungsprozess, um eine sichere und vertrauensvolle therapeutische Beziehung zu schaffen (Seidler 2013).

Darüber hinaus kann es, wie gesagt, vorkommen, dass Patienten mit chronischen Schmerzen aus Angst (oder aufgrund ihrer Erfahrung), von Ärzten und Therapeuten vorschnell »psychopathologisiert« zu werden, gelernt haben, psychosoziale Belastungsfaktoren nur sehr zurückhaltend zu thematisieren. Vor dem Hintergrund dieses Spannungsfeldes kann es manchmal auch hilfreich sein, diese Problematik mit dem Patienten direkt anzusprechen und entsprechend einzubetten in edukative Therapieelemente über die pathophysiologischen Zusammenhänge von Trauma und Schmerz (siehe auch entsprechendes Edukationsmaterial, S. 304 ff.). Inzwischen hat man das frühere Konzept, dass man ohne die genauen Kenntnisse der Tatsachen traumatische Situationen nicht angemessen bewältigen könne, zugunsten einer deutlich gelasseneren Haltung aufgegeben. Auf die Praxis bezogen bedeutet dies, dass man als Therapeut nicht mehr unter allen Umständen »alles« über die traumatischen Erlebnisse erfahren muss. Dies gilt insbesondere dann, wenn der Patient diese Erlebnisse nicht thematisieren möchte (oder kann!).

Ergänzend können im Rahmen der Traumaanamnese auch standardisierte Traumafragebögen eingesetzt werden, um das Vorliegen möglicher Traumafolgesymptome wie Hyperarousal, Flashbacks, Dissoziationen oder Vermeidungsverhalten besser abschätzen zu können. So empfinden es manche Patienten als hilfreich, wenn man mit ihnen per Fragebogen ihre Kindheitstraumata eruiert, für andere wiederum sind solche Fragebögen zusätzlich belastend und irritierend. Es liegen eine Reihe von Fragebögen zu Symptomen und traumaassoziierten Kognitionen vor, die in der Regel von den Autoren kostenfrei und unkompliziert bezogen werden können (für einen verständlichen Überblick sei auf die Übersichtsarbeit von Freyberger und Stieglitz 2017 verwiesen).

Unserer Erfahrung nach haben sich die folgenden (Selbsterhebungs-)Instrumente für das diagnostische Vorgehen in der psychotherapeutischen Praxis als sinnvolle Ergänzung erwiesen (vgl. auch Tabelle 7, S. 124 f.):

- Screeninginstrument: PTSS-10 (oder PDS).
- Spezifische Diagnostik:
  - posttraumatische Belastungsstörung: PDS,
  - Dissoziation: FDS-20,
  - Frühkindliche Missbrauchserfahrungen: CTQ,
  - Verlaufskontrolle und Therapieevaluation: IES-R oder PDS.

Wir möchten betonen, dass solche Fragebögen als Screeninginstrument wertvolle Hinweise auf Vorliegen und Ausprägung einer posttraumatischen Belastungsstörung geben können, zudem können sie den klinischen Eindruck ergänzen und untermauern. Sie eignen sich jedoch nicht für die alleinige Diagnosestellung! Die Problematik der fragebogenbasierten Diagnosestellung wird in Fachkreisen immer wieder kontrovers diskutiert (siehe dazu Seidler 2013). Doch unabhängig von der diagnostischen Wertigkeit fragebogenbasierter Instrumente sollten Fragebögen immer nur dann zum Einsatz kommen, wenn für den Patienten auch die Möglichkeit einer entsprechenden Nachbesprechung besteht.

Um die aktuelle Stabilität des Patienten valide einschätzen zu können, sollte sich der Therapeut über die spezifischen Aspekte der Schmerz- und Traumaanamnese hinaus einen knappen Überblick über die Gesamtsituation des Patienten verschaffen. Dies beinhaltet insbesondere die heutige Lebenssituation des Patienten (Familien-, Wohn- und Arbeitssituation, gesundheitlicher Status, laufende Gerichtsverfahren, Rechts- und Aufenthaltssituation bei Flüchtlingen) sowie auch aktuell wirksame Belastungsfaktoren, welche die Sicherheit des Patienten weiterhin gefährden könnten (aktuelle Täterkontakte, gewaltgeprägte Beziehungen). Es wurde bereits erwähnt, dass ein fortbestehender Kontakt zum Täter in der Regel eine Kontraindikation für die Anwendung von EMDR in der Therapie darstellt. Daher erfordert der therapeutische Fokus in diesem Fall normalerweise andere Schwerpunkte oder zumindest spezielle Anforderungen bei der Therapieplanung.

Tab. 7: Standardisierte Traumafragebögen

Ausgewählte diagnostische Instrumente	
VES	Die deutsche Version des *Victimization Experience Schedule* (VES) ist ein halbstrukturiertes Interview, mit dem die Viktimisierungserfahrungen einer Person im Laufe ihres Lebens erfasst werden können. Der VES deckt ein breites Spektrum möglicher Viktimisierungserfahrungen ab, die in sieben Kategorien unterteilt sind, und zwar »Mobbing«, »häusliche psychische Misshandlung«, »elterliche Vernachlässigung«, »häusliche körperliche Misshandlung«, »schwere Bedrohung/Angriff«, »sexueller Missbrauch« und »wahrgenommene Diskriminierung«. Für jede Viktimisierungserfahrung erfasst der VES systematisch die Ereignisdimension (Anzahl der Ereignisse, das Alter zur Zeit des Auftretens, die Häufigkeit und die Dauer jeder spezifischen Erfahrung), die Erlebnisdimension (subjektive Level der Belastung sowohl zum Zeitpunkt des Ereignisses als auch zum aktuellen Zeitpunkt) sowie die Kontextdimension (d. h. die soziale Reaktion auf jede Viktimisierungserfahrung durch das Umfeld). Dieses umfassende Instrument bietet einen strukturierten Ansatz zur Bewertung von Viktimisierungserfahrungen und ermöglicht ein detailliertes Verständnis ihrer Auswirkungen, ihres Kontextes und ihrer verschiedenen Dimensionen (Drusko et al. 2024). Durchführungsdauer ca. 25–40 Minuten.
PDS	Die deutsche Version der *Posttraumatic Diagnostic Scale* (PDS-D) spezifiziert traumatische Erfahrungen, posttraumatische Symptome mit deren Ausprägungsgrad sowie die resultierende Beeinträchtigung in verschiedenen Lebensbereichen. Sie gestattet ein strukturiertes Screening hinsichtlich einer PTBS-Diagnose nach DSM-IV. Darüber hinaus enthält sie eine Liste potentiell traumatischer Ereignisse (Griesel et al. 2006). Durchführungsdauer ca. 10–15 Minuten.
IES	Die revidierte deutsche Version der *Impact of Event Scale* (IES-R) ist ein Selbstbeurteilungsverfahren mit insgesamt 22 Fragen zu Erinnerungen an ein traumatisches Ereignis und den damit zusammenhängenden Gefühlen. Sie erfasst die Häufigkeit posttraumatischer Symptome unabhängig von den spezifischen traumatischen Erfahrungen. Mit den Subskalen »Vermeidung«, »Intrusion« und »Hyperarousal« eignet sich die IES-R vor allem zur Erfassung von traumatischen Erlebnissen, die relativ gut zuzuordnen sind (Maercker & Schützwohl 1998). Durchführungsdauer weniger als 5 Minuten.
PTSS-10	*Die Posttraumatische Stressskala 10* (PTSS-10) ist ein kurzes Screeninginstrument zur Erfassung von PTBS-Symptomen unabhängig von den zugrunde liegenden traumatischen Erfahrungen. Eine Validierungsstudie zeigte angesichts der nur zehn Fragen recht gute Ergebnisse (Maercker 1998). Durchführungsdauer ca. 3 Minuten.
TAQ	Die deutsche Übersetzung des *Traumatic Antecedents Questionnaire* (TAQ) ist ein Selbstbeurteilungsinstrument, das gezielt die ganze Bandbreite möglicher lebensgeschichtlicher Traumatisierungen in Abhängigkeit vom Lebensalter erfragt (Hofmann et al. 1999). Durchführungsdauer ca. 5–10 Minuten.
CTQ	Die deutsche Version des *Childhood Trauma Questionnaire* (CTQ) ist ein 31 Fragen umfassendes Selbstbeurteilungsinstrument, das verschiedene mögliche lebensgeschichtliche Traumatisierungen erfragt. Die Fragen sind globaler gehalten als beim TAQ und ermöglichen eine spezifische Auswertung hinsichtlich der fünf Subskalen

Ausgewählte diagnostische Instrumente	
	körperlichen, sexuellen und emotionalen Missbrauchs sowie körperlicher und emotionaler Vernachlässigung (Gast et al. 2001). Durchführungsdauer ca. 5–10 Minuten.
TSC-40	Die deutsche Bearbeitung der *Trauma Symptom Checklist 40* (TSC-40) ist ein Fragebogen mit insgesamt 40 Fragen zur Einschätzung der PTBS-Symptomatik (Dissoziation, Angst, Depression, sexueller Missbrauch, Schlafstörungen, sexuelle Probleme). Die TSC-40 zeichnet sich durch eine gute prädiktive Validität hinsichtlich sexuellen Missbrauchs aus und erlaubt eine Aussage zur Schwere von dessen Folgen (Kunzke 2003). Durchführungsdauer ca. 5 Minuten.
DES/ FDS	Die *Dissociative Experiences Scale* (DES) und deren deutsche Bearbeitung (Fragebogen Dissoziative Symptome, FDS) sind die international am häufigsten eingesetzten und am besten validierten Screeninginstrumente für dissoziative Symptome. Erfasst werden die Symptombereiche Amnesie, Depersonalisation/Derealisation und Konversion (nur FDS). Neben den genannten Formen pathologischer Dissoziation umfasst der DES/FDS auch eine Subskala mit dissoziativen Alltagserfahrungen. Die DES besteht aus insgesamt 28 Fragen, die typische Beispiele dissoziativer Symptome vorgeben. Der FDS als deutsche Bearbeitung der DES umfasst eine zusätzliche Subskala mit 16 Fragen, die somatoforme dissoziative Erfahrungen und Konversionssymptome erfassen (Freyberger et al. 1999). Anfang der 2000er Jahre wurde von den Autoren des FDS zusätzlich eine 20 Fragen umfassende Kurzversion des Fragebogens veröffentlicht (s. u.). Durchführungsdauer ca. 5–15 Minuten.
FDS-20	Die 20 Fragen umfassende Kurzversion des *Fragebogen Dissoziative Symptome* (FDS-20) ermöglicht ein sicheres Screening auf dissoziative Störungen (Spitzer et al. 2004). Durchführungsdauer ca. 5 Minuten.
Diese Fragebögen sowie die zugehörigen Auswertungsanleitungen können von den jeweiligen Autoren für den persönlichen Gebrauch meist kostenlos und ohne größere Umstände bezogen werden.	

Darüber hinaus existieren noch weitere, traumaspezifische Aspekte, die die Anamnese und insbesondere das Erkennen posttraumatischer Symptome und Störungsbilder bei psychisch traumatisierten Patienten erschweren können. Im Rahmen der aktuellen Leitlinien werden insbesondere die folgenden hervorgehoben (siehe S3-Leitlinie PTBS; Schäfer et al. 2019):

- Patienten schildern verschiedene (nicht ausschließlich traumaassoziierte) Symptome (z.B. Depressionen, Angst, Nervosität), bringen diese jedoch – etwa aus Scham oder (unbewusster) Vermeidung – mit zurückliegenden Traumatisierungen nicht in Zusammenhang.
- Patienten können Schwierigkeiten haben, sich als hilfsbedürftig zu definieren, und haben den Anspruch, aus eigener Kraft das Trauma zu bewältigen.

- Patienten mit personalen Traumatisierungen leiden häufig unter einem erschütterten Vertrauen und können daher im Erstkontakt erhebliche Schwierigkeiten haben, sich mit ihren Problemen mitzuteilen. Viele Symptome werden erst mitgeteilt, wenn sich im Laufe einer Therapie ein Vertrauensverhältnis entwickelt hat.
- Patienten schildern nur einen Teil der Beschwerden, weil ihnen die Symptomatik als solche gar nicht bewusst ist (z. B. bei dissoziativen Symptomen).

Nach einer psychischen Traumatisierung besteht bei Patienten zudem ein erhöhtes Risiko für einen Medikamentenübergebrauch. Im Rahmen von epidemiologischen Untersuchungen bei Schmerzpatienten hat man festgestellt, dass insbesondere solche Schmerzpatienten im Hinblick auf einen Opiatübergebrauch gefährdet waren, welche auf eine psychische Traumatisierung mit einem verstärkten Vermeidungsverhalten reagiert hatten (Phifer et al. 2011). Interessanterweise konnte in diesen Studien keine Assoziation zu den Symptomclustern von Hyperarousal oder Wiedererleben gefunden werden. Der Therapeut sollte sich dieser Problematiken bewusst sein und sie in der Anamneseführung entsprechend berücksichtigen.

Zusammenfassend lässt sich festhalten, dass die traumaspezifische Anamnese möglichst strukturiert, zügig und sachbezogen (»beherzt«) durchgeführt werden sollte. Der Therapeut sollte sich in diesem Rahmen einen ersten Überblick über das Vorliegen traumatischer Lebensereignisse und von Traumafolgesymptomen verschaffen können und gemeinsam mit dem Patienten eine individuelle Trauma-Liste erstellen.

Ressourcenanamnese

Die Ressourcenanamnese ist ein zentrales Element in einer patientenzentrierten Psychotherapie. Insbesondere die Schmerztherapie profitiert ganz wesentlich davon, wenn sie sich auf das stützt, was der Patient an positiven Kompetenzen bereits mitbringt. Dieses von Peter Fürstenau (2002) sehr treffend bezeichnete Prinzip des »beidäugigen Sehens« hebt ausdrücklich hervor, dass auch im Rahmen einer auf Krankheit ausgerichteten Therapie »der ganze Mensch gesehen werden muss – und zwar mit seinen gesunden Seiten zuerst« (Reddemann 2012a, S. 29). So sollte mit »beidäugigem« Blick nicht nur auf Krankheit und Probleme, sondern auch auf Gesundheit, Gesundheitsförderung und individuelle Stärken des Patienten geschaut werden. Vor diesem Hintergrund sollte der individuellen Kompetenz des Patienten, mit der er seinen Schmerz sowie zurückliegende belastende Situationen bisher bewältigt hat, eine ausreichende Bedeutung im therapeutischen Prozess beigemessen werden.

Die Erfahrungen haben gezeigt, dass es sinnvoll sein kann, bereits direkt im Anschluss an die Traumaanamnese eine Ressourcenanamnese folgen zu lassen.[23] Primäres Anliegen ist es hierbei nicht nur, Informationen über die beim Patienten vorhandenen Ressourcen und Copingfähigkeiten zu erhalten, vielmehr soll solch ein Vorgehen den Patienten wirksam dabei unterstützen, nach der Traumaanamnese die Aufmerksamkeit wieder auf positive Inhalte zu lenken.

Als »Ressourcen« bezeichnet man in diesem Zusammenhang alle positiven Elemente, die den Patienten bewusst oder unbewusst stabilisieren können. In diesem Sinne können für den Patienten sowohl intrinsische Eigenschaften (gutes und schnelles Einschlafen), äußere Faktoren (eine gute Freundin, Haustier) als auch Aktivitäten (Sport machen, sich ausruhen) oder bestimmte Entspannungstechniken (Imaginationstechniken, Muskelentspannungstechniken, Meditationsübungen etc.) mögliche Ressourcen darstellen. Der Therapeut sollte sich zu Beginn ein Bild davon machen, zu welchen Ressourcen der Patient heute Zugang hat, welche Ressourcen bisher besonders hilfreich für ihn waren und wie effektiv diese bisher eingesetzt werden konnten.

Zusätzlich zu diesem klassischen Ressourcenrepertoire ist bei Schmerzpatienten die Einführung einer spezifischen Körperressource sinnvoll. So empfiehlt Mark Grant (2009), die Stelle im Körper zu erfragen, die sich am sichersten und wohligsten anfühlt, was er als die »individuelle Körperressource« bezeichnet; auf diese kann dann im weiteren Therapieverlauf bei Bedarf zurückgegriffen werden. Das Hervorholen solcher individuellen Körperressourcen kann sich unserer Erfahrung nach besonders beim Auftreten von Kreiseln[24] während des Prozessierens, Schmerzexazerbation oder allzu ausgeprägtem Intellektualisieren als sehr hilfreich erweisen. Nach ausreichender Mobilisierung dieser positiven Körperressource kann man sich erneut der unangenehmen Körperempfindung zuwenden. Denn gerade durch solch einen Wechsel zwischen dem Schmerz und der positiven Körperempfindung können Schmerzpatienten unmittelbar erfahren, wie ihr Körper auch eine Quelle des Wohlbefindens sein kann, selbst wenn parallel Schmerzen bestehen (zur Thematik

23 Theoretisch ist es natürlich auch denkbar, erst die Ressourcen aufzurufen und sich dann bei entsprechend aktivierten Netzwerken vor diesem Hintergrund mit den Traumata und Schmerzen zu befassen. Solch ein Vorgehen lässt sich im therapeutischen Kontakt jedoch häufig nicht adäquat umsetzen.

24 Als »Kreiseln« bezeichnet man im Rahmen der EMDR-Arbeit die Situation, wenn bei Patienten beim Prozessieren immer wieder die gleichen Themen auftauchen, ohne dass eine echte Veränderung in Gang kommt bzw. der Belastungsgrad relevant abnimmt.

»Wohlbefinden« vs. »Sicherheit« siehe den Abschnitt »Entwicklung eines Behandlungsplans«, S. 129 ff.).

Ziel der Ressourcenanamnese ist es allerdings, positive Ressourcen nicht nur zu *identifizieren*, sondern sie auch effektiv zu *mobilisieren*. Dementsprechend sollte in den weiteren Therapiesitzungen gemeinsam mit dem Patienten ein möglichst individuell abgestimmter Satz an Ressourcen erarbeitet werden, welche der Patient in Belastungssituationen selbständig und unabhängig anwenden kann (Handwerkskoffer, siehe auch Tabelle 9, S. 159).

In der Therapie chronischer Schmerzsyndrome haben sich insbesondere die folgenden ressourcenorientierten Elemente als therapeutisch wertvoll erwiesen (modifiziert nach S3-Leitlinie »Umgang mit Patienten mit *nicht-spezifischen, funktionellen und somatoformen Körperbeschwerden (NFS)«*, Schaefert et al. 2012):

- Förderung der *Selbstakzeptanz* einschließlich der *Akzeptanz* mancher Schwierigkeiten und Schwächen, ggf. Umdeutung als Lösungs- oder Überlebensstrategien;
- Anerkennung von *Lebensleistungen* und Lenkung der Aufmerksamkeit auf *gelungene* Situationen, Begegnungen etc.;
- Erweiterung von *Copingstrategien* und individuellen *Bewältigungsmöglichkeiten;*
- Förderung der *Selbstregulation:*
- Förderung von *Kreativität* und *Veränderungsbereitschaft;*
- Ermutigung zu einer *gesunden* und *ausgeglichenen* (d. h. die eigene körperliche und psychische Gesundheit wertschätzenden) *Lebensführung* (z. B. ausreichend Schlaf und Bewegung, Wechsel von Phasen der Aktivität und der Erholung, ausgewogene Ernährung);
- *Förderung von Aktivitäten, die Resilienz*[25] fördern:
  - Aktivitäten, die gut mit Freunden ausgeführt werden können,
  - Aktivitäten, für deren Ausführung man positive Rückmeldung bekommt,
  - Aktivitäten, bei denen keine Furcht vor Fehlern besteht.

Konkret können hierfür das Einüben von individuellen Selbsthilfestrategien sowie *Übungen zur Achtsamkeit* bzw. zum individuellen Umgang mit negativen Emotionen eingesetzt werden (Reddemann 2012a).

---

25 »Resilienz« (von lat. *resilire* = »abprallen«, dt. etwa Widerstandsfähigkeit) beschreibt die Fähigkeit von Lebewesen, sich gegen Druck von außen selbst zu behaupten.

Herr R.: Ressourcenanamnese

Um Herrn R. in einem positiv konnotierten Zustand aus dem Gespräch entlassen zu können, erkundigte sich der Therapeut gegen Gesprächsende gezielt nach den Hobbys und individuellen Stärken des Patienten. In der sich daraus entwickelnden Ressourcenanamnese wurde schnell deutlich, dass Herr R. durch seinen Sport bereits Erfahrungen mit spezifischen Entspannungstechniken (insbesondere mit autogenem Training) gemacht hatte und für sich selbst durch körperliche Aktivität und Musikhören wirksame Stabilisierungsstrategien gegen emotionale Spannungszustände entwickelt hatte.

Wirksame Maßnahmen zur eigenständigen Schmerzreduktion konnte Herr R. zum damaligen Zeitpunkt noch nicht explizit für sich benennen. Herr R. kannte sich durch seine Karriere als Handballer bereits intensiv mit Schmerzmitteln aus, doch hatten diese bisher – anders als bei den sportbedingten Schmerzen wie z. B. Prellungen oder Verletzungen – auf seinen Kopfschmerz nur unwesentlich Einfluss gehabt. Als primäre Schmerzcopingstrategie wurde ein Rückzugsverhalten deutlich *(»sich ins Bett legen und abwarten«)*. In Hinblick auf seine Stärken nannte Herr R. primär ein gutes Körpergefühl sowie eine hohe Leidensfähigkeit. Mit Bezug auf seine Biographie als Leistungssportler spiegelte der Therapeut Herrn R. darüber hinaus seine besonderen Fähigkeiten in Hinblick auf Ausdauer und Beharrlichkeit wider; Fähigkeiten, über welche Herr R. sich bisher zwar noch keine ausdrücklichen Gedanken gemacht hatte, die er jedoch gerne für sich annahm.

Hinweise für mögliche Kontraindikationen, die gegen die Anwendung von EMDR gesprochen hätten (wie z. B. eine dissoziative Störung, Substanzabusus oder selbstschädigendes Verhalten), gab es nicht.

Entwicklung eines Behandlungsplans

Von Roger Solomon (1999) stammt der Satz: *»EMDR is not a ›stand alone‹ method!«* Er hebt mit dieser Aussage die Notwendigkeit hervor, EMDR stets in ein umfassendes Therapiekonzept einzubinden (Schubbe 2016). Und dieses Prinzip gilt besonders auch für den Einsatz von EMDR in der Schmerztherapie. In Bezug auf die Behandlungsplanung bedeutet dies, dass eine EMDR-zentrierte Schmerzbehandlung immer in ein individuell auf den Patienten abgestimmtes, umfassendes (»multimodales«) Therapiekonzept eingebunden sein sollte.

EMDR ist in der Struktur klar gegliedert und folgt dem von F. Shapiro entworfenen Konzept der acht Therapiephasen. Doch auch wenn sich die genaue Struktur der EMDR-Behandlung stets an den acht bereits genannten Phasen orientiert, so hat sich für die Entwicklung eines Behandlungsplans die grobe Unterscheidung in (I) eine Anfangsphase, (II) eine Phase der eigentlichen Reprozessierung und (III) eine Abschlussphase als hilfreich erwiesen.

In der Anfangsphase stehen neben dem Einholen von Informationen und dem Ausschließen möglicher EMDR-Kontraindikationen insbesondere die Herstellung einer tragfähigen therapeutischen Beziehung und die Planung konkreter Maßnahmen für die Stabilisierung des Patienten im Vordergrund. Darüber hinaus hat sich bewährt, zu Beginn der Behandlung die Diagnose und subjektive Krankheitstheorie des Patienten noch einmal kritisch zu prüfen. Unsere Erfahrung hat gezeigt, dass es sowohl für den Therapeuten als auch für den Patienten schwierig ist, sich vollständig auf EMDR einzulassen, wenn auf einer der beiden Seiten noch Unsicherheiten bezüglich der Schmerzdiagnose besteht. Der Patient wird Schwierigkeiten haben, sich auf das neurophysiologisch-psychotraumatologische Konzept von EMDR einzulassen, wenn er sich noch auf der Suche nach organischen Schmerztriggern befindet. Und auch von Seiten des Therapeuten ist die sichere Einschätzung der Diagnose eine Voraussetzung dafür, mögliche Schmerzexazerbationen im Rahmen der Prozessierung richtig einschätzen zu können.

EMDR kann zur Ressourcenaktivierung genutzt werden, ist aber hauptsächlich ein exponierendes, d.h. »aussetzendes« Verfahren. Deshalb wird in der Anfangsphase der Therapie – ähnlich dem Vorgehen in der klassischen Traumatherapie – ein besonderes Augenmerk auf die Herstellung einer ausreichenden körperlichen und seelischen Stabilität des Patienten gelegt. In Hinblick auf Schmerzpatienten bedeutet dies insbesondere: Besteht eine hinreichende Stabilität in Bezug auf die zugrunde liegende Schmerzsymptomatik? So sollte sich das aktuelle Schmerzniveau auf einem tolerablen Level und unter ausreichender Kontrolle befinden, bevor mit der eigentlichen Prozessierung begonnen werden kann. Denn ein tolerables Schmerzniveau ist eine Grundvoraussetzung dafür, dass sich der Patient überhaupt auf einen Prozessierungsfokus einlassen kann, ohne ständig durch den Schmerz abgelenkt zu werden. Wenn die aktuelle Schmerzsituation durch ergänzende schmerzlindernde Therapiemaßnahmen nicht ausreichend »stabilisiert« ist, sollte von einer EMDR-Intervention vorerst Abstand genommen werden.

Mark Grant weist darauf hin, dass bei Schmerzpatienten im Unterschied zur klassischen Traumatherapie – bei welcher in der Anfangsphase der Fokus auf dem Aufbau einer ausreichenden Sicherheit des Patienten liegt – zusätzlich zum Aspekt der Sicherheit der Aspekt der Fähigkeit zu Distanzierung vom Schmerz *(detachment)* und die Entwicklung von Perspektiven *(sow seeds of hope)* eine wichtige Rolle spielen (Grant 2009).

Um diesen spezifischen Anforderungen besser gerecht werden zu können, lassen sich in der EMDR-Therapie bei Schmerzpatienten vier zentrale Behandlungselemente herausarbeiten, welche wir kurz unter dem Akronym DISH[26] zusammenfassen und auf welche wir in den folgenden Abschnitten (siehe auch Tabelle 8, S. 142) noch weiter eingehen werden.

1. Erzeugen von *Distanz*: Verbesserung der Fähigkeit zur Distanzierung vom Schmerz;
2. Vermitteln von *Informationen*: Patientenedukation zu EMDR und Schmerz;
3. Erzeugen von *Sicherheit*: Stärkung der inneren Sicherheit und Stabilität sowie Aufbau positiver Körperressourcen;
4. Vermitteln von *Hoffnung*: Aufbau von Hoffnung und (Behandlungs-)Motivation.

Sicherlich ist der Aspekt der Sicherheit bei einigen Schmerzpatienten nicht unwesentlich, insbesondere dann, wenn es sich um Patienten mit traumatischen Erlebnissen handelt. Unsere Erfahrungen haben jedoch gezeigt, dass Schmerzpatienten von Ressourcen der »Entspannung«, des »körperlichen Wohlbefindens« sowie spezifisch körperorientierten Zusatzelementen deutlich mehr profitieren können als von Ressourcen der Sicherheit. Im Gegensatz zu einem traumatisierten Patienten erfährt ein Patient mit Schmerzen Sicherheit meist nicht durch Schutz vor der Bedrohung durch »äußerliche Gewalt«. Ein Schmerzpatient erlebt seine subjektive Bedrohung vielmehr durch seinen Körper selbst: durch körperliche Missempfindungen, durch den Verlust der körperlichen Integrität und Funktion sowie durch eine inadäquate Schmerzkontrolle. Deshalb sollte in der Anfangsphase und initialen Ressourcenarbeit ein besonderer Schwerpunkt auf körperorientierten Ressourcen sowie insbesondere Ressourcen des »körperlichen Wohlbefindens« und der »körperlichen Entspannung« gelegt werden.

Eine allgemeine Liste relevanter körperorientierter Zusatzelemente, die für eine erfolgreiche psychotherapeutische Behandlung von chronischen Schmerzen wichtig sind, ist im Rahmen der Leitlinie zur Behandlung funktioneller Störungsbilder zusammengestellt worden, die wir hier leicht modifiziert wiedergeben wollen (S3-Leitlinie »Umgang mit Patienten mit *nicht-spezifischen, funktionellen und somatoformen Körperbeschwerden*«, Schaefert et al. 2012):

26 Das Akronym DISH (Distanz, Informationen, Sicherheit, Hoffnung) steht für den englischen Begriff *dish* = »Speise«, im Sinne einer dem eigentlichen EMDR-Prozess vorangehenden »Vorspeise«.

- Motivation zu *gestufter Aktivitätssteigerung* anstatt zu Schonung (bei feststellbarer Überaktivität mit dem Risiko einer Beschwerdezunahme sollte auf eine angemessene, dosierte Aktivierung geachtet werden);
- Verbesserung von *Regulationsfähigkeit* und *Selbstwirksamkeit* durch bewusstes Umschalten zwischen Belastung/Anspannung und Erholung/Entspannung;
- Übungen zur Verbesserung der *Körperwahrnehmung*:
  zur besseren Unterscheidung körperlicher Missempfindungen von Krankheitszeichen,
  - zur Reduktion einer gesteigerten, ängstlichen Aufmerksamkeit für Körpervorgänge durch mehr Vertrautheit mit physiologischen Prozessen (z. B. mit autonomen Regulationsprozessen wie Herzschlag oder Atmung),
  - zur (Wieder-)Herstellung eines positiven Körpergefühls durch die Erfahrung von positiven Körperempfindungen, Funktion und Belastbarkeit, nicht nur von Missempfindungen und Dysfunktion des eigenen Körpers,
  - zur Wahrnehmung körperlicher und psychischer (Belastungs-) Grenzen und zwecks eines verantwortlichen Umgangs mit ihnen;
  - Einüben von *Entspannungstechniken*, die später selbständig durchgeführt werden können.

Von Beginn an sollte darauf geachtet werden, dass die individuellen Strategien des Patienten im Umgang mit dem Schmerz bewusst verbalisiert und positive Aspekte gezielt herausgearbeitet werden. Die Schmerztherapieforschung der letzten Jahre hat eindrucksvoll zeigen können, von welch grundlegender Bedeutung ein aktiver Umgang mit der Schmerzsymptomatik für den Therapieeffekt ist. Das Konzept der graduierten Exposition[27] findet zunehmend Einzug in die Schmerztherapie (für eine gute und sehr praxisnahe Übersicht hierzu sei auf die Arbeit von Vlaeyen et al. 2012 verwiesen).

Vor diesem Hintergrund sollte es im Rahmen einer EMDR-zentrierten Schmerzbehandlung neben der eigentlichen EMDR-Arbeit ein weiteres Anliegen sein, dass sich

---

27 Das Prinzip der graduierten Exposition beruht auf einer stufenweisen Steigerung gewünschter Aktivitäten trotz Schmerz durch eine graduierte Konfrontation und das gezielte Einbauen von Pausen. In der Praxis funktioniert es z. B. so, dass die schmerzfreie Zeit für die gewünschte Aktivität gemessen wird. Setzt der Schmerz nach fünf Minuten ein, so darf die Aktivität zunächst nicht länger als vier Minuten ausgeübt werden. Das geht einige Zeit so, dann wird immer weiter gesteigert, um die Empfindlichkeit langsam abzubauen. Darüber hinaus werden durch eine gestufte Exposition gezielt die Angst vor einer möglichen Schmerzverstärkung und das damit einhergehende Schonverhalten herabgesetzt.

der Patient im Laufe der Therapie ein individuelles Repertoire an (aktiven) Copingtechniken aneignet, die ihn im Umgang mit den Schmerzen unterstützen.

Neben diesen vorbereitenden und begleitenden Aspekten stellt sich in der Anfangsphase die zentrale Frage, welche Ausgangsthemen (kurz auch engl. als »EMDR-Targets« bezeichnet), also welche belastenden Erinnerungen, Gedanken, Gefühle und Wahrnehmungen mittels EMDR prozessiert werden sollen und in welcher Reihenfolge dies geschehen sollte. Prinzipiell eignet sich jede Erinnerung, welche heute auf irgendeine Art und Weise noch als belastend empfunden wird. Vorbereitend für die Phase der eigentlichen Reprozessierung sollte sich der Therapeut daher zunächst eine Übersicht über alle möglichen Prozessierungstargets verschaffen und Gedanken über eine mögliche »Hierarchisierung« machen.

Wie bereits an anderer Stelle aufgeführt, wird prinzipiell zwischen traumaassoziierten Erinnerungen, schmerzassoziierten Erinnerungen und aktuellem Schmerz unterschieden. Ferner spielen bei Patienten mit chronischen Schmerzen dysfunktionale Krankheitsängste und ein fehlendes Vertrauen in den eigenen Körper eine wichtige Rolle. In vielen Fällen lassen sich bei Patienten mit Schmerzen alle diese verschiedenen Arten von »EMDR-Targets« gleichzeitig feststellen, was die Behandlungsplanung auf den ersten Blick sehr komplex erscheinen lässt.

Im klassischen Standardprotokoll wird angesichts dieser Problematik ein dreistufiger Ansatz empfohlen, der zwischen Behandlungszielen in der Vergangenheit, in der Gegenwart und solchen in der Zukunft unterscheidet (Shapiro 1998; Shapiro 2017). Dieser Ansatz beginnt die Behandlung mit der gezielten Aufarbeitung vergangener Erfahrungen, die die aktuellen Schwierigkeiten des Patienten beeinflussen. Es werden belastende Erfahrungen – sowohl mit als auch ohne direkten Zusammenhang mit der Schmerzsymptomatik – vollständig verarbeitet, um die Grundlage der Pathologie zu bewältigen (»Stufe 1«). Darüber hinaus können in der Gegenwart noch immer Auslöser aktiv sein, auch wenn die ursprünglichen Traumata scheinbar verarbeitet wurden. Diese Auslöser können durch nicht vollständig verarbeitete Informationen aus vergangenen Ereignissen gespeist werden oder auf dysfunktionalen Krankheitsängsten und Glaubenssystemen des Patienten beruhen, die Schmerzen und depressive Zustände aufrechterhalten (»Stufe 2«). Ein zentrales Ziel der Behandlung chronischer Schmerzen besteht darin, den Schmerz selbst als Target anzugehen. Schließlich hilft die Behandlung in der Zukunftssäule des EMDR-Therapieansatzes dem Patienten dabei, sich vorzustellen, wie er erfolgreich mit erwarteten zukünftigen Ereignissen umgehen kann (»Stufe 3«).

Diese Aufteilung der Behandlungsziele nach Vergangenheit, Gegenwart und Zukunft findet sich konsistent in nahezu allen EMDR-Behandlungsprotokollen, einschließlich der EMDR-Schmerzprotokolle. Es wird jedoch nicht mehr zwingend die traditionelle Reihenfolge empfohlen, in der die grundlegenden Erinnerungen zuerst behandelt werden. Aus diesem Grund wird heute statt von einem »dreistufigen« von einem »*dreigleisigen* Ansatz« gesprochen, der auf Vergangenheit, Gegenwart und Zukunft als zentrales Gebot bzw. Paradigma der EMDR-Therapie Bezug nimmt, jedoch nicht unbedingt in der Reihenfolge des Standardprotokolls angewendet werden muss.

Basierend auf den Erfahrungen der klassischen Traumatherapie wurden zudem allgemeine Grundsätze formuliert, die bei der weiteren Behandlungsplanung als Orientierungshilfe dienen können (Kitchur 2005):

- *Chronologieregel:* Diese entspricht dem oben genannten klassischen Vorgehen. Mit den frühesten Erinnerungen zu beginnen hat den Vorteil, dass sich dabei die Belastung durch spätere Ereignisse häufig reduziert, während eine solche Generalisierung umgekehrt nicht zu beobachten ist (Maercker 2013). Ein strickt chronologisches Vorgehen wird nur noch selten empfohlen.
- *Affektregel:* Die Behandlungsthemen sollten für EMDR so gewählt werden, dass sie affektiv zugänglich sind, aber die Fähigkeit zur Affektregulation nicht überfordern. Diese Regel trifft für Schmerzpatienten genauso zu, wie sie für traumatisierte Patienten gültig ist.
- *Kohärenzregel:* Vollständig vorhandene Erinnerungen sollten vor fragmentierten oder teilamnestischen Erinnerungen bearbeitet werden, um den Patienten nicht schon am Anfang mit neu ins Bewusstsein tretenden Erinnerungsfragmenten zu überraschen und zu überfordern. Unserer Erfahrung nach ist dies bei primären Schmerzpatienten jedoch eher selten ein relevantes Problem, sollte jedoch bei schwer traumatisierten Patienten sowie dem Vorliegen einer posttraumatischen Belastungsstörung beachtet werden.

Die Behandlungsthemen für die Prozessierung sollten also stets so gewählt werden, dass sie den Patienten emotional nicht überfordern (»Affektregel«). In diesem Sinne müssen gewisse Themen unter Umständen zurückgestellt werden, bis eine ausreichende Stabilität gewährleistet ist. Entscheidend sind die Meinung und das Verhalten des Patienten. Signalisiert dieser, dass ihn die Situation momentan überfordert (z.B. durch Zeigen des Stoppsignals), dann sollten erst weitere stabilisierende Maßnahmen eingeübt werden, bevor hieran weitergearbeitet werden kann. Zudem besteht bei der Bearbeitung von fragmentierten oder teilamnestischen Erinnerungen ein gewisses Risiko, dass der Patient durch neu ins Bewusstsein tretende Erinnerungsfragmente überrascht und überfordert wird (»Kohärenzregel«). Dieses Risiko besteht insbesondere zu Anfang der Therapie, wenn der Therapeut den Patienten noch nicht so gut einzuschätzen vermag. Der Affekt- und der Kohärenzregel – und selbstverständlich der momentanen Verfassung des Patienten – nachgeordnet wird aufgrund der Möglichkeit der gegenseitigen Triggerung traumatischer Erinnerungen die Chronologieregel empfohlen. Mögliche Ausgangsthemen sollten also erst nach korrespondierendem Affekt, dann nach der Kohärenz und zuletzt nach der Chronologie der Ereignisse geordnet werden – immer unter Berücksichtigung der aktuellen Verfassung und des individuellen Bedürfnisses des Patienten. Die oben genannten Überlegungen zur Bearbeitung zunächst traumaassoziierter Erinnerungen, dann der schmerzassoziierten Erinnerungen und schließlich des aktuellen Schmerzes entsprechen in mancherlei Hinsicht der klassischen Chronologieregel und stimmen auch mit den hier zugrunde liegenden theoretischen Überlegungen überein. Gleichzeitig sollte die Behandlungsplanung stets in die Gesamtsituationdes Patienten eingebettet werden. Zwei zentrale Leitfragen können hier sehr hilfreich sein:

- Was ist das Hauptproblem, weshalb der Patient Hilfe sucht?
- Warum sucht der Patient gerade jetzt Hilfe (anstatt vor einem Jahr oder erst in einem Jahr)?

In diesem Zusammenhang kann es durchaus sinnvoll sein, sich zunächst auf den Schmerz, Krankheitsängste und dysfunktionale Überzeugungen von den Ursachen für den Schmerz zu konzentrieren, bevor belastende und traumatische Ereignisse bearbeitet werden. Durch sorgfältige Überlegungen anhand dieser Leitfragen und die Berücksichtigung der individuellen Bedürfnisse und Erfordernisse des Patienten kann schließlich ein fundierter Behandlungsplan entwickelt werden.

Herr R.: Die Behandlungsplanung

Als mögliche Ausgangsthemen standen bei Herrn R. neben dem Schmerz selbst insbesondere der »Überfall« als initialer Schmerzauslöser, weitere zurückliegende Schmerzkrisen (schwerste/erste/letzte Schmerzkrise) und die damit einhergehenden Erinnerungen sowie die weiteren berichteten belastenden Lebensereignisse (Trennung der Eltern, Tod des Bruders, Sportverletzung) zur Auswahl. Im Sinne einer gemeinsamen Behandlungsplanung wurde mit dem Patienten besprochen, dass man zunächst den Überfall als erste Schmerzkrise und Schmerzauslöser in den Fokus der EMDR-Arbeit nehmen würde, dann assoziierte Erinnerungen und verbleibende Belastungsfaktoren bearbeiten wolle, um im weiteren Verlauf den Schmerz selbst in den Fokus der EMDR-Arbeit zu nehmen.

Das initial vom Patienten angegebene Behandlungsziel, er wolle *»wieder so leistungsfähig werden wie früher«* und den Schmerz *»endlich besiegen«*, konnte im weiteren Verlauf in dem Sinne umformuliert und konkretisiert werden, dass er es bereits als einen großen Behandlungserfolg für sich sehen würde, wenn er den Schmerz *»in den Griff bekommen«* könne und wenn es ihm in diesem Zusammenhang gelänge, bis Anfang nächsten Jahres wieder regelmäßig an seinem Handballtraining teilzunehmen.

Einbettung von EMDR in laufende Therapien

EMDR kann sowohl eigenständig zur Anwendung kommen als auch als ergänzende Therapietechnik in den Kontext anderer Therapien integriert werden. In der Behandlung chronischer Schmerzen ist der Einsatz von EMDR in der Regel breiter angelegt als in der klassischen Traumatherapie und in ein multimodales Behandlungskonzept eingebunden, das durch weitere schmerzpsychologische Interventionen ergänzt wird. Das Timing für den Einsatz von EMDR sollte dabei sorgfältig abgewogen werden. Es kann hilfreich sein, zuerst eine solide therapeutische Beziehung aufzubauen und Ressourcenstärkungstechniken einzusetzen, um den Patienten auf die intensivere Arbeit mit EMDR vorzubereiten. Dadurch wird sichergestellt, dass der Patient über ausreichende innere Ressourcen verfügt, um die EMDR-Verarbeitung sicher durchführen zu können. Ferner hat die Erfahrung der Autoren gezeigt, dass es nach einer EMDR-Intervention therapeutisch wertvoll ist, der Nachbearbeitung ausreichend Zeit und Raum zu geben, um die erlebten Prozesse im Rahmen einer längeren Therapie sinnvoll einzuordnen. Darüber hinaus sollte der Therapeut achtsam für die spezifische Dynamik sein, welche die Integration von EMDR in die Haupttherapie mit sich bringen kann. Findet gerade eine Psychoanalyse statt, sollte EMDR außerhalb derselben anderswo zur Anwendung kommen, da es erfahrungsgemäß Interferenzen mit der Übertragungsdynamik geben kann. Innerhalb einer Verhaltenstherapie oder einer tiefenpsychologisch orientierten Therapie (TP) können durchaus einzelne EMDR-Sitzungen stattfinden. Für die Autoren hat es sich – wenn dies abrechnungstechnisch möglich ist – bewährt, nach einer Doppelstunde EMDR in der folgenden Woche eine Einzelstunde TP durchzuführen, in der das Erlebte nochmals durchgearbeitet und in den Alltag integriert werden kann.

Zusammenfassend lässt sich festhalten, dass in der Phase der Anamnese und Behandlungsplanung die Grundlagen für den Aufbau einer tragfähigen therapeutischen Beziehung geschaffen werden. Inhaltlich geht es um die Erhebung einer spezifischen Schmerzanamnese, einer Traumaanamnese und einer Ressourcenanamnese. Hierdurch sollte sich der Therapeut ein Bild davon machen können, wie sich der Schmerz für den Patienten anfühlt, welche individuelle Bedeutung er für den Patienten hat und welche Belastungsfaktoren heute sowie biografisch bei dem Patienten vorliegen. Er sollte sich nach dem Vorliegen von weiteren Traumafolgesymptomen (Hyperarousal, Dissoziation/Vermeidung, Wiedererleben) erkundigen, nach möglichen Kontraindikationen sowie der aktuellen Stabilität des Patienten und den Ressourcen, auf welche er zurückgreifen kann. Die Entwicklung des Behandlungsplans erfolgt in Form eines individuell auf den Patienten abgestimmten umfassenden Therapiekonzepts und umfasst neben einer Anfangsphase eine Phase der eigentlichen Prozessierung und eine Abschlussphase. Die Wahl und Reihenfolge der EMDR-Targets orientiert sich primär an der individuellen Situation des Patienten. In denjenigen Fällen, in denen dieser von traumatischen Ereignissen berichtet, welche auch aktuell noch einen relevanten Belastungsfaktor darstellen, hat es sich bewährt, zunächst mit der Bearbeitung dieser Erlebnisse zu beginnen. Zentrale Therapietargets bei Schmerzpatienten sind zurückliegende Schmerzkrisen (schwerste/erste/letzte), schmerzassoziierte Erinnerungen sowie der aktuelle Schmerz. Ferner können auch mögliche bevorstehende Schmerztrigger bearbeitet werden. Ein weiteres Vorgehen kann aber auch darin bestehen, sich auf die jüngste Schmerzkrise des Patienten zu konzentrieren. Zum Beispiel könnte man fragen: »*Wann hatten Sie zuletzt besonders starke Schmerzen?*« Anschließend wendet man das Standardprotokoll auf die Situation an, in der sich der Patient während dieser Schmerzkrise befand. Während des Therapieverlaufs lässt man sich dann von den Assoziationen des Patienten leiten.

Phase 2: Stabilisierung und EMDR-Vorbereitung

Die zweite Phase (im Engl. auch als *preparation phase of EMDR* bezeichnet) hat zum Ziel, einen optimalen Rahmen für den weiteren Behandlungsprozess vorzubereiten. Da EMDR ein exponierendes Verfahren ist und die Patienten im Rahmen der EMDR-Behandlung mit belastenden Erinnerungen, Gefühlen und Körperempfindungen konfrontiert werden, ist es für den weiteren Therapieverlauf wichtig, die Patienten auf diese Belastungen ausreichend vorzubereiten. Eine nicht sorgfältig durchgeführte Vorbereitung birgt neben einem zu erwartenden Wirkverlust insbesondere ein erhöhtes Risiko, dass

1. es zu unkontrollierten Schmerzexazerbationen kommt, die den Patienten verunsichern und sein Vertrauen in die Behandlung erschüttern;
2. der Patient die Behandlung unter Umständen vorzeitig abbricht;
3. eine unkontrollierte Reaktivierung traumatischer Erinnerungen im schlimmsten Fall zu einer Retraumatisierung des Patienten führt;
4. der Patient im Verlauf der Therapie dysfunktionale Verhaltensmuster entwickelt oder vertieft.

Wie ausgedehnt und intensiv die Stabilisierungsphase ausfallen sollte, variiert von Patient zu Patient und hängt sehr von seiner individuellen Vorgeschichte und momentanen Stabilität ab. Prinzipiell gilt: Je instabiler ein Patient ist, desto intensiver sollte die Stabilisierungsphase ausgestaltet werden.

Auf einen Blick

Stabilisierung vor der Exposition
Die Frage nach der Notwendigkeit einer Stabilisierung vor der Exposition ist ein wichtiger Aspekt in der therapeutischen Behandlung, insbesondere bei der EMDR-Therapie. Es gibt verschiedene Argumente, die in Betracht gezogen werden sollten:
Ein Argument gegen eine übermäßige Stabilisierung besteht darin, dass dadurch möglicherweise der eigentliche Prozess der Therapie verzögert oder sogar vermieden wird.. Wenn ein Therapeut zu stark darauf fokussiert ist, den Patienten vor möglichen destabilisierenden Faktoren zu schützen, könnte dies dazu führen, dass die eigentliche Arbeit am Trauma nicht voranschreitet. Es besteht die Gefahr, dass der Therapeut die Vermeidungsstrategien des Patienten übernimmt und dadurch die gemeinsame Vermeidung verstärkt wird. Es ist wichtig, dass der Therapeut sensibel auf die Bedürfnisse des Patienten eingeht, aber gleichzeitig den Prozess der Traumaverarbeitung vorantreibt.
Ein weiteres Argument gegen eine zu umfangreiche Stabilisierung ist die begrenzte wissenschaftliche Evidenz für deren Effektivität und Sicherheit. Eine Vergleichsstudie zur EMDR-Behandlung (van Vliet et al. 2021) ergab, dass eine vorherige Stabilisierung im Vergleich zur direkten Prozessierung zu keinen sig-

nifikanten Unterschieden bezüglich der Behandlungsergebnisse, Behandlungsabbrüche oder Nebenwirkungen führte. Diese Ergebnisse legen nahe, dass eine vorherige Stabilisierung nicht zwingend erforderlich ist und dass die Prozessierung auch bei vorhandenen destabilisierenden Faktoren direkt beginnen kann. Es ist jedoch wichtig zu betonen, dass individuelle Faktoren und die Bedürfnisse der Patienten berücksichtigt werden sollten. Eine ausreichende psychische Stabilität ist eine grundlegende Voraussetzung für den Beginn einer EMDR-Therapie.

Merke: Eine hilfreiche Faustregel für die Beantwortung der Frage, ob eine Stabilisierung vor der Exposition notwendig ist oder nicht, bezieht sich darauf, ob eine Person in der Lage ist, spontane intrusive, depressive, dissoziative oder ängstliche Zustände zu bewältigen, und ob sie über nicht-selbstschädigende Techniken verfügt, um solche Zustände zu beenden.

Eine Person gilt als »psychisch ausreichend stabilisiert«, wenn sie in der Lage ist, die genannten Zustände mithilfe von Maßnahmen, die keine Selbstschädigung beinhalten, selbst zu beenden. Dies bedeutet, dass die Person über Bewältigungsstrategien verfügt, um sich selbst zu helfen und mit den auftretenden psychischen Belastungen umzugehen.

Derzeit lässt sich international ein klarer Trend hin zur schnellen und unmittelbaren Exposition beobachten. Die Stabilisierung hat in den letzten Jahren zunehmend an Relevanz verloren. Aktuell wird verstärkt darauf geachtet, den Einstieg in die Exposition schnell und direkt zu gestalten.

In einigen Fällen kann es sinnvoll sein, eine Stabilisierung durchzuführen, um eine sichere und effektive Therapie zu gewährleisten. Dies gilt insbesondere bei Hinweisen auf schwerwiegende psychische Komorbiditäten (z. B. eine schwere depressive Episode, akute Suizidalität, Psychosen etc.), komplexe Traumatisierungen oder selbstschädigendes Verhalten; hier sollte der Behandlungsfokus zunächst primär stabilisierenden Charakter haben. Die bisher vorhandenen Erfahrungen mit EMDR in diesen Patientengruppen sind gering. In solchen Fällen sollte die Indikation zur weiteren EMDR-Intervention daher prinzipiell eher zurückhaltend gestellt werden.

Besondere Vorsicht ist auch beim Vorliegen von schweren und komplexen Traumatisierungen in der Biographie des Patienten geboten. Selbst wenn der Schmerz beim Patienten aktuell unverkennbar im Vordergrund zu stehen scheint und die traumatischen Erlebnisse schon lange zurückliegen sollten, ist, so haben unsere

Erfahrungen gezeigt, eine »Aussparung« solcher Erlebnisse im Rahmen der EMDR-Arbeit oft schwierig (wenn auch nicht unmöglich). Vielmehr ist davon auszugehen, dass der EMDR-Prozess – entsprechend dem Konzept der Trauma-Schmerz-Netzwerke – auch bei Fokussierung auf den Schmerz mit einer sehr hohen Wahrscheinlichkeit zu den zurückliegenden traumatischen Erlebnissen führen wird, zumindest sofern eine relevante Assoziation mit den Schmerzen besteht. Gibt es daher Hinweise auf eine komplexe oder schwere Traumatisierung in der Vorgeschichte des Patienten, so sollte mit besonderer Sorgfalt auf seine intensive und ausreichende Stabilisierung geachtet werden. Die Behandlung solcher Patienten kann sich mitunter schwierig und auch deutlich langwieriger gestalten. Es gilt daher: Je komplexer die Traumatisierung, desto erfahrener sollte der Therapeut sein und desto mehr Zeit sollte für die Therapie eingeplant werden. Dies soll jedoch nicht heißen, dass man als Anfänger nicht auch traumatisierte Schmerzpatienten behandeln kann, jedoch sollte in solchen Fällen unbedingt eine ausreichende Supervision erfolgen.

Während in einer klassisch traumaorientierten »Stabilisierungsphase« der Fokus auf das Sicherheitsempfinden des Patienten und die Kontrolle von dissoziativen Symptomen gelegt wird, liegt der Schwerpunkt bei Schmerzpatienten in der Kontrolle von Schmerzkrisen, der Steuerung des körperlichen Wohlbefindens, dem Einüben von suffizienten Copingtechniken sowie Übungen zur Schmerzmodulation und zur Modifikation dysfunktionaler Verhaltensmuster. Anders als in der klassischen Traumatherapie, in welcher der Stellenwert der Stabilisierung zunehmend kritisch diskutiert wird, ist die wissenschaftliche Evidenz für die Durchführung von Schmerzkontroll- und Schmerzmanagementstrategien in der Behandlung chronischer Schmerzen jedoch exzellent. Hinsichtlich der Stabilisierungstechniken im Rahmen der klassischen Traumatherapie sei auf die hierzu ausgiebig vorhandene Literatur verwiesen (siehe etwa Reddemann 2012b). Im Folgenden soll daher der Schwerpunkt auf spezifische Aspekte in der Stabilisierung und EMDR-Vorbereitung bei Patienten mit chronischen Schmerzen gelegt werden.

Prinzipiell hat sich – wie auch in der klassischen Traumabehandlung – ein ressourcenorientierter Ansatz bewährt. Beim Patienten vorhandene Ressourcen sollten gezielt gefördert und erweitert werden. Der Zugang des Patienten zu seinen Ressourcen sollte hierbei *systematisch* und *kontinuierlich* gestärkt werden. *Systematisch* bedeutet in diesem Zusammenhang, dass der Therapeut sich gezielt darüber Gedanken macht, wo die individuellen Stärken und Schwächen des Patienten liegen, um diese sinnvoll in den Behandlungsplan zu integrieren. Während es bei einem sehr regressiven und ängstlich-vermeidenden Patienten zweckmäßig sein kann, körperliche Aktivität und die Bewältigung von Vermeidungsstrategien bei der Ressourcenarbeit in den Vordergrund zu stellen, mag es bei einem überaktiven, stetig angespannten Patienten zielführender sein, sich auf Entschleunigungs- und Entspannungsübungen zu konzentrieren.

Zusätzlich sollten neue Strategien zur Stabilisierung der Affekte und zum Aufrufen eines positiven inneren Zustandes (State) trainiert werden. Hierbei haben sich insbesondere imaginative Techniken (Sicherer Ort, Lichtstrahlübung, Tresorübung etc., siehe auch Reddemann 2012b) bewährt, es können aber auch klassische Elemente der Schmerzpsychotherapie (progressive Muskelentspannung nach Jacobsen, autogenes Training etc.) zur Anwendung kommen. Die individuelle Auswahl sollte dabei vom jeweiligen Patienten abhängig gemacht werden. Orientierend gilt: *»Was dem Patienten gut tut, ist gut!«* Wichtig für die spätere EMDR-Arbeit ist jedoch, dass es dem Patienten möglich wird, zuverlässig selbständig in einen positiven State zu gelangen. Ferner sollten diese Strategien dem Patienten als neue Ressourcen leicht zugänglich sein. In unserer Erfahrung hat es sich bewährt, in der Anfangsphase der Therapie gemeinsam mit dem Patienten zunächst verschiedene Ressourcen- und Stabilisierungstechniken auszuprobieren, bevor man sich später auf ein oder zwei Schlüsselübungen fokussiert. Selbstverständlich spielen in diesem Zusammenhang auch die individuellen Kompetenzen des Therapeuten eine Rolle. Beherrscht ein Therapeut eine Übung/Technik besonders gut, so profitiert der Patient natürlich davon.

Ressourcenübungen sollten nicht nur systematisch, sondern immer auch *kontinuierlich* über den gesamten Behandlungsverlauf durchgeführt werden. Ressourcenübungen (oder die Nachbesprechung solcher) zu Beginn und Ende der einzelnen Therapiestunden sind ein fester Bestandteil des EMDR-Protokolls. Die Kontinuität der Stabilisierungselemente ist daher neben der bilateralen Provokation ein Merkmal einer EMDR-basierten Schmerztherapie und darf in seiner Wirkung nicht unterschätzt werden. Kontinuität bedeutet in diesem Zusammenhang auch, dass die Übungen durch den Patienten regelmäßig im Alltag angewandt werden. Dabei reicht es nicht, ihm dies als Hausaufgabe mitzugeben. Die Umsetzung in den Alltag muss konkret besprochen, Probleme thematisiert und die Übungen (und der Alltag!) so lange modifiziert werden, bis eine Kontinuität gegeben ist. Häufig entsteht bei den Patienten anfangs dadurch ein Motivationsproblem, dass die einzelnen Übungen initial nur geringe und kaum spürbare Effekte hinsichtlich des Schmerzes zeigen. Nur wenige Patienten erleben zu Beginn solcher Übungen wirkliche »Aha-Effekte«. Dies bedeutet jedoch nicht, dass die Übungen wirkungslos wären. Darüber sollten die Patienten auch aufgeklärt werden. Viele der in der Schmerztherapie als wirksam nachgewiesenen Ressourcenübungen bedürfen anfangs eines intensiven und regelmäßigen Trainings, damit spürbare Effekte erreicht werden können.

Intervention: Die Bedeutung regelmäßigen Übens
»Bei diesen Übungen ist es ganz ähnlich wie beim Einüben eines Klavierstücks. Setzt man sich zum ersten Mal ans Klavier, so wird man zunächst nur schräge Töne und schiefe Klänge hervorbringen. Übt man jedoch regelmäßig, jeden Tag für ein paar Minuten, so wird sich nach einigen Wochen allmählich eine Harmonie zwischen den Tönen einstellen. Aus den schrägen Klängen wird Musik. Und obwohl man innerhalb der einzelnen Übungsstunden vielleicht keinen oder kaum einen Fortschritt wahrnehmen kann, so steht am Ende die Fähigkeit, aus wirren Klängen und schiefen Tönen Harmonie und Einklang hervorzubringen!«

Zwar obliegt es letztendlich der Verantwortung des Patienten selbst, ob er nun seine »Hausaufgaben« macht oder nicht. In der Verantwortung des Therapeuten liegt es jedoch, die Motivation des Patienten aufrechtzuerhalten. So erschöpft sich die Kompetenz des Therapeuten nicht im theoretischen Knowhow, sondern zeigt sich in seinen Fähigkeiten, den Patienten ausreichend zu motivieren, diesen vor Überforderung zu schützen sowie bei der regelmäßigen Durchführung zu unterstützen – also den »Prozess« am Laufen zu halten!

Die Gestaltung des Behandlungsrahmens hat einen ganz entscheidenden Einfluss auf den weiteren Therapieverlauf. Dies gilt ganz besonders für die Behandlung von Patienten mit chronischen Schmerzen. So müssen in der Behandlung chronischer Schmerzen häufig deutlich andere Schwerpunkte gesetzt werden als z. B. im Rahmen einer klassischen Traumatherapie. Um diesen spezifischen Anforderungen gerecht werden zu können, lassen sich, wie bereits weiter oben erwähnt, in der EMDR-Arbeit mit Schmerzpatienten vier zentrale Behandlungselemente identifizieren, welche den therapeutischen Rahmen ganz wesentlich mitbestimmen. Diese haben wir kurz unter dem Akronym DISH zusammengefasst. Auf die vier zentralen Kerngedanken gehen wir im Folgenden näher ein.

Tab. 8: Zentrale Schritte einer EMDR-begleitenden Stabilisierung bei Schmerzpatienten

Phase 2: DISH-Prinzip	
Distanz	Verbesserung der Fähigkeit zur Distanzierung vom Schmerz
Information	Patientenedukative Informationen zu EMDR und Schmerz sowie zu deren Zusammenhängen
Sicherheit	Verbesserung der Fähigkeit, innere Sicherheit und Stabilität aufzubauen, Aufbau positiver Körperressourcen
Hoffnung	Erzeugen von Hoffnung und Stärkung der (Behandlungs-)Motivation

Verbesserung der Distanzierungsfähigkeit

Ähnlich wie bei der Behandlung einer Traumafolgestörung sollten auch Schmerzpatienten von Beginn an in das Konzept eingeführt werden, ihren Schmerz aus einer »abgelösten« und distanzierten Perspektive zu betrachten. Der Therapeut sollte gezielt Interventionen fördern, die dem Patienten dabei helfen. Aus der Hypnotherapie weiß man, dass das Leiden am Schmerz nachweislich geringer wird, wenn es dem Betroffenen gelingt, innerlich eine Distanz zum Schmerz aufzubauen. Statt den Schmerz als einen »inerten« (d.h. unveränderbaren) Anteil seiner Persönlichkeit wahrzunehmen, sollte der Patient vom Therapeuten dazu angeleitet werden, den Schmerz Schritt für Schritt aus einer Beobachterposition von außen zu betrachten (und ihn auch so mit seinen Worten zu beschreiben!). Durch diesen im Englischen auch als *detachment* bezeichneten Vorgang kann eine Separation zwischen dem Patienten und dem eigentlichen Schmerzproblem induziert werden, was dem Patienten einen besseren Umgang mit seinen schmerzassoziierten negativen Gedanken und Verhaltensmustern erlaubt. Der Sprache des Patienten, aber auch der des Therapeuten, kommt hierbei eine zentrale Funktion zu. So spiegelt sich in der sprachlichen Beschreibung des Schmerzes die innere Haltung zum Schmerz wider. In diesem Sinne sollte der Schmerz stets als eine vom Patienten gelöste und eigenständig existierende Entität behandelt und beschrieben werden. Eine Entität, der sich Patient und Therapeut im Rahmen des therapeutischen Prozesses neugierig und achtsam zuwenden oder von der sie sich auch gezielt abwenden können.

Intervention: Frage nach dem Wohlbefinden
Anstelle der Frage, wie sich der Patient heute fühlt oder wie es ihm heute geht, haben sich für uns folgende Formulierungen bewährt: »Wie fühlt sich der Schmerz heute bei Ihnen an?«, oder: »Welches Befinden verursacht der Schmerz heute bei Ihnen?«

Psychoedukative Informationen[28]

Viele Patienten mit chronischen Schmerzen stehen einer psychologischen Schmerztherapie anfangs eher skeptisch gegenüber. Ihr Krankheitskonzept ist unter Umständen noch vorwiegend somatisch orientiert. Dies gilt in besonderem Maße für

28 Dem Wort »Psychoedukation« stehen wir skeptisch gegenüber. Es erinnert an »Leibeserziehung«. In Ermangelung eines besseren Begriffes und um den Anschluss an die Diskussion zu gewährleisten, behalten wir es dennoch bei.

Patienten mit chronischen, nicht-spezifischen Rückenschmerzen, die zumeist langjährige Vorerfahrungen mit der »monokausalen« medizinischen Versorgung gemacht haben. Die Gründe für solche Widerstände liegen oftmals in einem Wissensdefizit hinsichtlich der Zusammenhänge der am Schmerz beteiligten psychischen und somatischen Faktoren. Methoden, Vorgehensweisen und Wirkmechanismen psychologischer Interventionen bei Schmerz sind in der Regel ebenso wenig bekannt. Zudem wird das Einwilligen oder gar Profitieren von einer psychologischen Schmerztherapie häufig mit der Befürchtung gleichgesetzt, der Schmerz sei *»nur eingebildet«* und *»man habe es doch im Rücken und nicht im Kopf«*. Psychodynamisch lässt sich diese Haltung oftmals als Abwehr verstehen: Es besteht ein unbewusstes Wissen um die Hintergründe der Schmerzsymptomatik, und zwar gerade bei denen, die vehement behaupten, alles« sei »in Ordnung gewesen«; »Abwehr« verstehen wir als »Schutzmöglichkeiten«. Hier ist ein behutsamer Umgang gefragt.

Im Rahmen einer psychologischen Schmerztherapie muss der Therapeut dem Patienten daher umfassende Informationen über das enge Zusammenwirken zwischen psychischen und somatischen Faktoren vermitteln und damit seine Behandlungs- und Veränderungsmotivation steigern. Dabei muss ebenfalls auf Ängste und Befürchtungen beim Patienten geachtet werden. Ohne ein Abgleichen des Krankheitsmodells des Patienten mit dem des Therapeuten kann es zu erheblichen Motivations- und Compliance-Problemen kommen, die einen erfolgreichen Verlauf der Behandlung deutlich erschweren können. Da EMDR eine sehr individuelle und für einige Patienten sicherlich auch befremdlich anmutende Technik darstellt, hat sich auch in dieser Hinsicht ein EMDR-spezifisches Vorgehen bewährt.

Ein erstes Anliegen liegt darin, dem Patienten einen rationalen Zugang zu den Zusammenhängen zwischen Schmerz und belastenden Lebensereignissen zu ermöglichen. Das Wissen des Patienten sollte so gefördert werden, dass er den Einfluss von psychischen Ereignissen auf seinen körperlichen Schmerz annehmen kann. Es hat sich nach unserer Erfahrung bewährt, die Psychoedukation am Erklärungsmodell des Patienten zu orientieren (im Sinne einer »patientenzentrierten« Edukation), die spezifischen, dysfunktionalen Verhaltensmuster des Patienten darin gezielt aufzugreifen und ihn durch Fragen in den Prozess der Edukation einzubinden. Unserer Erfahrung nach lassen sich in dieser Hinsicht folgende Grundsätze formulieren:

1. Das individuelle Erklärungsmodell sollte den Patienten dort abholen, wo er steht. Hierzu ist es notwendig, dass der Therapeut das individuelle Erklärungsmodell des Patienten ausreichend kennt. Manche Patienten trauen sich nicht, dem Therapeuten von sich aus ihre (ihnen selbst vielleicht auch gelegentlich als »seltsam«

erscheinenden) Vorstellungen direkt mitzuteilen. Entsprechend wichtig ist es, dass sich der Therapeut offen und respektvoll danach erkundigt. Dabei sollte er sich nicht von im ersten Eindruck vielleicht abweisend anmutenden Antworten des Patienten (wie z. B. *»Ich kann es mir einfach nicht erklären!«* oder *»Ich habe nicht die geringste Ahnung!«*) vorschnell entmutigen lassen, sondern geduldig weiter explorieren (z. B. *»Aber man macht sich ja trotzdem so seine Gedanken ...«*, *»Man hat ja dennoch seine Phantasien, auch wenn es nicht plausibel klingt oder die Ärzte etwas anderes gesagt haben ...«*).
Es sei angemerkt, dass die subjektiven Krankheitsmodelle der Patienten häufig mehr Wahrheiten enthalten, als es auf den ersten Blick für Außenstehende scheinen mag. Es empfiehlt sich daher, ihnen mit Ernsthaftigkeit zu begegnen. Den Patienten dort abzuholen, wo er steht, bedeutet aber auch, dass sich nicht nur die Inhalte, sondern auch die Sprache am Erklärungsmodell des Patienten orientieren sollte. Spricht der Patient von »übersäuerten Muskeln« oder von »gereizten Nerven«, so sollten die Begriffe von »Übersäuerung« und »Reizung« als Leitmotive in den Folgegesprächen wiederaufgegriffen und eingeflochten werden. Allerdings soll dies nicht bedeuten, dass falsche Vorstellungen *(»Mein Körper ist übersäuert«* oder *»Die Nerven sind kaputt«)* unkritisch weitergeführt werden. Vielmehr gilt es, entsprechend der individuellen Sprache und Begriffswelt des Patienten falsche Ansichten zu korrigieren und sein Krankheitsmodell dem heutigen Stand der Kenntnis hinsichtlich EMDR und Schmerz anzupassen. Die weiteren Edukationselemente sollten einen Zusammenhang zwischen den individuellen Vorstellungen des Patienten und den aktuellen Schmerz-Trauma-Interaktionsmodellen herstellen.

2. Das individuelle Erklärungsmodell sollte auch auf die spezifischen dysfunktionalen Verhaltensmuster des Patienten abgestimmt werden. Ist das Schmerzverhalten eines Patienten von Vermeidung und Rückzug geprägt, so sollten auch genau diese Elemente aufgegriffen werden (z. B. indem der Patient über die Brisanz des Zusammenhangs von Angst und Vermeidung bei chronifizierenden Rückenschmerzen aufgeklärt wird; Pfingsten 2009). Steht bei einem Patienten dagegen eine Arousal- oder Überlastungssymptomatik im Vordergrund (geprägt z. B. von innerer Anspannung und Stress), so müssen gezielt solche Aspekte herausgearbeitet werden (z. B. indem der Patient über die Problematik des Avoidance-Endurance-Modells[29] informiert wird; Hasenbring & Pfingsten 2007).

29 Das sogenannte Avoidance-Endurance-Modell (Vermeidungs-Durchhalte-Modell) unterscheidet zwischen zwei dysfunktional-negativen und einem protektiv-adaptiven Verhaltensmuster. So lässt sich

3. Das individuelle Erklärungsmodell sollte möglichst gemeinsam mit dem Patienten entwickelt werden. Dessen Einbindung in die Entwicklung eines individuellen Krankheitsmodells bedarf einer gewissen Erfahrung. Einerseits ist es wünschenswert, möglichst spezifisch auf dysfunktionale Gedanken, Ängste und Verhaltensmuster des Patienten einzugehen und diese möglichst konkret zueinander in einen Bezug zu setzen; denn Ziel ist es letztendlich, gemeinsam mit dem Patienten die den Schmerz aufrechterhaltenden dysfunktionalen Verhaltensmuster zu identifizieren und zu durchbrechen. Gleichzeitig sollte der Therapeut jedoch auch bemüht sein, seine Beispiele ausreichend allgemein zu halten und sich hinsichtlich der Interpretation biographischer Fakten zurückzuhalten. Stattdessen kann man den Patienten durch Fragen dazu motivieren, selbst entsprechende Zusammenhänge herzustellen *(»Bei manchen Patienten kann es sein, dass a mit b zusammenhängt und c durch d verursacht wird. Gibt es solche Zusammenhänge auch bei Ihnen?«).*

Je nach Einstellung und Wissensstand des Patienten kann hierbei mit unterschiedlichen »Informationsmodulen« gearbeitet werden. Als sinnvoll hat sich nach unserer Beobachtung besonders die Berücksichtigung der folgenden Themenbereiche erwiesen:

- Informationen über die neurophysiologischen Grundlagen der Schmerzwahrnehmung und -modulation;
- Informationen über die Zusammenhänge zwischen Schmerz und (körperlichen und somatischen) Traumatisierungen;
- Informationen über die Wirkung von EMDR bei chronischen Schmerzen.

Patientengerechte Informationen zur neurophysiologischen Basis der Schmerzwahrnehmung und -modulation können den Patienten darin unterstützen, die häufig tiefsitzende dualistische Trennung in »körperlich« oder »psychisch« bedingte Schmerzen zu überwinden und ein biopsychosoziales Schmerzverständnis zu entwi-

---

von einem überwiegend durch Angst und Vermeidung geprägten Verhalten (»Vermeider«) bzw. von einem durch überwiegend suppressiv-verdrängende Reaktionen gekennzeichneten Verhalten (»Durchhalter«) ein funktional-adaptives Verhalten abgrenzen, das statt einer Chronifizierung einen Genesungsprozess begünstigt (Hasenbring & Pfingsten 2007). Ein funktional-adaptives Verhaltensmuster zeichnet sich insbesondere dadurch aus, dass die Betroffenen ihre Körpersignale adäquat registrieren und einen ihnen angepassten (»adaptiven«) und flexiblen Wechsel zwischen Belastung und Entlastung der Muskulatur vornehmen.

ckeln. Solch ein Wissen ermöglicht es ihm, die Zusammenhänge zwischen somatischen und psychischen Faktoren auch rational zu fassen. Der Patient sollte verstehen lernen, dass die subjektive Schmerzempfindung letztendlich das »finale« Ergebnis neurophysiologischer Prozesse darstellt, welche auf verschiedenen Ebenen des Gehirns moduliert und prozessiert werden können. Durch die Unterscheidung zwischen Nozizeption und Schmerz kann dem Patienten verständlich gemacht werden, dass die »Peripherie«, d.h. die als schmerzhaft empfundene Struktur, nicht zwingend kausal mit der subjektiven Schmerzempfindung in Verbindung stehen muss. Durch solch eine Erweiterung der subjektiven Krankheitstheorie kann die Möglichkeit der Modulation des Schmerzes durch das Gehirn einen ganz neuen Stellenwert bekommen, wodurch dem Patienten neue Ansatzpunkte für die eigene Einflussnahme eröffnet werden können.

Neben solchen Grundlagen zur Schmerzphysiologie sind Informationen über die Zusammenhänge zwischen Schmerz und belastenden Lebensereignissen ebenfalls wertvolle edukative Bausteine. Das Wissen um die Zusammenhänge zwischen belastenden Lebensereignissen und dem Schmerzsystem kann dem Patienten dabei helfen, einen offeneren Zugang für einen EMDR-basierten Ansatz zu entwickeln. Da bei einem Patienten mit chronischem Schmerz verständlicherweise meist das körperliche Symptom im Vordergrund steht, wird er wahrscheinlich nur eine begrenzte Eigenmotivation haben, sich mit bereits länger zurückliegenden belastenden Lebensereignissen zu beschäftigen. Der Patient muss sich auf die EMDR-Therapie ganz einlassen können; dies ist eine basale Voraussetzung für einen erfolgreichen Therapieverlauf! So ist es sowohl für die Motivation des Patienten als auch für den späteren Therapieprozess entscheidend, dass der Patient versteht, wie und warum EMDR funktioniert. Gerade in der Anfangsphase der Therapie muss dem Patienten explizit der theoretische Hintergrund zum Einsatz von EMDR in der Behandlung chronischer Schmerzsyndrome erklärt werden. Es versteht sich natürlich von selbst, dass unter Umständen sowohl die neurophysiologischen als auch die lerntheoretischen Erklärungsmodelle dem Wissensstand des Patienten angepasst werden sollten. Bewährt hat sich hierbei das Zurückgreifen auf das Konzept des »neuronalen Trauma-Schmerz-Netzwerks« und das des »Adaptiven Informationsverarbeitungsmodells« (AIP) mit einer Spezifizierung in Bezug auf eine körperliche Symptomatik in einer für den Patienten verständlichen Sprache. Neben solchen Grundlagen über die Zusammenhänge zwischen Schmerz und belastenden Lebensereignissen sollten auch Informationen zur Wirkung von EMDR bei chronischen Schmerzen gegeben werden. Wir lesen die Begründung der Wirksamkeit als eine Art »Eingangsritual« vor jeder EMDR-Sitzung explizit erneut in Kurzform vor. Dieser »Erklärungstext«, welcher sogar einen festen Bestandteil im klassischen EMDR-Protokoll darstellt, kann sich wie ein Leitmotiv durch alle folgenden EMDR-Therapiesitzungen ziehen.

Intervention: Erklärung zur Wirkung von EMDR bei Schmerz

»Schmerz kann viele verschiedene Ursachen haben. Tritt ein Schmerz neu auf, so interpretieren wir den Schmerz normalerweise als ein Signal, dass irgendetwas in unserem Körper nicht in Ordnung ist. In diesem Sinne ist Schmerz ein wichtiges Warnsignal, das uns schützen soll.

Manchmal bleibt ein Schmerz jedoch trotz medizinischer Behandlung bestehen. Solch ein Fortdauern des Schmerzes wird durch zahlreiche Faktoren beeinflusst: Biochemische Prozesse, neurologische Veränderungen, Erschöpfung, Müdigkeit, Stress und viele weitere Faktoren können dazu führen, dass ein »Schmerz« im zentralen Nervensystem »eingeschlossen« wird. Der Schmerz wird chronisch. Solch ein chronischer Schmerz ist wie eine traumatische Erfahrung, die in unserem Gedächtnis und unserer Erinnerung eingebrannt ist und sich dadurch – zumindest solange sie nicht verarbeitet wird – nicht mehr vergessen lässt. Es entsteht ein Schmerzgedächtnis.

EMDR ist eine Technik, die das Nervensystem so zu stimulieren vermag, dass der Heilungsprozess gefördert wird. Die Augenbewegungen und die anderen Rechts-links-Provokationen, mit denen wir in der EMDR-Behandlung arbeiten, können den Zugang zum Nervensystem und den neuronalen Netzwerken wieder öffnen und dem Gehirn die Verarbeitung solcher schmerzhaften Erfahrungen ermöglichen. EMDR stößt auf diese Weise Prozesse an, die dazu führen, dass die Schmerzerfahrung verarbeitet und damit im Unbewussten abgelegt werden kann.

Und selbst in den Fällen, wo wir mit EMDR den Schmerz nicht vollständig beseitigen können, können wir doch meist einen Zustand der Entspannung herstellen, welcher immer auch schmerzlindernd wirkt.

Wir können letztendlich nicht vorhersagen, wie Ihr Nervensystem auf EMDR reagieren wird. Daher probieren wir es jetzt einfach aus und sind offen und achtsam in Bezug auf das, was kommt.

Wir nehmen die Schmerzempfindungen so wahr, wie sie sind. Nehmen Sie den Schmerz einfach nur wahr – so gut, wie Sie es können.

Es kann sein, dass Sie zu Beginn das Gefühl haben, dass sich der Schmerz überhaupt nicht verändert oder sogar stärker wird. Das ist normal und zeigt nur an, dass unterbewusste Prozesse ablaufen und der Schmerz auf die Stimulation anspricht.

Es ist zwar unwahrscheinlich, dass der Schmerz auf ein unerträgliches Maß an-

wächst. Falls doch, heben Sie dann die Hand (Therapeut zeigt Stoppsignal mit der Hand), damit wir die Übung unterbrechen können.
Wichtig ist, dass Sie bei diesem Prozess stets daran denken, dass Ihr eigenes Gehirn die Heilung herbeiführt. Ihr Nervensystem weiß, was zu tun ist. Es ist daher nicht notwendig, irgendetwas tun oder bewirken zu wollen! Nehmen Sie einfach nur wahr und lassen Sie geschehen, was immer auch geschieht!

Bei der Vermittlung von psychoedukativen Informationen geht es selbstverständlich nicht darum, dass der Patient am Ende in der Lage sein muss, die Inhalte dieser Modelle aktiv wiederzugeben. Vielmehr soll er ein »Gefühl« dafür bekommen, was und wie EMDR wirkt, und Zutrauen in den Therapieansatz gewinnen. Therapeutischerseits sollte protokolliert werden, was wann mitgeteilt wurde – auf Seiten der Patienten gehen solche Informationen oftmals verloren und sollten deshalb wiederholt gegeben werden.

Innere Sicherheit und Stabilität

Das Gefühl von Sicherheit und Stabilität ist grundlegend für die emotionale und mentale Gesundheit eines Individuums. Sowohl bei psychisch traumatisierten Patienten als auch bei Schmerzpatienten kommt es gehäuft zu einer schwerwiegenden Störung des Sicherheitsempfindens und der psychischen Stabilität. Traumatisierte Patienten erleben aufgrund von sich aufdrängenden, belastenden Erinnerungen fortgesetzt Kontrollverlust, Hilflosigkeit und Unsicherheit. Die Störung des Sicherheitsempfindens ist daher eines der zentralen Merkmale einer Traumafolgestörung. Doch auch chronischer Schmerz kann bei den Betroffenen zu einer tiefgreifenden Erschütterung des Sicherheitsempfindens und der inneren Stabilität führen. Während jedoch bei psychisch traumatisierten Patienten die Bedrohung im Außen erlebt wird, wird diese bei Schmerzpatienten im Inneren wahrgenommen. So ist es nicht die Gewalt von außen (der Täter, das Auto, das Feuer etc.), sondern der eigene Körper (der schmerzende Rücken, der drückende Bauch, die stechende Schulter etc.), der bedrohlich wirkt.

Chronische Schmerzen können bei den Betroffenen zu einer existentiellen Verunsicherung führen. Auch die Erfahrung, durch die Schmerzen im eigenen Handeln eingeschränkt und auf Hilfe anderer angewiesen zu sein, führt bei manchen Patienten zu einer zusätzlichen Unsicherheit und wird als sehr belastend erlebt. Chronischer Schmerz wirkt sich daher gleich mehrfach negativ auf das Sicherheits- und Stabilitätsbedürfnis des Betroffenen aus: Er führt etwa zum Erleben von Kontrollverlust, zum Gefühl, vom eigenen Körper verraten worden zu sein, sowie zum Erleben von Hilflosigkeit und Abhängigkeit.

Da die subjektive Bewertung einer Stresssituation im Wesentlichen vom Ausmaß des Kontrollverlusts abhängig ist (Lazarus & Launier 1978), ist das Motiv des Kontrollverlusts ein zentraler Aspekt auch in der Stabilisierungsphase von Schmerzpatienten. Der Therapeut sollte bewusst darauf achten, welche innerlichen Motive die individuellen *Ängste des Patienten* dominieren, und die einzelnen Techniken dementsprechend gezielt modifizieren. Gerade im Hinblick auf die Ausgestaltung der einzelnen Stabilisierungsübungen ergeben sich bei Schmerzpatienten immer wieder spezifische Besonderheiten. Einzelne Beschreibungen von Mustern für die Interventionen finden Sie im Anhang.

Der innere Wohlfühlort

Statt der Imagination des »Sicheren Ortes« (Reddemann 2012b) in der klassischen Traumatherapie hat sich bei Schmerzpatienten die Imagination eines Ortes des »körperlichen Wohlfühlens« bewährt (siehe Übungsmaterialien, S. 279 ff.). Zwar sollte für Schmerzpatienten dieser Ort auch sicher sein, aber subjektiv profitieren Patienten mit chronischen Schmerzen erst von solch einem Ort, wenn dieser gleichzeitig auch einen individuellen Wohlfühlort darstellt. Interessanterweise gestalten Patienten mit chronischen Schmerzen bereits von sich aus ihren sicheren Ort als einen »Wohlfühlort«: So nennen viele Schmerzpatienten auf die Frage nach einem sicheren Ort eigenständig und ohne lange darüber nachzudenken ihr Bett als ihren persönlichen sicheren Ort. Selbst wenn man mögliche äußere Gefahren (z. B. »Eindringlinge« oder eine »einstürzende Decke«, die bei traumatisierten Patienten nicht selten explizit genannt werden) spezifisch thematisiert, werden diese in der Regel von den Patienten selbst als realitätsfern und nicht relevant abgetan. Hingegen lässt sich durch das Gefühl körperlichen Wohlbefindens subjektiv eine deutliche Entspannungsreaktion erreichen.

Die Übung des inneren Wohlfühlortes besteht aus insgesamt sechs Schritten. Nach einer kurzen Erläuterung der Übung und den allgemeinen einführenden Vorbereitungsinstruktionen (Schritt 1) wird der Patient zunächst dazu aufgefordert, sich auf die Suche nach einem Bild von einem sicheren und angenehmen Ort zu begeben, welches bei ihm ein Gefühl von angenehmer Ruhe, Sicherheit und Entspannung hervorruft (z. B. eine Wiese in der Natur). Das Bild sollte innerlich gut vorstellbar und ausreichend sicher sein (Schritt 2). Im nächsten Schritt 3 folgt die Induktion eines positiven States, indem der Patient dazu aufgefordert wird, sich das Bild möglichst genau und mit allen zur Verfügung stehenden Sinnesqualitäten (visuell, akustisch, somatosensorisch, olfaktorisch und gustatorisch) vorzustellen, zusammen mit dem Versuch, dabei stets das Gefühl von körperlichem Wohlbefinden und Geborgenheit aufzurufen. Im folgenden Schritt 4 wird die Aufmerksamkeit auf die durch diese Vorstellung ausgelösten positiven Emotionen und Körpergefühle fokussiert.

Hierzu wird die Konzentration des Patienten auf das imaginative innere Bild gelenkt bei gleichzeitiger Achtsamkeit gegenüber den damit einhergehenden Gefühlen und dem Fokus auf den dabei auftretenden angenehmen körperlichen Empfindungen sowie deren Lokalisation. Der dadurch entstehende positive State wird durch die Verankerung des Bildes zusammen mit den positiven Emotionen und Körpergefühlen gefestigt. Ergänzend (Schritt 5) kann eine Verankerung des States mit einem Schlüsselwort erfolgen, um dem Patienten zukünftig einen selbständigen Zugang zu dieser Ressource zu erleichtern, bevor er aus der Übung wieder herausgeführt wird (Schritt 6).

Für uns hat es sich bewährt, die Imaginationsübung des »sicheren Ortes« bei Schmerzpatienten im Sinne der Übung eines imaginativen Wohlfühlortes zu modifizieren.

Aufbau einer positiven Körperressource

Das Erleben, vom eigenen Körper verraten worden zu sein, kann ganz maßgeblichen Einfluss auf das Sicherheits- und Stabilitätserleben des Patienten haben. So kann das Vertrauen zum eigenen Körper als verlässliche und sichere physische Instanz durch den Schmerz fundamental und weitreichend verletzt werden. Deswegen ist eine positive Körperressource als ein zentrales Stabilisierungselement unerlässlich, da ein gutes Körpergefühl einen Schritt hin zu einem Gefühl von Kompetenz und Stärke des eigenen Körpers bedeutet. Hierfür lässt man den Patienten mental diejenige Stelle im Körper aufsuchen, die sich gerade am wohligsten anfühlt. Diese stellt im weiteren Verlauf der Therapie die »individuelle Körperressource« des Patienten dar. Um bei diesem eine maximale mentale Repräsentation zu erreichen, kann sich der Therapeut von ihm – ähnlich wie bei den anderen Imaginationsübungen – die Größe, Form, Farbe, Temperatur und Dynamik dieser positiven Körperressource schildern lassen. Auf die positive Körperressource kann der Therapeut während des gesamten Prozesses immer wieder zurückkommen. Je nach Situation kann es sinnvoll sein, sich nach der Mobilisierung der Körperressource erneut dem Schmerz zuzuwenden, um dem Betroffenen zu zeigen, dass sein Körper eine Quelle von Wohlbefinden sein kann, auch wenn parallel dazu Schmerzen bestehen. Zudem fördert solch ein Vorgehen die »Löschung« (Extinktion) der schmerzassoziierten Gedächtnisspuren, indem eine nicht-schmerzhafte Empfindung neu »erlernt« wird. Dieses Prinzip hat in den letzten Jahren unter dem Begriff des »Extinktionstrainings« zunehmend Eingang in die Schmerztherapie gefunden (Diers 2011). Allerdings sollte auch hier darauf geachtet werden, dass die Übung stets in einem möglichst positiven State beendet wird.

Die Übung zum Aufbau einer positiven Körperressource besteht aus insgesamt fünf Schritten (siehe S. 288 ff.). Nach einer kurzen Erläuterung der Übung und den allgemeinen einführenden Vorbereitungsinstruktionen (Schritt 1) wird der Patient dazu aufgefordert, seine Aufmerksamkeit nach innen zu richten und sich auf die Suche nach einem angenehmen Körpergefühl zu begeben (Schritt 2). Im nächsten Schritt 3 wird durch die Intensivierung der Wahrnehmung des positiven Körpergefühls ein positiver State induziert. Hierfür wird die Konzentration des Patienten auf die positive Körperempfindung gelenkt und der Patient instruiert, sich dieses Gefühl mit allen Sinnesqualitäten (visuell, akustisch, somatosensorisch, olfaktorisch und gustatorisch), zudem dessen räumliche Ausdehnung, möglichst genau vorzustellen. Ergänzend kann noch eine weitere Verstärkung der Körperwahrnehmung erfolgen, indem der Patient dazu aufgefordert wird, den Ort seiner positiven Körperempfindung mit seinen Händen zu berühren. Der dadurch entstehende positive State wird mithilfe bilateraler Stimuli verankert (Schritt 4), bevor der Patient aus der Übung wieder herausgeführt wird (Schritt 5). Die bilaterale Provokation muss dabei nicht länger als 20 bis 30 Sekunden dauern. Die Übung zur positiven Körperressource stellt auch eine sehr potente Eigenübung für Schmerzpatienten dar, wobei die bilaterale Provokation mit der Butterfly-Technik (»Schmetterlingsumarmung«), d. h. mittels Tapping bei überkreuzten Armen, vom Betroffenen ausgeführt wird.

Die Tresorübung

Ergänzend sei an dieser Stelle noch einmal darauf hingewiesen, dass das Spektrum möglicher und sinnvoller Stabilisierungsübungen vielfältig ist und dass die hier genannten Übungen nur eine kleine Auswahl an Übungen darstellen, welche so oder so ähnlich von verschiedenen Autoren und Autorinnen vorgeschlagen wurden (Sachsse 2008; Reddemann 2012b; Seidler 2015) und sich für uns in der Arbeit mit Patienten mit chronischen Schmerzen als sinnvoll erwiesen haben. Viele haben einen buddhistischen Ursprung oder wurden im Kontakt mit Betroffenen entwickelt (Seidler 2015). Betroffene sollten nach Möglichkeit auch in weiteren Strategien zur Stabilisierung ihrer Affekte und zum Aufrufen eines positiven inneren Zustandes (State) geschult werden. Hierbei haben sich bei Schmerzpatienten imaginative Techniken bewährt, anhand derer gezielt auf körperliche Missempfindungen eingegangen werden kann (Antidot-Imagery, Lichtstrahlübung etc.). Es können aber auch klassische Elemente der Schmerzpsychotherapie (progressive Muskelentspannung nach Jacobsen, autogenes Training etc.) zur Anwendung kommen. Die Auswahl sollte dabei natürlich auch vom Patienten abhängig gemacht werden. Wie bereits zu Beginn der Beschreibung von Phase 2 erörtert, gilt der Grundgedanke: »*Was dem Patienten gut tut, ist gut!*«

Gemeinsam ist den bisher genannten Übungen (Sicherer Ort, Wohlfühlort, positive Körperressource), dass sie den Patienten dabei unterstützen, in einen positiven Zustand zu gelangen. Doch auch die Kontrolle über negative Zustände bildet eine zentrale Säule, um das Sicherheitsempfinden des Patienten zu fördern. So können zusätzlich zum Aktivieren positiver Ressourcen auch spezifische Distanzierungsübungen hilfreich sein, um intrusive Affekte oder emotionale Überflutungen beenden zu können. Zu den klassischen Distanzierungstechniken aus der Traumatherapie gehören hierbei die Tresortechnik oder die 5-4-3-2-1-Übung, die primär zur Kontrolle und Distanzierung von belastenden Erinnerungen und Affekten eingesetzt werden können.

Auf die Tresortechnik kann besonders dann zurückgegriffen werden, wenn der Patient im Verlauf einer EMDR-Sitzung Zugang zu belastendem Material erhält, das sich im Rahmen dieser Sitzung nicht mehr ausreichend auflösen lässt. Die Tresortechnik sollte spätestens dann zum Einsatz kommen, wenn es Anzeichen dafür gibt, dass solches Material die zur Verfügung stehenden Bewältigungsstrategien des Patienten überfordern könnte. Das Wegschließen von belastendem Material sollte daher zu Beginn der Therapie gezielt von den Patienten geübt werden. Nur so kann garantiert werden, dass die Technik im Krisenfall auch zuverlässig zur Anwendung kommen kann.

Die Tresortechnik (vgl.auch S. 291 ff.) besteht aus insgesamt vier Schritten. Nach einer kurzen Erläuterung der Übung und einigen kurzen einführenden Vorbereitungsinstruktionen (Schritt 1) wird der Patient zunächst dazu aufgefordert, sich ein geeignetes (Distanzierungs-)Medium für seine belastenden Gedanken zu erstellen und zu beschreiben (z. B. DVD-Player und DVD mit Film, Kiste mit Bildern; Schritt 2, S. 291 f.). Im nächsten Schritt wird der Patient dazu aufgefordert, sich einen individuellen Tresor, in welchem die belastenden Gedanken abgelegt werden sollen, zu verbildlichen. Das Bild dieses Tresors sollte innerlich gut vorstellbar sein (Schritt 3). Im letzten Schritt wird schließlich das belastende Medium im Tresor weggeschlossen (Schritt 4). Das traumatische Medium wird dabei selbstverständlich vor dem Wegsperren nicht mehr angeschaut!

Die 5-4-3-2-1-Übung

Nicht jeder Patient hat einen Zugang zu imaginativen Techniken. Einigen Menschen fällt es schwer, über imaginäre Orte und Handlungen negative Erinnerungen und Gedanken zu kontrollieren. Sie empfinden vor allem das Hier und Jetzt, die konkrete Gegenwart, als sicheren Ort. In diesen Fällen kann die sogenannte 5-4-3-2-1-Übung eingesetzt werden. Auch um sich akut von belastenden Gedanken und Emotionen zu distanzieren, kann die Orientierung auf die Wahrnehmung von äußeren Reizen mithilfe der 5-4-3-2-1-Übung sehr nützlich sein. Diese ist inzwischen eine bewährte Stabilisierungstechnik im Rahmen der klassischen Traumatherapie, eine durch Herrn Steffen Bambach ins Deutsche übersetzte Fassung findet inzwischen auch im deutschsprachigen Raum breite Anwendung. Yvonne Dolan (1991), eine in Ericksonscher Hypnotherapie erfahrene Psychotherapeutin, entwickelte diese Übung ursprünglich durch eine Modifikation der 5-4-3-2-1-Selbsthypnosetechnik von Betty Erickson als eine Hilfe speziell für Opfer von sexueller Gewalt, indem sie keine inneren Bilder mehr, sondern ausschließlich konkrete Wahrnehmungen im Hier und Jetzt beschreiben ließ (Schubbe 2016). Diese Technik unterscheidet sich durch die Ausrichtung der Wahrnehmung nach außen und eine Durchführung der Übung mit geöffneten Augen von den meisten anderen Stabilisierungs- und Entspannungstechniken. Sie eignet sich besonders gut für Patienten, die beim Schließen der Augen unkontrolliert in emotional belastende Gedanken oder Erinnerungen abzuschweifen drohen. Im Rahmen der 5-4-3-2-1-Übung (siehe S. 294 f.) sagt der Patient laut oder in Gedanken, was er mit seinen Sinnen im Moment gerade wahrnimmt. Er wird instruiert, sich auf all das zu fokussieren, was er im Augenblick sieht, hört und spürt.

Die Antidot-Imagery-Übung

In der Regel steht bei Schmerzpatienten jedoch die Distanzierung nicht zu belastenden Erinnerungen, sondern zum Schmerz selbst im Vordergrund. Als schmerzspezifische Formen der Distanzierungstechnik haben sich unserer Erfahrung nach besonders die Antidot-Imagery- und die Lichtstrahlübung bewährt.

Die sogenannte Antidot-Imagery-Übung (Grant 2009) ist eine schmerzspezifische Imaginationstechnik, bei der ein schmerzlinderndes Objekt imaginiert und dem Schmerz gegenübergestellt wird. Wichtig ist, dass nach Möglichkeit Bilder verwendet werden, die der Patient selbst mit dem Schmerz bzw. der Schmerzkontrolle assoziiert, und patientenunabhängige Suggestionen des Therapeuten nach Möglichkeit vermieden werden. Sobald eine konkrete Antidot-Imagery gefunden ist, wird diese mittels bilateraler Provokationen verankert. Patienten geben oft Assoziationen wie

»eine Wärmeflasche«, eine »heilende Salbe«, einen » dicken, saugstarken Schwamm« etc. an. Der Therapeut erfragt dann vom Patienten einen (»Anker«-)Begriff, den dieser mit diesem Bild assoziiert (z. B. »wohltuende Wärme«), und verankert das Bild, indem er diesen Ankerbegriff und das Bild mit einer kurzen bifokalen Provokation kombiniert. Die bilaterale Provokation muss dabei nicht länger als 10 bis 20 Sekunden dauern. Die Antidot-Imagery-Übung stellt – wie auch die Übung zur positiven Körperressource – eine sehr wirksame Eigenübung für Schmerzpatienten dar, wobei die bilaterale Provokation in Butterfly-Technik ausgeführt wird. Der Ankerbegriff wird als Autosuggestionsformel verwendet, die sich der Patient in Verbindung mit der bilateralen Provokation im Sinne eines formelhaften Satzes innerlich wieder und wieder repetitiv vorsagt bzw. imaginiert.

Die Antidot-Imagery-Übung (siehe S. 296 ff.) besteht aus insgesamt fünf Schritten. Nach einer kurzen Erläuterung der Übung und den allgemeinen einführenden Vorbereitungsinstruktionen (Schritt 1) wird der Patient zunächst dazu aufgefordert, sich auf die Suche nach einem imaginären Antidot-Bild zu machen, das seinen Schmerz heilen oder lindern kann. Das Bild sollte innerlich gut vorstellbar sein (Schritt 2). Im nächsten Schritt 3 folgt die Induktion des States, indem der Patient dazu instruiert wird, sich die Wirkung dieses Bildes auf seinen Körper und seinen Schmerz möglichst genau vorzustellen und die dabei auftretenden Veränderungen wahrzunehmen. Im folgenden Schritt 4 wird der dadurch entstehende positive State durch die Verankerung mit einem individuellen Schlüsselwort gefestigt, um dem Patienten einen selbständigen Zugang zu dieser Ressource zu erleichtern, bevor er dann aus der Übung wieder herausgeführt wird (Schritt 5).

Die Lichtstrahlübung

Eine weitere Imaginationsübung, die gezielt zur Steigerung des körperlichen Wohlbefindens und zur Schmerzkontrolle angewandt werden kann, ist die sogenannte Lichtstrahlübung. Mithilfe dieser Übung, bei der ein heilender und schmerzlindernder Lichtstrahl imaginiert wird, kann der Patient ebenfalls erlernen, seine Körpermissempfindungen eigenständig zu regulieren. Inzwischen konnte durch zahlreiche wissenschaftliche Studien belegt werden, dass inneres Erleben, das als besonders realistisch empfunden wird, über neuronale Prozesse des Gehirns Körperfunktionen in Gang setzt, wie es bei realen Erlebnissen der Fall ist. Durch die dadurch hervorgerufenen Modulationen des Immunsystems, des vegetativen Nervensystems, der Durchblutung und des Muskeltonus können imaginative Techniken beinahe jedes Organsystem des menschlichen Körpers relevant beeinflussen (Trakhtenberg 2008).

Die Lichtstrahlübung ist der Übung zum Wohlfühlort sehr ähnlich, hat jedoch den Vorteil, dass in ihrem Rahmen gezielt auf Schmerzempfindungen eingegangen werden kann. Somit eignet sich diese Übung besonders für Schmerzpatienten, um deren körperliches Wohlbefinden und ihre Schmerzkontrolle zu stärken.

Die Lichtstrahlübung (siehe S. 285 ff.) umfasst insgesamt sieben Schritte. Nach einer kurzen Erläuterung der Übung und einigen allgemeinen einführenden Vorbereitungsinstruktionen (Schritt 1) wird der Patient zunächst dazu aufgefordert, innerlich das Bild eines heilenden Lichtstrahls zu entwerfen, das bei ihm ein Gefühl von Heilung und Gesundheit hervorruft (Schritt 2). Im nächsten Schritt 3 folgt die Induktion eines positiven States, indem der Patient dazu instruiert wird, sich die heilende und wohltuende Wirkung dieses Lichtstrahls auf seinen Körper möglichst genau und in allen Einzelheiten vorzustellen. Im weiteren Verlauf der Übung kann der Lichtstrom gezielt in Richtung des Schmerzes (oder anderer körperlicher Missempfindungen) gelenkt werden (Schritt 4) und können die dadurch hervorgerufenen Veränderungen im Körperempfinden erfragt werden (Schritt 5). Zum Abschluss der Übung wird eine Ausbreitung des Lichtstrahls imaginiert (Schritt 6), bevor der Patient aus der Übung wieder herausgeführt wird (Schritt 7).

Schmerzprovokation

Eine sehr EMDR-analoge Form einer Schmerzkontrollübung stellt die Übung der interozeptiven Schmerzprovokation und -reduktion dar, die auf die Idee des Verhaltenstherapeuten Michael Dobe (Dobe & Zernikow 2019; Hechler et al. 2010) zurückgeht und von uns in EMDR-spezifischer Weise weiterentwickelt wurde. Das Prinzip der interozeptiven Schmerzprovokation wurde ursprünglich für die Behandlung chronisch schmerzkranker Kinder entwickelt, um diesen eine Technik zu vermitteln, ihren Schmerz schnell und effizient zu kontrollieren. Durch die Kombination dieser Übung mit der Technik der bilateralen Provokation und dem Konzept der positiven Körperressource lässt sich diese Technik zu einer effizienten Patientenselbstübung ausbauen (siehe S. 299 f.).

Die Übung der interozeptiven »Schmerzprovokation« ist eine Erweiterung klassischer Schmerzkontrolltechniken (positive Körperressource, Antidot-Imagery, Lichtstrahlübung) und besteht aus insgesamt fünf Schritten. Zunächst sollte eine angenehme Ausgangsposition eingenommen werden und nach Möglichkeit ein möglichst entspannter Ausgangszustand hergestellt werden (Schritt 1).

Im nächsten Schritt 2 wird die ganze Aufmerksamkeit auf diejenige Stelle des Körpers gelenkt, die aktuell (oder bei chronisch rezidivierenden Schmerzen: normalerweise) am meisten schmerzt; parallel dazu wird an eine mit dem Schmerz in Verbindung stehende belastende Erinnerung (z.B. schmerzhafte Bewegungen, Verkehrsunfall) oder an ein bestimmtes Ereignis gedacht, welches in der Vergangenheit mit einem hohen Stresspegel und/oder starken Schmerzen verknüpft war (z.B. ein Streit am Arbeitsplatz, Konflikt mit dem Lebenspartner etc.). Für manche Patienten reicht es bereits aus, sich nur auf die Schmerzen zu konzentrieren, andere brauchen nur an bestimmte negative (mit dem Schmerz assoziierte) Erinnerungen zu denken, um ihren Schmerz auszulösen. Wiederum andere Patienten konzentrieren sich sowohl auf ihre Schmerzen als auch auf belastende Erinnerungen. Feste Vorgaben hierzu gibt es nicht.

Sobald sich der Schmerz bei diesem Vorgehen um einen Punkt (auf der numerischen Ratingskala von 0 bis 10) gesteigert hat (dies entspricht einer leichten, gerade noch wahrnehmbaren Steigerung der Schmerzsymptomatik), ruft man laut und deutlich »Stopp!« (durch das laute Aussprechen wird ein Gedanken-Stopp ausgelöst, Schritt 3). Direkt im Anschluss wird dann eine der zuvor gelernten Schmerzkontrolltechniken (Übung zur positiven Körperressource, Antidot-Imagery, Lichtstrahlübung, 5-4-3-2-1-Übung) so lange durchgeführt, bis die Schmerzstärke wieder um mindestens einen Punkt auf der numerischen Ratingskala gesunken ist (Schritt 4). Auch diese Schmerzreduktionsübung wird beendet, indem deutlich hörbar »Stopp!« gesagt wird (Schritt 5). In der Regel werden für die Durchführung der Technik selten mehr als fünf Minuten benötigt, meist geht es deutlich schneller (< 1 Min.). Die Übung sollte im Anschluss noch ein- bis zweimal wiederholt werden: einerseits, um Zufallseffekte auszuschließen, andererseits, um Gelegenheit zum Ausprobieren alternativer Vorgehensweisen zu geben. Ist ein optimales Vorgehen gefunden, reichen in der Regel insgesamt zwei bis drei Durchgänge pro Session.

Die Technik der Schmerzprovokation kann natürlich erst dann zur Anwendung kommen, wenn der Patient mit mindestens einer Strategie seine Schmerzen zuverlässig um einen Punkt senken kann (besser ist es, wenn bereits zwei Techniken beherrscht werden!). Sollte der Patient anfangs nicht alleine in der Lage sein, die Schmerzen ausreichend zu steigern, so kann ihm der Therapeut bei der Aufmerksamkeitsfokussierung behilflich sein, indem er ihn mit affektiv gefärbten Worten und Sätzen (z.B. *»Erinnern Sie sich dabei daran, wie schrecklich/grausam/quälend Ihr Schmerz in [Situation einfügen] war!«*) bei der Schmerzfokussierung und -erinnerung unterstützt. Es sollte unbedingt im Vorhinein mit dem Patienten besprochen werden, was dann zu tun ist, falls der Patient nicht in der Lage ist, die Schmerzen alleine ausreichend wieder zu senken. In solch einem Fall wird empfohlen, mit dem Patienten zusammen eine bekannte Ablenkungsstrategie durchzuführen (z.B. 5-4-3-2-1-Übung). Zudem kann es helfen, vor der ersten Durchführung der Technik mit dem

Patienten zu besprechen, was genau der Therapeut in der Zwischenzeit eigentlich machen soll. Manchen Patienten ist es wichtig, dass der Therapeut sie beobachtet, um notfalls schnell reagieren zu können (dies ist vor allem bei traumatisierten Patienten ein besonderer Wunsch). Häufiger wünschen sich die Patienten jedoch, dass der Therapeut sich entweder anderweitig im Raum beschäftigt oder selber die Augen schließt (um z. B. selbst die gleiche Technik anzuwenden).

Häufig wird die Übung der Schmerzprovokation initial als noch sehr anstrengend erlebt, so dass zu Beginn ein Kompromiss zwischen regelmäßigem Üben einerseits und zumutbarer Anstrengung andererseits gefunden werden muss (in der Regel ist eine drei- bis viermalige Durchführung pro Tag als Hausaufgabe vollkommen ausreichend). Wenn die Übung schließlich gut alleine umgesetzt werden kann, ist der nächste Schritt, die Schmerzen um zwei Punkte zu steigern, um sie dann wieder um zwei Punkte zu senken. Ziel der Übung ist es, dass es dem Patienten im weiteren Verlauf selbständig gelingt, den Schmerz unter das Anfangsniveau zu senken (z. B. +2/−3 bzw. +2/−4 etc.).

Selbständiger Einsatz von Stabilisierungstechniken

Es sei an dieser Stelle noch einmal ausdrücklich darauf hingewiesen, dass dem Schmerzselbstmanagement eine wichtige Bedeutung in der Schmerztherapie zukommt. Der Patient soll über die »Stabilisierungsarbeit« dazu befähigt werden, seinen Schmerz eigenständig zu modulieren. Es ist mehr oder weniger eine Grundvoraussetzung für die weitere EMDR-Arbeit, dass es dem Patienten gelingt, Symptomeskalationen effizient zu verhindern und selbständig und zuverlässig in einen positiven State zu gelangen. Dafür sollte er in der Lage sein, Auslöser frühzeitig zu erkennen und diese vorbeugend zu entschärfen, um eine weitere Eskalation zu verhindern. Auch das Erkennen der eigenen Belastbarkeit spielt hierfür eine wichtige Rolle. Der Patient sollte darin unterstützt werden, sich eigenständig Grenzen der Belastbarkeit zu setzen und sich um ihre Einhaltung zu bemühen. Neben diesen allgemeinen Aspekten stellen die bereits vorgestellten Schmerzkontrolltechniken sehr wirksame Möglichkeiten dar, die der Patient auch in Eigenregie gezielt zur Schmerzmodulation einsetzen kann. Solche Strategien sollten dem Patienten zuverlässig zugänglich sein, was gerade am Anfang einer regelmäßigen Übung bedarf. Unserer Erfahrung nach hat es sich bewährt, in der Anfangsphase der Therapie gemeinsam mit dem Patienten zunächst verschiedene Ressourcen- und Stabilisierungstechniken auszuprobieren, bevor man sich später auf ein oder zwei Schlüsselübungen fokussiert. Hier sei noch einmal betont, dass Stabilisierungsübungen im EMDR-Protokoll fest verankert sind (in der Regel zu Beginn sowie zum Abschluss). Dies bedeutet, dass jede EMDR-Sitzung – unabhängig davon, in welcher Therapiephase sich die Behandlung gerade befindet – mindestens eine Stabilisierungsübung beinhaltet.

So zeichnet sich eine erfolgreiche EMDR-basierte Schmerztherapie immer auch dadurch aus, dass der Patient am Ende der Therapie mindestens ein bis zwei suffiziente Schmerzkontrolltechniken beherrscht, die er schnell, zuverlässig und selbständig einsetzen kann. Da gerade zu Beginn der Therapie während und zwischen den einzelnen Therapiesitzungen die emotionale Belastung durch den Schmerz oder/und das Trauma zwischenzeitlich zunächst einmal ansteigen kann, sollten die erlernten Regulierungstechniken so vermittelt werden, dass sie für den Patienten immer zugänglich sind. Daher hat es sich bewährt, die erlernten Imaginations- und Entspannungsübungen sowie die erprobten Ressourcen explizit in Form eines »Handwerkskoffer« zusammenzustellen. Dieser Koffer enthält ein Set an Selbstkon-

Tab. 9: Beispiele für die Inhalte eines »Notfallkoffers«

Handwerkskoffer mit Selbstkontrolltechniken (Notfallset)	
Muskelentspannungsübung	■ Übungen nach Jacobsen
Distanzierungsübung	■ 5-4-3-2-1-Übung ■ Tresorübung
Imaginäre Ressource	■ Positive Körperressource ■ Wohlfühlort ■ Lichtstrahlübung
Reale (greifbare) Ressource	■ Positiv besetzte Gegenstände ■ Lieblingsmusik ■ Parfüm mit positiven Assoziationen ■ Positive Aktivitäten (auf Karten notiert) ■ Telefonnummern von Freunden
Counterirritationstechniken	■ Igelball ■ Chili
Körperbezogene Ressource	■ Wärmflasche ■ Kirschkernkissen ■ TENS-Gerät
Medikamente	■ Novalgintropfen ■ Diclofenac-Tablette
Notfallnummern	■ Telefonnummer einer vorher sorgfältig ausgewählten Klinik
Stufenweise Verwendung und Einsatz des Koffers: Üben, üben, üben!	

trolltechniken, die der Patient in alltäglichen Belastungssituationen anwenden kann, um mit physischen und emotionalen Schmerzen besser und flexibler umgehen zu können. Dieser »Koffer« sollte gemeinsam mit dem Patienten zusammengestellt, im Einzelnen besprochen und in der Anwendung erprobt werden. Es empfiehlt sich, die Techniken aus verschiedenen Kategorien (u. a. imaginäre und reale Ressourcen, Distanzierungstechnik) zu wählen und hierarchisch abzustufen, um ein möglichst breites Repertoire an Strategien zum Schmerzselbstmanagement zur Hand zu haben. Ein »Notfallset«, welches nur eingesetzt werden soll, wenn die anderen Strategien nicht mehr wirken (z. B. Schmerzmedikamente, Notfalltelefonnummer), kann zusätzlich beigefügt werden.

Motivation schaffen

Wie bereits im vorherigen Abschnitt erörtert, kann chronischer Schmerz bei den Betroffenen zum massiven Erleben von Hilflosigkeit und Enttäuschung führen. Patienten mit chronischen Schmerzen leiden in der Regel schon seit vielen Jahren unter ihren Schmerzen und haben eine Vielzahl an vergeblichen Therapieversuchen durchlaufen. Nicht selten steht im Hintergrund eine lange Leidensgeschichte, geprägt durch frustrane Arztbesuche, verunsichernde Medikamentennebenwirkungen bis hin zu wirkungslosen Operationen, so dass es nicht verwundert, wenn die Patienten mit der Zeit ihren Glauben an eine Besserung oder gar Heilung verloren haben. Nicht selten befindet sich der Patient zu Beginn der Therapie in einer subjektiv erlebten »Schach-Matt-Situation«: Das Vertrauen in die eigenen Fähigkeiten ist geschwunden, der Glaube an das Medizinsystem und an die Fähigkeiten von Ärzten und Therapeuten ist von Ambivalenz geprägt, er fühlt sich oftmals hilflos und im Stich gelassen und die Hoffnung auf eine Besserung entstammt mehr der Verzweiflung als dem Glauben an eine echte Veränderung. Hinzu kommt, dass wirkliche Veränderungen inzwischen mit sehr viel Kraft und Anstrengungen verbunden sind – Kraft und Anstrengungen, die aufzubringen sich viele Patienten nicht mehr in der Lage fühlen.

Durch die Psychotherapieforschung ist wissenschaftlich sehr gut belegt, dass der Glaube an eine Veränderung mitunter den stärksten Prädiktor dafür darstellt, dass eine solche Veränderung auch eintreten kann. Um den Patienten für die Möglichkeit von Veränderungen zu öffnen, ist es daher enorm wichtig, bei ihm zunächst einen solchen »Keim der Veränderungsbereitschaft« zu legen. Es ist daher eine wichtige Aufgabe des Therapeuten, zu Beginn der Behandlung dem Patienten Hoffnung und Glaube an die Veränderbarkeit seiner aktuellen Situation zu vermitteln. Seine Hoffnung zu fördern soll natürlich nicht bedeuten, dass bei ihm nun unrealistische Erwartungen erzeugt werden. Es bedeutet vielmehr, dass man dem Patienten ein für ihn relevantes Therapieziel in Aussicht stellt und ihm gleichzeitig eine realistische Perspektive aufzeigt, wie dieses Ziel zu erreichen ist.

Ein erster Schritt hierzu kann sein, über realistische Verhaltensänderungen gezielt die Selbstwirksamkeit des Patienten zu fördern, um ihn hierdurch nach und nach zu mehr Selbstverantwortung zu führen. Hierbei lassen sich die drei klassischen Grundsätze aus der motivierenden Gesprächsführung nach Miller & Rollnick (2002) als eine wertvolle Orientierungshilfe formulieren:

1. Die Selbstwirksamkeit des Patienten ist zu fördern.
2. Der Patient, nicht der Therapeut ist für die Entscheidung zur Veränderung und deren Umsetzung verantwortlich.
3. Der Glaube des Therapeuten an die Veränderungsfähigkeit des Patienten ist als eine »selbsterfüllende Prophezeiung« zu betrachten.

Die Betonung der persönlichen Verantwortung des Patienten und sein Vertrauen in eigene Fähigkeiten zu stützen sind Möglichkeiten, die Selbstwirksamkeit zu stärken. Hierbei steht der Therapeut dem Patienten hilfreich zur Seite, nimmt ihm jedoch nicht die Verantwortung für die Veränderung ab. Beim Patienten soll das Vertrauen in die eigenen Fähigkeiten und in die erfolgreiche Umsetzung der Veränderung gestärkt werden. Die Absicht, sich zu verändern, bedarf jedoch auch einer ausreichenden Zuversicht, diese Veränderung auch umsetzen zu können. Diese Zuversicht beim Patienten »hervorzulocken« und auszubauen, ist die eigentliche Aufgabe und Herausforderung des Therapeuten.

Die Hoffnung des Patienten zu fördern, ohne bei ihm unrealistische Erwartungen zu erzeugen, beinhaltet, dass man angemessene Therapieziele formuliert. Es hat sich für uns bewährt, die Formulierung solcher Behandlungsziele möglichst SMART zu gestalten. SMART ist ein Akronym und steht für *specific, measurable, accepted, realistic, and timely* (Doran 1981). Das heißt, die angesteuerten Therapieziele sollten nach Möglichkeit eindeutig und präzise definiert sein *(specific)*, sie sollten objektiv messbar sein *(measurable)*, sie sollten vom Patienten akzeptiert sein *(accepted)*, sie sollten realistisch sein *(realistic)* und es sollte ein klarer Zeitrahmen festgelegt werden *(timely)*. Wichtig ist insbesondere, dass die vereinbarten Therapieziele für den Patienten subjektiv relevant und innerlich auch als »motivierende« Ziele akzeptiert sind. Es macht wenig Sinn, die Wiedereingliederung ins Arbeitsleben als ein SMARTes Therapieziel zu wählen, wenn der Patient bzw. die Patientin gar nicht wieder in seine

Tab. 10: Das SMART-Modell (Doran 1981)

Ziele und Zukunftsvorstellungen wirksam formulieren	
Spezifisch	Ziele müssen eindeutig definiert sein (nicht vage, sondern so präzise wie möglich).
Messbar	Ziele müssen messbar sein (Messbarkeitskriterium) – am besten mit Etappenschritten. Die wichtigsten Etappenschritte sind Wochen- und Monatsziele. Etappenschritte sind wichtig für die Erfolgskontrolle und den regelmäßigen Erfolg! Leitfrage: Woran erkennen Sie, dass Sie Ihr Ziel erreicht haben?
Akzeptiert	Ziele müssen von den Empfängern akzeptiert sein (auch: angemessen, attraktiv, ausführbar oder anspruchsvoll). Das formulierte Ziel sollte so persönlich bedeutsam sein, dass es sich lohnt, etwas dafür zu tun.
Realistisch	Ziele müssen möglich sein. Das Ziel sollte fordern, aber es muss erreichbar sein. Sonst entsteht Frust, bevor überhaupt begonnen wurde.
Terminierbar	Zu jedem Ziel gehört eine klare Terminvorgabe, bis wann es erreicht sein muss. Nicht: »Ich werde bald anfangen zu trainieren«, sondern einen konkreten Termin festlegen und dann anfangen!

alte Arbeit zurückmöchte, sondern für ihn oder sie vielleicht primär die früheren gemeinsamen Aktivitäten mit der Lebenspartnerin/dem Lebenspartner im Vordergrund stehen. Relevante Veränderungen sind häufig mit viel Kraftaufwand und Anstrengungen verbunden und erfordern daher ein gewisses Eigenengagement und ausreichend Selbstdisziplin von Seiten des Patienten. Um beim Patienten ausreichend Kraft und Energie mobilisieren zu können, ist es folglich wichtig, dass die Ziele für ihn hinreichend attraktiv, subjektiv angemessen, aber auch ausreichend anspruchsvoll sind.

Es gilt als eines der Grundaxiome der psychotherapeutischen Schmerztherapie, beim Patienten keine unrealistischen Therapieerwartungen zu erzeugen. Daher wird allgemein empfohlen, nicht die »Beseitigung des Schmerzes« als primäres Therapieziel zu wählen, sondern objektiv messbare Ziele zu finden *(»wieder spazieren gehen zu können«* oder *»wieder arbeiten gehen zu können«)*. Diese sehr zurückhaltende Einstellung bei der Wahl möglicher Therapieziele ist sicherlich auch dem Umstand geschuldet, dass die bisherigen psychotherapeutischen Schmerztherapieansätze nicht auf eine Reduktion des Schmerzes abzielen, sondern die Beeinträchtigung durch den Schmerz und die Behandlung psychischer Schmerzfolgen (Depressionen, Ängste etc.) in den primären Fokus ihrer Therapien stellen. Die Effekte sowohl psychologischer als auch medikamentöser Therapieansätze auf den Schmerz selbst sind hingegen meist eher gering. So zeigen beinahe alle Studien über die Wirksamkeit psychotherapeutischer Interventionen in der Behandlung von chronischen Schmerzen nur leichte bis moderate Effekte hinsichtlich der Verbesserung von Copingstrategien oder der Reduktion der schmerzbedingten Beeinträchtigung. Die Veränderungen des Schmerzes selbst war in beinahe allen diesen Studien mit aktiven Vergleichsgruppen klinisch nicht bedeutsam (Williams et al. 2020).

Unrealistische Therapieziele und idealisierende Erwartungen an den Therapeuten können der Ursprung für problematische Irritationen in der Therapeut-Patient-Interaktion sein. Insbesondere vor dem Hintergrund chronischer Schmerzen entwickelt sich bei den Betroffenen häufig eine gewisse »Sehnsucht« nach einem idealisierten Objekt (ein »Schmerzerlöser«), was zur Folge haben kann, dass das reale Gegenüber (in der Regel der Therapeut) hoffnungsvoll und idealisierend begrüßt wird, früher oder später jedoch vor den idealisierten Ansprüchen versagt und selbst zum »enttäuschenden Objekt« wird. Im weiteren Verlauf der Behandlung können beim Therapeuten ein Gefühl des Nichtwissens, der Unsicherheit, der Hilf- und Hoffnungslosigkeit sowie Ängste vor einem Scheitern der Behandlung entstehen. Kommen auf Seiten des Patienten Ungeduld, Erschöpfung und Ablehnung hinzu, so erschwert dies die Interaktion. Das Erkennen solcher Interaktionsmuster und die gezielte Kontrolle der daraus entstehenden Übertragungsreaktionen bilden eine wichtige Grundlage bei der Behandlung insbesondere somatoformer und somatisierender Schmerzpatienten. Dabei ist hervorzuheben, dass das Handeln des Patienten nicht bewusst gesteuert wird und es in der Verantwortung des Therapeuten liegt, adäquat mit seinen idealisierenden Erwartungen umzugehen. Die therapeutische Herausforderung besteht darin, diesen idealisierenden Bestrebungen entgegenzuwirken, gleichzeitig jedoch dem Patienten nicht die Hoffnung auf einen adäquaten Therapieerfolg zu nehmen. Denn EMDR zielt im Gegensatz zu den meisten anderen Verfahren primär auf die Schmerzsymptomatik selbst ab. Ziel einer EMDR-basierten Schmerztherapie ist die Reduktion und im besten Fall die vollständige Beseitigung der Schmerzsymptomatik. Unsere Erfahrungen, aber auch die Ergebnisse der hierzu vorliegenden Studien zeigen, dass diese Ziele durchaus keine unrealistischen Erwartungen an die Therapie darstellen (Tesarz et al. 2014). So kann eine vollkommene Schmerzfreiheit bei einer nicht zu unterschätzenden Anzahl an Patienten erreicht werden, was manchen Patienten durchaus auch gesagt werden darf. Die Mehrheit der Patienten wird aber von einer deutlichen und klinisch relevanten Schmerzreduktion berichten. Wenn der Patient als primäres Behandlungsziel die Symptomreduktion/-freiheit nennt, dann darf und sollte dies durchaus auch anerkannt werden, jedoch sollte zusätzlich stets auch nach weiteren Behandlungszielen gefragt und unrealistische Erwartungen problematisiert werden (z. B. *»Ich verstehe, dass Sie den Schmerz loswerden wollen, aber was würden Sie darüber hinaus noch gerne errei-*

Tab. 11: Techniken des »Confidence-Talks« (modifiziert nach Miller & Rollnick 2002)

Confidence-Talk	
Evokative Fragen	▪ *»Was stimmt Sie optimistisch, dies schaffen zu können?«*
Zuversichtsrating	▪ *»Auf einer Skala von 0 (gar nicht zuversichtlich) bis 10 (absolut zuversichtlich): Wie zuversichtlich sind Sie in Hinblick auf Ihr Therapieziel?«* ▪ *»Wie kommt es, dass Sie sich bei dem Wert x und z. B. nicht bei einem Wert von 0 eingeordnet haben?«*
Rückblick auf vergangene Erfolge	▪ *»Wann in der Vergangenheit haben Sie sich schon einmal zu einer Veränderung entschlossen und diese dann auch umgesetzt?«* ▪ *»Wie haben Sie das gemacht?«* ▪ *»Was gab es damals für Hindernisse und wie haben Sie diese konkret überwunden?«*
Ansprechen persönlicher Stärken und Unterstützungsmöglichkeiten	▪ *»Welche Stärken und Fähigkeiten haben Sie, die Ihnen helfen könnten, diese Veränderung vorzunehmen?«* ▪ *»Wer und was könnte Sie dabei unterstützen?«*
Brainstorming	▪ *»Wenn Sie einmal alle Ideen – so abwegig sie auf den ersten Blick auch erscheinen mögen – aussprechen, was Ihnen eine Veränderung oder Verbesserung erleichtern würde: Was fällt Ihnen da ein?«*
Umdeuten (»Reframing«)	▪ *Patient: »Ich habe es mehrmals versucht und bin immer wieder gescheitert!« – Therapeut: »Diese Versuche haben nicht den vollen Erfolg gebracht. Doch wozu waren diese Versuche gut? – Welchen Nutzen können Sie daraus für sich ziehen?«*
Thematisieren hypothetischer Änderungen	▪ *»Nehmen Sie einmal an, Sie würden Ihr Ziel erreichen und schauten nun darauf zurück: Was hat den Ausschlag gegeben, dass Sie es geschafft haben? Wie haben Sie es hingekriegt?«*

chen?«). Manchmal können Patienten weitere Behandlungsziele formulieren, indem man sich den Alltag detailliert schildern lässt (aufstehen, Zähne putzen, Haushalt führen ...). Als weitere hilfreiche Unterstützung können Techniken des »Confidence-Talks« – ebenfalls aus der »motivierenden Gesprächsführung« – eingesetzt werden, um bei den Patienten eine motivierende Zuversicht aufzubauen (siehe auch Tabelle 11).

Insgesamt ist festzuhalten, dass die zunächst vielleicht trivial klingende Grundvoraussetzung, Motivation zu schaffen und den Keim der Veränderungsbereitschaft zu legen, sich in der Praxis häufig als eine sehr komplexe und schwierige Aufgabe erweisen kann. So kann es mitunter sehr viel Zeit und Energie in Anspruch nehmen, bis beim Patienten ausreichend Kompetenzen identifiziert, Fähigkeiten entwickelt, Ressourcen mobilisiert, das Umfeld modifiziert und Motivation geschaffen ist, so dass er genügend Kraft und Know-how zur Hand hat, die ersehnten Veränderungen umzusetzen.

Verbesserung der Schlafqualität

Eine wichtige, jedoch häufig nicht ausreichend berücksichtigte »Stellschraube« in der psychologischen Schmerztherapie stellt die Verbesserung der Schlafqualität dar. Die Schlafqualität steht in einem relevanten Zusammenhang zu den schmerzverarbeitenden Systemen. Dem Schlaf-Wach-Rhythmus – bzw. seiner Störung – wird eine wichtige Rolle in der Entstehung der Gedächtniskonsolidierung und auch im Hinblick auf die Entstehung eines Schmerzgedächtnisses beigemessen. Die Gedächtniskonsolidierung beruht im Wesentlichen auf der Ausbildung neuer Nervenzellverbindungen, sogenannter Synapsen. Während im Wachzustand in unserem Nervensystem stetig neue Eindrucke verarbeitet und neue neuronale Gedächtnisspuren ausgebildet werden, werden im Schlafzustand nicht gebrauchte und unwichtige Gedächtnisspuren zurückgebildet, indem ungenutzte Nervenzellverbindungen abgebaut werden: ein Prozess, den man auch als »synaptic pruning« (engl. »synaptisches Ausdünnen«) bezeichnet – der Schlaf unterstützt die Gedächtniskonsolidierung, indem ungenutzte synaptische Verbindungen zurechtgestutzt und eliminiert werden (Tononi & Cirelli 2020).

Grundpfeiler der Schlafoptimierung sind:

- körperliche Aktivierung: Regelmäßig ausgeübter Sport fördert den Schlaf. Allerdings hängt die positive Wirkung des Sports auf die Schlafqualität von der Intensität, mit der er, und von der Tageszeit, zu der er ausgeübt wird, ab. Wenn der zeitliche Abstand zur Schlafenszeit zu kurz oder die Aktivität ungewohnt belastend ist, kann sich dies negativ auf die Schlafqualität auswirken. Andererseits können Mangel an Bewegung und zu geringe körperliche Auslastung ebenfalls zu Schlaflosigkeit führen, da ein Zuviel an Ruhe den Körper nicht mehr auslastet. Gerade in dieser Hinsicht sollte regelmäßiger ausgewogener Sport angestrebt werden.
- Schlafhygiene: Empfehlungen zur Schlafhygiene beinhalten die Gestaltung der Schlafumgebung und des Schlaf-Wach-Rhythmus, der Ernährung sowie Verhaltensweisen zur eindeutigen Kopplung von Schlafumgebung und Schlaf (Konditionierung). Es existieren inzwischen zahlreiche und didaktisch gut aufbereitete Schlafhygieneempfehlungen, welche frei zugänglich oder auf Anfrage von den Krankenkassen erhältlich sind. Diese beinhalten Umstände, Verhaltensweisen und mögliche Maßnahmen, um die Schlafqualität zu verbessern. Zwar wissen Schlafgestörte meist mehr über die Regeln der Schlafhygiene als Gesunde, sie verhalten sich dennoch wenig danach. Die Motivation und Begleitung der Patienten bei der Umsetzung ist eine wichtige Funktion, die der Schmerztherapeut hier einnehmen kann.

- Rhythmisierung der Tagesstruktur: Gerade bei vorliegenden Schlafstörungen ist die Entwicklung eines geregelten Schlaf-Wach-Rhythmus sowie ein bewusster Umgang mit Zeit von zentraler Bedeutung. Dazu wird empfohlen, sich auch bei fehlendem Termindruck unter der Woche einen Wecker zu stellen und möglichst zur gleichen Uhrzeit aufzustehen bzw. schlafen zu gehen.
- Medikation und Schlafrestriktion: Weitere Eskalationsstufen sind der Einsatz von antihistaminerg wirkenden Psychopharmaka. Hier kommen v.a. Medikamente mit schmerzlindernder Wirkung zum Einsatz wie trizyklische Antidepressive (z.B. Amitriptylin in niedriger Dosis, Mirtazapin in niedriger Dosis). Eine weitere Möglichkeit besteht in dem Einsatz von Schlafrestriktionstraining.

Die Schlafrestriktionstherapie ist ein verhaltenstherapeutischer Ansatz und gilt als eines der wirksamsten nichtmedikamentösen Therapieverfahren (Spiegelhalder et al. 2011). Die genaue Umsetzung ist in einfach handhabbaren Manualen gut beschrieben. Das Prinzip der Behandlung beruht dabei auf drei einfachen Schritten: 1. Reduktion des Schlaffensters, 2. Verbesserung der Schlafeffizienz und 3. Ausweitung des Schlaffensters.

- *Reduktion des Schlaffensters:* Zunächst werden durch das Führen eines Schlafprotokolls die durchschnittliche Bettzeit, die geschätzte Einschlafdauer und die Dauer der nächtlichen Schlafunterbrechungen ermittelt. Anhand dieser Daten wird das sogenannte Schlaffenster bestimmt: die Zeit, die der Patient aktiv im Bett verbringen darf. Bei der Bestimmung des Schlaffensters ist zu berücksichtigen, dass nach einer Änderung des Schlaffensters häufig ein Anpassungseffekt eintritt, so dass die ersten beiden Tage nach Änderung des Schlaffensters nicht in die Berechnung des neuen Schlaffensters einbezogen werden sollten.[30] Die mittlere wöchentliche (bzw. 5-tägige) Schlafdauer jeder Nacht bestimmt das Schlaffenster der folgenden Woche. Dazu wird die geschätzte Wachzeit von der Gesamtbettliegezeit abgezogen, um die geschätzte Gesamtschlafzeit zu erhalten. Diese Gesamtschlafzeit bestimmt die Länge des Schlaffensters für die folgende Woche. Folglich verkürzt sich das Schlaffenster, wenn der Patient unter langen Wachphasen leidet. Es ist jedoch darauf zu achten, dass die minimale Bettzeit nicht unter eine kritische

30 Die Verwerfung der ersten Tage wird aufgrund eines angenommenen Adaptationseffekts durch die Einführung des Protokolls empfohlen. Gerade anfangs können die Einführung des Schlafprotokolls, die Erwartungsängste sowie die Umstellung des Körpers auf veränderte Schlafzeiten verstärkt Einschlafprobleme mit sich bringen, was gerade zu Beginn der Bestimmung des Schlaffensters störend sein kann.

Grenze von 4,5 bis 5 Stunden fällt. Wird bei einem Patienten, der normalerweise 9 Stunden im Bett liegt, z. B. von 22.00 Uhr bis 7.00 Uhr, die Gesamtschlafzeit laut Schlafprotokoll auf 5 Stunden geschätzt, so verkürzt sich die Bettzeit um 4 Stunden. Das heißt, die Bettzeit verkürzt sich z. B. von ursprünglich 22:00 bis 7:00 Uhr auf nun 0:30 bis 5:30 Uhr. Bei der Anpassung der Bettzeiten sollte darauf geachtet werden, dass die Aufstehzeit konstant gehalten wird, da diese stärker vom inneren zirkadianen Rhythmus bestimmt wird als die Zubettgehzeit. Das heißt, spätere Anpassungen sollten so vorgenommen werden, dass die Zubettgehzeit verändert wird, aber weniger die Aufstehzeit. Außerdem sollte der Zeitkorridor möglichst stabil gehalten werden. Eine Verschiebung der Zubettgeh- und Aufstehzeit ist möglich, sollte aber nicht mehr als eine Stunde betragen und auf keinen Fall zu häufig erfolgen, da sich sonst der Schlaf-Wach-Rhythmus weiter verschiebt. Zwischenschlafpausen sollten auf jeden Fall vermieden werden und Ausnahmen, wie z. B. ein 20-minütiger Mittagsschlaf, sollten nur in schweren akuten Krisen vereinbart werden und wirklich Ausnahmen bleiben. Ziel dieser Schlafrestriktion ist die Verbesserung der Schlafeffizienz.

- *Verbesserung der Schlafeffizienz:* Der Begriff Schlafeffizienz bezieht sich auf den prozentualen Anteil der tatsächlich geschlafenen an der insgesamt im Bett verbrachten Zeit. Die Schlafeffizienz wird berechnet, indem die Schlafdauer durch die Bettliegezeit dividiert und mit 100 multipliziert wird. Die Formel für die Schlafeffizienz lautet: SEF = (Schlafdauer/Bettliegezeit) × 100 % (z. B.: 5 Std./10 Std. × 100 = Schlafeffizienz von 50 %). Die Schlafeffizienz spielt eine entscheidende Rolle bei der Schlafrestriktion, sowohl bei der weiteren Begrenzung als auch bei der Erweiterung des Zeitfensters für den Schlaf. Ziel ist eine Schlafeffizienz von 85 % oder mehr.
- *Ausweitung des Schlaffensters:* Wenn die durchschnittliche Schlafeffizienz über einen Zeitraum von 5 Tagen 90 % oder mehr beträgt, wird das Schlaffenster um 15 Minuten verlängert. Zum Beispiel von 0.30 bis 5.30 Uhr auf 0.15 bis 5.30 Uhr. Liegt die Schlafeffizienz zwischen 90 % und 85 %, bleibt die vorherige Bettzeit unverändert. Fällt die Schlafeffizienz unter 85 %, wird das Schlaffenster um 15 Minuten verkürzt. Es ist jedoch zu beachten, dass das Schlaffenster nicht unter die kritische Grenze von 4,5 Stunden fallen sollte. Dieser Prozess wird so lange fortgesetzt, bis eine individuell zufriedenstellende Schlafdauer erreicht ist. In der Regel stellt sich nach 6 bis 8 Wochen eine Schlafeffizienz zwischen 80 % und 90 % mit einer Gesamtschlafdauer von 5 bis 6 Stunden pro Nacht ein.

Das Schlafrestriktionstraining gilt als eine der wirksamsten psychologischen Interventionen zur Verbesserung der Schlafqualität. Es ist jedoch auch eines der anspruchsvollsten Programme und erfordert von den Patienten ein hohes Maß an Engagement und Durchhaltevermögen. Studien zeigen, dass bis zu 25 % der Teilnehmer das Programm vorzeitig abbrechen. Daher ist es wichtig, diese Intervention in flankierende Maßnahmen zur Erhöhung der Adhärenz und Motivation einzubetten und ein gezieltes Schlafrestriktionsprogramm immer therapeutisch zu begleiten. Dazu gehören eine umfassende Schlafedukation, die Aufklärung über die Bedeutung der therapeutischen Maßnahmen sowie die Umsetzung einer guten Schlafhygiene.

Darüber hinaus ist es ratsam, mit den Patienten ein individuelles Aktivitätsprogramm zu besprechen, um die gewonnene Zeit sinnvoll zu nutzen und das Risiko einer überwältigenden Müdigkeit zu minimieren. Dabei sollten angenehme Freizeitaktivitäten im Vordergrund stehen, um eine Belohnungsfunktion zu erfüllen und die Motivation aufrechtzuerhalten.

Die Bedeutung körperlicher Aktivität

Ergänzend sei an dieser Stelle noch kurz auf die Bedeutung körperlicher Aktivität bei der Behandlung chronischer Schmerzen hingewiesen. Zwar ist körperliche Aktivität mit Sicherheit kein EMDR-spezifisches Element, jedoch hat sie entscheidenden Einfluss sowohl auf die Schmerzwahrnehmung als auch auf die Schmerzverarbeitung. Vor diesem Hintergrund sollte körperlicher Aktivität ein fester Stellenwert auch im Rahmen einer EMDR-basierten Schmerztherapie zukommen.

Denn Vermeidungsverhalten und körperliche Inaktivität spielen bei der Entstehung und Aufrechterhaltung chronischer Schmerzsyndrome eine nicht zu unterschätzende Rolle. Oftmals führen chronische Schmerzen durch ein dysfunktionales Vermeidungsverhalten zu einer zunehmenden körperlichen Inaktivität. Hierin besteht im Übrigen ein weiterer Überschneidungsbereich zwischen Traumafolgestörungen und chronischen Schmerzstörungen. Denn sowohl Schmerz- als auch traumatisierte Patienten gehen bevorzugt angstauslösenden Situationen oder Reizen (Triggern) aus dem Weg. Hierdurch werden die Patienten indirekt in ihrem Vermeidungsmuster verstärkt *(»Ich mache nichts, also passiert mir nichts!«)* und können nicht die wichtige Erfahrung machen, dass entgegen ihrer Erwartung doch nichts »Dramatisches« passieren würde. Es entsteht ein sich selbst verstärkender Kreislauf. Denn durch die vermehrte Inaktivität wird das Schmerzempfinden negativ beeinflusst. Auch wenn die genauen Zusammenhänge noch nicht vollständig verstanden sind, so konnte in Studien nachgewiesen werden, dass Schmerzreize nach einer

Phase körperlicher Inaktivität relevant stärker wahrgenommen werden als nach einer Phase körperlicher Aktivität. Weiterhin unterstützt körperliche Aktivität die Patienten darin, einen neuen Umgang mit ihrem Schmerz zu entwickeln. So führt körperliche Aktivität bei Schmerzpatienten nachgewiesenermaßen zu Veränderungen in der kognitiven Interpretation (im Sinne einer kognitiven Umstrukturierung) sowie durch das Erleben, dem Schmerz etwas entgegensetzen zu können (im Sinne gegensteuernder Maßnahmen), zu einer verbesserten Selbstwirksamkeit (Liedl et al. 2013). Körperliche Aktivität und das Konzept der körperlichen Aktivierung spielen entsprechend eine zentrale Rolle auch in der Therapie von Patienten mit chronischen Schmerzen.

Die Integration körperlicher Aktivierung in den Gesamtbehandlungsrahmen kann auf unterschiedliche Art und Weise erfolgen. Da in der Regel die räumlichen und personalen Kapazitäten nicht bestehen, um eine regelmäßige Einzelbetreuung oder Anbindung eine Patienten an eine Gruppe in ausreichendem Maße zu gewährleisten, kommt der eigenständigen Durchführung körperlicher Aktivität durch ihn eine zentrale Bedeutung zu. Denn wie in den meisten Therapieprogrammen, so ist auch die Wirksamkeit körperlicher Aktivität – aber auch der anderen Stabilisierungsübungen – erheblich davon abhängig, inwieweit die besprochenen Aktivitäten und Übungen zu Hause vom Patienten selbständig und regelmäßig durchgeführt werden. Es hat sich bewährt, initial eine Einführung durch eine entsprechend geschulte Fachkraft (z.B. durch einen Physiotherapeuten bzw. durch den betreuenden Arzt oder Psychologen) durchzuführen, um mögliche Fehler bei der Ausführung der Übungen aufzudecken und sie unter Anleitung zu korrigieren. So wird verhindert, dass sich falsche Bewegungsmuster dauerhaft einschleichen können. Von entscheidender Bedeutung ist, dass der Patient die Übungen regelmäßig durchführt. Vor diesem Hintergrund kann es für ihn immens motivationssteigernd sein, wenn der Therapeut sich über den gesamten Therapieverlauf regelmäßig danach erkundigt, ob die Umsetzung in den Alltag auch gelingt. Spezifische Umsetzungsprobleme sollten dann explizit thematisiert und individuelle Lösungsmöglichkeiten besprochen werden. Um die Verbindlichkeit weiter zu fördern, hat sich für uns folgendes vierstufige Konzept bewährt (welches sich zur Vereinfachung kurz unter dem englischen Slogan *to demand for, to explore the difficulties, to develop solutions, and to encourage* zusammenfassen lässt):

Der Therapeut sollte sich direkt zu Beginn jeder Sitzung kurz danach erkundigen, wie das Üben zu Hause funktioniert hat. Wenn Patienten berichten, dass sie die Aktivitäten oder Übungen nicht durchführen konnten,

- sollte exploriert werden, wo die Schwierigkeiten lagen;
- sollte ein möglicher Lösungsansatz gemeinsam mit den Patienten (besser *durch* den Patienten) entwickelt werden;
- sollte dieser Lösungsansatz mittels Absorptionsübung (Verknüpfung der belastenden Situation mit drei positiven Erlebnissen, siehe S. 301 ff.) vertieft werden.

Es hat sich als sehr wertvoll und überaus hilfreich erwiesen, der Besprechung der vereinbarten Übungen einen festen und verbindlichen Stellenwert in jeder einzelnen Therapiesitzung zu geben. Dies mag zunächst mühsam erscheinen und gelegentlich durchaus auch zu dem Eindruck führen, dass andere Therapieelemente zu kurz kommen könnten. Unsere Erfahrungen haben jedoch gezeigt, dass die dadurch entstehende Verbindlichkeit den Patienten sehr dabei unterstützt, das Behandlungskonzept auch auf Dauer und in schwierigen Zeiten entsprechend umzusetzen.

Herr R.: Stabilisierung und Übergang in die Bewertungsphase

Mit Herrn R. wurde besprochen, dass man zunächst daran arbeiten müsse, ein paar wirksame Schmerzkontrolltechniken zu entwickeln und einen individuellen Notfallplan auszuarbeiten, falls es im Behandlungsverlauf zum Auftreten von Schmerzkrisen kommen sollte. Hierfür wurde mit ihm vereinbart, bis zur nächsten Sitzung ein »Ressourcentagebuch« zu führen und in diesem Rahmen gezielt auf solche Aktivitäten zu achten, bei oder nach denen er eine (wenn auch nur minimale) Besserung der Schmerzsymptomatik wahrnehmen konnte. Zusätzlich wurde der Patient in die Übung der positiven Körperressource eingeführt (die im weiteren Behandlungsverlauf durch die Lichtstrahlübung sowie die Übung vom Wohlfühlort ergänzt wurde). Darüber hinaus wurden immer wieder einzelne edukative Elemente eingestreut, in deren Rahmen Herr R. über Schmerzverarbeitung und Schmerzgedächtnis sowie die Zusammenhänge zwischen Schmerzgedächtnis und Erinnerungsprozessen informiert wurde und, wenn es sich anbot, auch auf EMDR und das Konzept der adaptiven Informationsverarbeitung eingegangen wurde. Bereits in der zweiten Sitzung berichtete der Patient motiviert, dass er sich eine eigene »Anti-Schmerz-CD« zusammengestellt hätte, auf der er Lieblings- und Motivationslieder aufgespielt habe und die er im Rahmen von Schmerzkrisen ganz bewusst gegen den Schmerz einsetzen könne. Anhand des Ressourcentagebuches ließ sich erkennen, dass an die frische Luft gehen und Kälte allgemein als schmerzlindernd empfunden wurden, wohingegen Herr R. intensive körperliche Aktivität als einen möglichen Schmerzauslöser vermutete. Anhand der Aufzeichnungen ließ sich auch erkennen, dass Herrn R.s übliches

Tab. 12: Notfallplan Herr R.

Notfallplan	Selbstkontrolltechniken
Stufe I	■ Musik hören (»Notfall-CD«) ■ Lichtstrahl-Imaginationsübung ■ Autogenes Training ■ TENS-Gerät (Transkutane Elektrische Nervenstimulation)
Stufe II	■ Eisdusche ■ Schmerztropfen (z. B. Metamizol 20°) ■ Positive Körperressource ■ Mentholöl auf Stirn
Stufe III	■ Notfallnummer Hausarzt ■ Notfallnummer ambulanter Psychotherapeut ■ Ggf. neurologische Ambulanz

Reaktionsmuster, sich hinzulegen und auszuruhen, auf die jetzigen Schmerzkrisen keinen Einfluss hatte.
Um Herrn R. behutsam an die EMDR-Technik heranzuführen, wurden von Anfang an die im Rahmen der verschiedenen Stabilisierungstechniken auftretenden positiven States und Körperempfindungen immer wieder kurz mit langsamen bilateralen Provokationsserien verankert. Hierdurch gelang es Herrn R., sich rasch mit der Technik der bilateralen Augenbewegungen vertraut zu machen. Mithilfe der Absorptionsübung wurde der Patient gegen Ende der dritten Sitzung erstmals an den standardisiert-protokollarischen Ablauf einer EMDR-Sitzung herangeführt. So wurde auch die Art und Geschwindigkeit der bilateralen Provokation individuell abgestimmt und das Stoppsignal vermittelt: Es wurde vereinbart, dass Herr R. den EMDR-Prozess durch Heben der Hand jederzeit unterbrechen konnte. Durch dieses gestufte und ressourcenzentrierte Vorgehen gelang es, Herrn R. einen positiven ersten Eindruck von EMDR zu vermitteln, so dass die Provokationen diesen in weiteren Sitzungen eher an das Gefühl von Sicherheit und Selbstwirksamkeit als an traumatische Situationen erinnerten.

Zusammenfassend lässt sich festhalten, dass der Stabilisierungsphase eine ganz wesentliche Bedeutung für die erfolgreiche Gestaltung des Behandlungsrahmens beizumessen ist. Die Gestaltung der Stabilisierungsphase hängt dabei entscheidend vom individuellen Ressourcen- und Belastungsprofil des Patienten ab. Dabei müssen in der Behandlung chronischer Schmerzen häufig deutlich andere Schwerpunkte gesetzt werden als im Rahmen einer klassischen Traumatherapie. Als zentrale Elemente der Stabilisierung in der EMDR-basierten Behandlung chronischer Schmerzen sind neben einer ausreichenden Schmerzkontrolle sowie einer Verbesserung der Distanzierungsfähigkeit vom Schmerz und einer angemessenen Patientenedukation insbesondere die Stärkung der inneren Sicherheit und Stabilität, der Aufbau positiver Körperressourcen sowie der Aufbau von Hoffnung und Veränderungsbereitschaft zu nennen.

Ähnlich wie in der klassischen Traumatherapie ist auch in der Behandlung chronischer Schmerzen die Stabilisierungsphase die wichtigste Phase der Therapie überhaupt – und für viele Betroffene reicht diese Phase auch vollkommen aus. Sie haben danach ihre Symptome im Griff und können auf diesem Weg eine gute Lebensqualität erreichen, ohne dass konfrontative Therapieelemente, wie EMDR sie beinhaltet, notwendig sind.

Fordert man jedoch eine »ausreichende Stabilität« als zentrale Voraussetzung für den Einsatz für EMDR, so ergibt sich daraus wiederum unmittelbar die Frage, was überhaupt darunter zu verstehen ist, bzw. ob sich brauchbare Kriterien definieren lassen, ab wann ein Patient als »ausreichend stabilisiert« betrachtet werden kann. Obwohl inzwischen klare Kontraindikationen formuliert worden sind (siehe auch Tabelle 2, S. 83), so mangelt es derzeit an eindeutigen positiven Kriterien, die eine ausreichende Stabilität für den Einsatz von EMDR anzeigen könnten. Neben der an anderer Stelle bereits beschriebenen Trias aus körperlicher, psychischer und sozialer Stabilität als allgemeine Voraussetzungen für den Einsatz von EMDR wird bei Schmerzpatienten eine ausreichende Schmerzkontrolle als die vierte *conditio sine qua non* betrachtet, der in der Behandlung chronischer Schmerzen ein zentraler Stellenwert zukommt. Da sich jedoch weder für körperliche, psychische oder soziale Stabilität noch für eine ausreichende Symptomkontrolle handfeste Grenzwerte formulieren lassen, bleibt letztendlich stets eine Restunsicherheit bestehen, wann EMDR zur Behandlung chronischer Schmerzen sicher eingesetzt werden sollte. Unserer Erfahrung nach sind die Meinung und das Verhalten des Patienten entscheidend. Signalisiert dieser, dass ihn die Situation überfordert (z. B. durch Zeigen des Stoppsignals), dann sollte dies entsprechend ernst genommen werden.

Phase 3: Bewertungsphase

Wenn die initiale Anamneseerhebung und Behandlungsplanung (Phase 1) abgeschlossen und eine ausreichende Stabilität des Patienten (Phase 2) gegeben ist, beginnt der eigentliche Vorgang der Desensibilisierung und Reprozessierung (Phase 3–7). Dieser wird zunächst durch die Auswahl des zu bearbeitenden Ausgangsthemas (eine belastende Erinnerung oder eine schmerzhafte Empfindung) und einer sich daran anschließenden quantitativen Bewertung dieses »Targets« eingeleitet.

In dieser Phase, welche auch als »Bewertungsphase« (engl. *phase of assessment*) bezeichnet wird, lässt der Therapeut das ausgewählte Therapietarget durch den Patienten kognitiv, emotional und interozeptiv einschätzen. In Abhängigkeit davon, ob der Schmerz in Zusammenhang mit einem (erinnerten) belastenden Erlebnis steht oder nicht, bietet es sich an, entweder diese erinnerte Situation in den Fokus der Prozessierung zu nehmen oder, falls sich aktuell kein Bezug zu einer belastenden Situation herstellen lässt, den Schmerz selbst als primäres Therapietarget auszuwählen. In den Fällen, in denen Patienten von zentralen, aber vermeintlich schmerzunabhängigen traumatischen Erlebnissen berichten, die anzugehen für sie besonders dringlich ist und die bei ihnen im Vordergrund stehen, ist es häufig zielführender, sie zunächst mit dem klassischen EMDR-Standardprotokoll zu prozessieren, bevor man sich den vermeintlich schmerzspezifischen Targets zuwendet. Es ist unsere Erfahrung, dass Patienten im Verlauf des Prozessierens in der Regel von selbst auf ihre »zentralen« Themen kommen und dass deren aktive Ausblendung durch den Therapeuten, um die Schmerzthematik »anzusteuern«, häufig nicht unbedingt prozessfördernd ist. Sind bei dem Patienten momentan andere Themen als der Schmerz zentral, dann ist die Fokussierung auf schmerzspezifische States häufig deutlich erschwert. Eine Ausnahme können allerdings Patienten mit komplexen Traumatisierungen und sehr ausgedehnt-verflochtenen Traumata darstellen. Hier kann es durchaus sinnvoll sein, den therapeutischen Fokus von Beginn an gezielt auf die Schmerzthematik zu begrenzen. Solch ein bewusstes »Ausblenden« anderer Themen sollte mit dem Patienten jedoch vorher gut abgesprochen werden.

Ist das primäre Therapietarget ausgewählt, so wird dieses zusammen mit den zugehörigen positiven und negativen Gedanken (= kognitiv) und Gefühlen (= emotional) sowie dem zugehörigen Körpergefühl (= interozeptiv) in EMDR-spezifischer Weise fokussiert, differenziert und durch den Patienten mittels sogenannter »Beurteilungsskalen« quantitativ bewertet. Diese »EMDR-typische« Fokussierung und Differenzierung des zu reprozessierenden Therapietargets beruht im Wesentlichen auf den drei nacheinander folgenden Schritten:

1. *Kognitive Einschätzung des Therapietargets:* Ausgehend von der im Vordergrund stehenden negativen Kognition (NK) erfolgt die Formulierung einer positiven Kognition (PK) zusammen mit einer aktuellen Einschätzung des subjektiven Wahrheitsgehalts dieser positiven Kognition durch den Patienten.

2. *Emotionale Einschätzung des Therapietargets:* Identifikation und Verbalisierung der zugehörigen belastenden Gefühle zusammen mit einer aktuellen Einschätzung des subjektiven Belastungsgrades durch den Patienten.
3. *Interozeptive Einschätzung des Therapietargets:* Identifikation und Lokalisation der mit der belastenden Erinnerung einhergehenden Körperempfindungen.

Als kognitive Einschätzung des Therapietargets (erster Schritt) bezeichnet man die mit der belastenden Erinnerung einhergehenden Gedanken (Kognitionen). Hierfür werden anhand des Ausgangsbildes zunächst die assoziierten *negativen Kognitionen* erfragt und wird gemeinsam mit dem Patienten eine *positive Gegenkognition* erarbeitet.

Bei den positiven Kognitionen wird vorrangig danach gesucht, was der Patient im Hinblick auf das belastende Material/den Schmerz anstelle der negativen Kognition lieber über sich denken würde, und man lässt den Patienten anhand der sogenannten VoC-Skala (VoC-Skala: *Validation of Cognition*-Skala zur Selbsteinschätzung des subjektiven Überzeugungsgrades eines Gedankens, Wolpe 1958) einschätzen, wie richtig sich dieser positive Gedanke bereits (also noch vor der eigentlichen Prozessierung) anfühlt. Die Skala reicht von 1 (»völlig falsch«) bis 7 (»völlig zutreffend«).

Nach der kognitiven Beurteilung erfolgt schließlich (zweiter Schritt) die emotionale Bewertung oder Einschätzung. Unter der emotionalen Einschätzung des Ausgangsthemas versteht man die qualitative und quantitative Einschätzung der mit der belastenden Erinnerung einhergehenden Gefühle: Nach der Bewertung der Kognitionen wird der Patient in einem zweiten Schritt dazu aufgefordert, die mit dem Ausgangsbild und der dazugehörigen negativen Kognition assoziierten belastenden Gefühle zu benennen und ihren Belastungsgrad quantitativ einzuschätzen. Hierfur wird evaluiert, welche negativen Gefühle derzeit mit der ausgewählten (Target-) Szene bzw. dem Schmerz einhergehen und als wie belastend diese Gefühle heute erlebt werden. Diese Einschätzung des subjektiven Belastungsgrades erfolgt mittels der sogenannten SUD-Skala von 0 (keine Belastung) bis 10 (maximale Belastung) (SUD-Skala: *Subjective Units of Disstress*-Skala zur Selbsteinschätzung des subjektiven Belastungsgrades einer Situation).

Bei der Bewertung und Bearbeitung von schmerzassoziierten Erinnerungen ist es häufig sinnvoll, anstelle des assoziierten Gefühls (bzw. ergänzend dazu) nach den subjektiv mit der jeweiligen Erinnerung assoziierten Schmerzen zu fragen. Der Schmerz wird in diesem Kontext als emotionales Korrelat betrachtet, und anstelle von einer SUD- spricht man in solchen Fällen von einer SUP-Skala (SUP: *Subjective Units of Pain,* von 0: »kein Schmerz« bis 10: »maximal vorstellbarer Schmerz«; Grant 2010).

Neben der kognitiven und emotionalen Bewertung erfolgt im Weiteren (dritter Schritt) eine interozeptive Einschätzung des Ausgangsthemas. Als interozeptive Einschätzung bezeichnet man die Verbalisierung und Lokalisierung der mit der belastenden Erinnerung einhergehenden Körperempfindungen (»Interozeption« bezeichnet die Wahrnehmung von Reizen aus dem Körperinneren. Sie umfasst all jene Informationen, die nicht aus der Außenwelt, sondern aus eigenen Körperabschnitten stammen, und ermöglicht es uns, innere Zustände wahrzunehmen und darauf zu reagieren). Hierfür erfolgt im Anschluss an die kognitive und emotionale Einschätzung schließlich eine gezielte interozeptive Evaluation der durch das ausgewählte Material hervorgerufenen Körperempfindungen. Dies geschieht, indem der Patient gefragt wird, wo und wie er die negativen Gefühle in seinem Körper wahrnimmt. Dieser Fokussierung auf die mit den Gefühlen einhergehenden Körperempfindungen kommt – wie bereits weiter oben erörtert – ein besonderer Stellenwert in der Behandlung von Patienten mit chronischen Schmerzen zu. In Fällen, in denen Patienten keinen Zugang zu Emotionen angeben und daher mit dem Schmerz selbst als einem »emotionalen Korrelat« gearbeitet wird, erfolgt die interozeptive Evaluation zusätzlich zur quantitativen Bewertung mittels der SUP-Skala in Form einer qualitativen und somatotopischen[31] Einschätzung der Schmerzempfindung.

Tab. 13: Zentrale Behandlungsschritte in Phase 3

Phase 3 (Bewertungsphase)
Auswahl des zu bearbeitenden Ausgangsthemas: ■ Traumaassoziierte Erinnerungen ■ Schmerzassoziierte Erinnerungen ■ Aktueller Schmerz
Kognitive Bewertung des zu bearbeitenden Ausgangsthemas: ■ Formulierung der negativen Kognition ■ Entwicklung einer positiven Kognition ■ Validierung der positiven Kognition (VoC)
Emotionale Bewertung des zu bearbeitenden Ausgangsthemas: ■ Identifikation der zugehörigen Empfindungen ■ Bewertung der zugehörigen Empfindungen (SUD/SUP)
Interozeptive Bewertung des zu bearbeitenden Ausgangsthemas: ■ Identifikation des zugehörigen Körpergefühls ■ Lokalisation des zugehörigen Körpergefühls

31 »Somatotopik«, von griech. *soma* = »Körper« und *topos* = »Örtlichkeit«, bezeichnet die räumliche Zuordnung und Ausdehnung auf den Körper bezogen.

Im Folgenden gehen wir nun auf die einzelnen Behandlungsschritte gesondert ein und stellen spezifische Besonderheiten ausführlicher dar.

Ausgangsbild (Target)

Wie bereits an verschiedenen Stellen erörtert, wird im Rahmen der EMDR-Behandlung bei Schmerzpatienten zwischen

1. traumaassoziierten Erinnerungen,
2. schmerzassoziierten Erinnerungen sowie
3. aktuellen Schmerzen und möglichen Krankheitsängsten

als möglichen EMDR-Targets unterschieden. Unabhängig davon, welches Target ausgewählt wird, ist das primäre Ziel bei der Bestimmung und Bewertung des Ausgangsbildes, bei dem Patienten einen target-assoziierten State zu induzieren, der möglichst viele neurokognitive Verknüpfungen aktiviert. Indem die Situation benannt wird (»*Wenn Sie diese Situation jetzt als ein Bild vor sich sehen, welchen Namen würden Sie diesem Bild geben?*«), sollen spontane sprachliche Assoziationen aktiviert werden.

Die Situation muss klar eingegrenzt werden: Wo fängt sie an, wo hört sie auf, was stellt den stärksten belastenden Anteil dieser Erinnerung dar? Indem weitere Sinnesqualtäten angesprochen werden (Geruch, Temperatur, Geschmack, Geräusche etc.), kann – wenn vom Therapeuten gewünscht – eine Intensivierung der Erinnerung erreicht werden, was unter Umständen dann notwendig wird, wenn der Schmerz selbst als Ausgangsbild gewählt wird (Schmerzprotokoll). Durch das Imaginieren des Schmerzes in Begriffen von Farbe, Form, Konsistenz, Geruch, Geräuschen, Oberflächenbeschaffenheit etc. soll eine Aktivierung möglichst zahlreicher »Assoziationskanäle« erreicht werden. Diese Visualisierung des Schmerzes kann noch weiter intensiviert werden, indem man den Patienten dazu auffordert, seinen Schmerz bildlich mit Buntstiften auf einem Blatt zu skizzieren.

Bei Patienten, bei denen der Schmerz in Attacken oder schubweise auftritt, kommt es nicht selten vor, dass er in einer Therapiestunde nicht präsent ist. Die Aufgabe und Herausforderung für den Therapeuten ist es in solchen Fällen, das neuronale Schmerznetzwerk des Patienten (das sog. *Pain-Memory-Network*) so zu aktivieren, dass dieser den Schmerz dennoch aktuell erinnern kann. Hierfür kann in der Regel auf frühere Schmerzerlebnisse Bezug genommen werden: *»Denken Sie nun bitte zurück an die Situation, in welcher der Schmerz zum ersten Mal (oder zum letzten Mal)* *aufgetreten ist.«* Falls diese Erinnerung nur vage präsent oder bereits prozessiert ist: *»Denken Sie nun bitte zurück an die Situation, in welcher der Schmerz für Sie am schlimmsten war!«* Anstelle des aktuellen Schmerzes wird mit diesen Erinnerungen gearbeitet und der Patient dazu aufgefordert, hierzu entsprechend negative und positive Kognitionen zu formulieren.

Löst der Schmerz beim Patienten jedoch einen relevanten negativen Affekt aus (Wut, Angst, Entsetzen etc.), dann kann der Schmerz auch selbst als ein psychisches Trauma wirken. In solchen Fällen kann es durchaus sinnvoll sein, die assoziierten belastenden Affekte in den Fokus der weiteren Bewertung zu nehmen.

Wie bereits erwähnt, gibt es eine weitere Untergruppe von Schmerzpatienten, bei denen die emotionale Ebene des Schmerzes vollkommen abgespalten bzw. »nicht existent« zu sein scheint. Bei solchen Patienten kommt es nicht selten vor, dass der Patient mit seinen Schmerzen (bzw. den Erinnerungen daran) selbst keine belastenden Emotionen assoziiert. In solchen Fällen ist es sinnvoll, den Schmerz selbst als eine assoziierte belastende »Emotion« zu verwenden (der Schmerz kann bei solchen Patienten als ein emotionales Korrelat betrachtet werden). Hierfür wird im Rahmen der Reprozessierung der schmerzassoziierten Erinnerungen anstelle affektiv-belastender Gefühle der Schmerz selbst fokussiert und mittels der SUP-Skala durch den Patienten eingeschätzt.

Negative Selbstkognition

Zur Erhebung der negativen Selbstkognition fordert man den Patienten dazu auf, eine negative Selbstzuschreibung im Hinblick auf die Schmerzwahrnehmung bzw. das ausgewählte belastende Ereignis zu formulieren: *»Beobachten Sie irgendwelche Gedanken über sich selbst, die den Schmerz begleiten?«* Oder: *»Welche Worte über Sie selbst passen zum Schmerz?«* Negative Kognitionen sind in der Regel irrational, selbstkritisch und selbstbeschuldigend.

Der Therapeut sollte darauf achten, dass der Patient eine Aussage über sich selbst nach Möglichkeit in der Ich-Form artikuliert *(»Ich bin …«, »Ich habe …«)*. Je niedriger das aktuelle Schmerzlevel ist, desto schwieriger kann es für den Patienten sein, entsprechend emotional belastende Kognitionen zu artikulieren. Dies kann gerade die Therapie schub- und phasenförmiger Schmerzverläufe erschweren. Zudem haben sich viele Patienten aufgrund der bereits seit Jahren oder gar Jahrzehnten andauernden Schmerzsymptomatik inzwischen an den Schmerz »gewöhnt«. Der Schmerz kann bei solchen Patienten als eine Art »Grundrauschen« eng mit dem Allgemeinbefinden verwoben sein und von den Betroffenen oftmals nicht mehr als ein distinkter emotionaler Belastungsfaktor identifiziert und artikuliert werden. Analoges gibt es mitunter bei Menschen mit einer schweren posttraumatischen Belastungsstörung: Intrusionen sind bei manchen Patienten inzwischen so »normal« geworden, dass deren Wegfall, etwa im Rahmen einer Therapie, gelegentlich sogar Angst auslösen kann.

Lassen sich solche Schwierigkeiten beim Patienten erkennen, so kann es hilfreich sein, die Suche nach einer geeigneten Kognition bewusst in zwei Schritte aufzuteilen. In einem ersten Schritt wird gefragt, welche Worte die belastende Erinnerung bzw. den Schmerz begleiten. Erst in einem zweiten Schritt fragt man den Patienten, was dies für ihn heute bedeutet. Gelegentlich kann auch ein Perspektivenwechsel den Patienten dabei unterstützen, eine passende Kognition zu finden. Mögliche Formulierungen hierfür wären z. B.: *»Wie würden Sie eine Person bezeichnen, die solch eine Schmerzsymptomatik hat, wie Sie es beschreiben?«*, oder: *»Wenn der Schmerz sprechen könnte, was würde er sagen?«*, oder: *»Was sagt der Schmerz über Sie heute als Person aus?«* Hinsichtlich des späteren Prozessierens sollten die darauf folgenden Aussagen des Patienten als Ich-Aussage formuliert werden. Solche Interventionen fördern nicht nur den bereits im Zusammenhang mit den Phasen 1 und 2 erwähnten Prozess des *detachments*, sondern erleichtern es gerade denjenigen Patienten, die Schwierigkeiten dabei haben, angemessene Formulierungen für sich zu finden, ihre Kognitionen treffend zu artikulieren.

Ein wichtiges Kriterium dafür, ob eine negative Kognition für den weiteren EMDR-Prozess geeignet ist, besteht auch darin, dass die Kognition mit der belastenden Erinnerung bzw. dem Schmerz in einem klaren Zusammenhang steht und eine ausreichende emotionale Resonanz beim Patienten hervorruft. Eine negative Selbstzuschreibung, mit der sich der Patient nicht identifiziert, bedarf auch keiner Prozessierung. Ein weiteres Kriterium, das für die Identifikation von geeigneten negativen Kognitionen als hilfreich beschrieben worden ist, ist das Prinzip der »Generalisierbarkeit« der negativen Kognition. Das heißt, die gewählte negative Kognition sollte nach Möglichkeit nicht zu spezifisch und situationsbezogen gewählt werden *(»Ich hätte zu Hause bleiben sollen«)*, sondern möglichst allgemein formuliert werden *(»Ich bin gelähmt«)*.

Aus der Arbeit mit traumatisierten Personen weiß man, dass sich die negativen Kognitionen häufig auf charakteristische existentielle Grundthemen beziehen. So geht es bei negativen Kognitionen bei der EMDR-Behandlung posttraumatischer Belastungsstörungen immer wieder um Grundthemen wie »Sicherheit und Überleben«, »Verantwortlichkeit und Schuld«, »Selbstwertgefühl« oder »Wahlmöglichkeiten«. Im Gegensatz dazu dominieren bei Schmerzpatienten insbesondere Grundthemen wie »Kontrolle und Selbstwirksamkeit«, »Selbstwertgefühl und Identität«, »Versorgung und Unabhängigkeit« sowie das Thema »Schuld und Verantwortung«. Während Patienten mit traumaassoziierten Schmerzen häufig von negativen Kognitionen wie *»Ich bin hilflos«* oder *»Ich werde sterben«* berichten, beziehen sich die negativen Gedanken bei traumaunabhängigen Schmerzen häufig auf den Schmerz selbst oder die Verletzung, die den Schmerz initial ausgelöst hat.

Entsprechend können wesentliche Unterschiede in der Konzeptualisierung negativer Kognition zwischen Patienten mit traumaabhängigem und solchen mit traumaunabhängigem Schmerz entstehen. In der Prozessierung traumatischer Erinnerungen und traumaassoziierter Schmerzen gelten die negativen Kognitionen meist als irrational, da das Trauma vorüber ist und der Patient überlebt hat. Ein Patient mit chronischen Schmerzen jedoch ist weiterhin mit einem realen, nicht zu kontrollierenden Schmerz konfrontiert, der vielleicht mit einer weiterhin bestehenden körperlichen Schädigung oder Einschränkung verbunden ist. Vor diesem Hintergrund kann die negative Kognition bei Patienten mit chronischen Schmerzen oftmals nicht als vorrangig »irrational« bezeichnet werden, sondern durchaus als »valide« gelten. Da solche negativen Kognitionen jedoch, auch wenn sie valide Inhalte umfassen, nachgewiesenermaßen einen negativen Einfluss auf die Schmerzwahrnehmung und Schmerzverarbeitung haben, ist es von entscheidender Bedeutung, sie adäquat zu berücksichtigen, so dass der Gedanke der körperlichen Integrität wieder über den des Krankseins dominieren kann. So können Patienten lernen, ihren Schmerz effektiv zu kontrollieren und sie können lernen, dass sie – auch wenn sie verletzt oder behindert sind – dennoch vollwertige Menschen sind.

Es sei noch darauf hingewiesen, dass für die Verarbeitung von Schmerz und schmerzassoziierten Erinnerungen der Affekt und die interozeptive Selbstwahrnehmung einen deutlich größeren Stellenwert haben als die begleitende negative Kognition. Grant (2009) weist darauf hin, dass der Identifikation und Artikulation einer negativen Kognition bei der Fokussierung des Schmerzes (im Rahmen des Schmerzprotokolls) erfahrungsgemäß nicht der gleiche Stellenwert zuzuschreiben ist wie in der klassischen Traumatherapie und schlägt daher sogar vor, die Formulierung einer negativen Kognition nur als eine »optionale« Möglichkeit zu betrachten.

Positive Selbstkognition und deren Validierung (VoC)

Ist eine negative Kognition gefunden, erfolgt als nächster Schritt die Formulierung und anschließende Validierung einer entsprechenden positiven Selbstkognition.

Zur Erhebung der positiven Selbstkognition fordert man den Patienten auf, eine positive Aussage über sich selbst in Verbindung mit der Schmerzwahrnehmung bzw. dem belastenden Ereignis zu formulieren. Die Grundfrage bei der Formulierung einer positiven Kognition lautet: *»Wenn Sie an den Schmerz denken, was würden Sie heute lieber über sich im Hinblick auf den Schmerz sagen?«* Im Hinblick auf schmerzassoziierte belastende Erinnerungen fragt man: *»Wenn Sie jetzt an das belastende Ereignis denken, was würden Sie jetzt gerne über sich denken?«*

Die gefundenen Formulierungen sollten ebenfalls als Ich-Aussage formuliert werden und nach Möglichkeit keine Negationen enthalten *(»Ich habe die Kontrolle!«,* statt: *»Der Schmerz beherrscht mich nicht!«).* Ferner sollte der Therapeut berücksichtigen, dass bei der positiven Kognition ein Thema gewählt wird, das in der Richtung liegt, in die sich der Patient verändern möchte und die therapeutisch auch sinnvoll erscheint. Denn mit der Frage, wie der Patient anstelle der negativen Kognition lieber über sich selbst denken möchte, wird dem Veränderungsprozess mittels EMDR bereits eine bestimmte Richtung vorgegeben. Es wird eine erste Zukunftsvision in Bezug auf das angestrebte Selbstkonzept des Patienten entworfen, die ihm bereits zu Beginn eine mögliche Entwicklungsrichtung und Zukunftsorientierung geben kann.

Gelegentlich kann es einige Zeit brauchen, bis ein Patient überhaupt erst beginnen kann, sich mental vom Schmerz und den begleitenden negativen Gedanken zu lösen und eine positive Überzeugung über sich selbst zu entwickeln. Eine Ausweichmöglichkeit ist, in Orientierung an möglichen Grundthemen, das aktive Vorschlagen von positiven Beispielkognitionen durch den Therapeuten – insbesondere dann, wenn sich die Suche nach positiven Kognitionen zu lange hinziehen sollte (siehe Tabelle 14). Der Therapeut sollte berücksichtigen, dass es sich bei der Formulierung der positiven Kognition zu diesem Zeitpunkt erst um eine »vorläufige« Einschätzung handelt, die sich im Rahmen des Prozessierens durchaus noch ändern kann. Unserer Erfahrung nach ist es wenig zielführend, sich hierbei zu sehr zu verlieren. Vielmehr sollte die positive Kognition nach Abschluss der Prozessierung stets reevaluiert und gegebenenfalls durch den Patienten neu formuliert werden *(»Wenn Sie an die Ausgangsszene zurückdenken und sich dazu die positive Kognition ›Ich bin …‹ noch einmal ins Gedächtnis rufen, wie passend ist dieser Satz jetzt noch für Sie, oder gibt es inzwischen eine Aussage über Sie, die besser auf Sie zutrifft?«).* Um diesen Prozess adäquat erfassen zu können, lässt man mittels der VoC-Skala die Stimmigkeit der positiven Kognition von 1 (völlig falsch) bis 7 (völlig zutreffend) zunächst vor Beginn der Reprozessierung sowie dann gegen Ende der Reprozessierung durch den Patienten quantitativ einschätzen. Die Skalierung der VoC von 1 bis 7 zur Einschätzung der Kognitionen im Gegensatz zur Skalierung der SUD von 0 bis 10 zur Einschätzung von emotionalen Belastungen ist historisch bedingt und hat sich im

Tab. 14: Mögliche Grundthemen bei Schmerzpatienten

Negative Kognition	Positive Kognition
Überzeugungen im Hinblick auf somatische Ursachen	
»Mein Rücken ist kaputt!«	*»Mein Rücken ist vollkommen normal und belastungsfähig!«*
»Meine Bandscheibe drückt auf den Nerv!«	*»Meine Bandscheibe ist wieder resorbiert/verfestigt, meine Nerven sind gesund und funktionsfähig.«*
»Mein Bein ist zu kurz!«	*»Mein Körper ist flexibel und anpassungsfähig!«*
Kontrolle und Selbstwirksamkeit	
»Ich habe den Schmerz nicht unter Kontrolle.«	*»Ich kann lernen, den Schmerz zu beeinflussen.«*
»Ich bin hilflos.«	*»Ich kann (lernen,) den Schmerz (zu) beeinflussen und weiß mir zu helfen.«*
»Ich bin gelähmt/gefangen.«	*»Ich habe Möglichkeiten, selbst aktiv zu werden./Ich kann (lernen,) Einfluss (zu) nehmen.«*
»Ich bin machtlos/kann nicht so, wie ich will.«	*»Ich habe Möglichkeiten/Alternativen/Perspektiven.«*
Selbstwertgefühl und Identität	
»Ich bin wertlos/nutzlos.«	*»Ich bin wertvoll.«*
»Ich bin nicht gut genug.«	*»Ich bin o.k. so, wie ich bin.«*
»Ich bin schwach.«	*»Ich bin stark.«*
»Ich schaff das nicht/halte das nicht aus.«	*»Ich schaffe das/kann lernen, das zu schaffen/damit umzugehen.«*
»Ich bin krank/defekt/funktioniere nicht mehr richtig.«	*»Ich bin in Ordnung so, wie ich bin/ein guter Mensch/wertvoll/tapfer/...«*
»Ich bin ein Versager.«	*»Ich tue mein Bestes/das Beste, was ich kann.«*
»Ich bin verrückt.«	*»Ich bin normal (nur gestresst).«*
Versorgung und Unabhängigkeit	
»Ich werde im Rollstuhl landen.«	*»Ich bin unabhängig und selbständig.«*
»Ich werde meine Arbeit verlieren/nie wieder arbeiten gehen können.«	*»Ich bin kompetent/leistungsfähig/stark.«*
»Ich werde meine Familie nicht versorgen können.«	*»Ich kann mich/uns versorgen.«*
»Ich werde nie wieder gesund werden.«	*»Ich kann mir selbst helfen, damit es mir wieder besser geht.«*
Schuld und Verantwortung	
»Ich bin schuld/habe alles falsch gemacht.«	*»Ich habe das Beste getan, was ich konnte./Ich habe mein Bestes gegeben.«*
»Ich habe es verdient zu leiden.«	*»Ich habe verdient, dass es mir gut geht.«*

Rahmen der EMDR-Therapie etabliert – unseres Wissens nach sind jedoch keine zwingenden Gründe bekannt, warum nicht auch eine Skalierung von 0 bis 10 oder von 0 bis 100 verwendet werden sollte, wie es bei den übrigen Einschätzungen üblich ist. Es ist nur ratsam, sich auf eine Skala festzulegen.

Bewertung von Schmerz und Emotionen (SUD/SUP)

Nachdem die kognitive Ebene erfragt worden ist, erfolgt im nächsten Schritt die Erhebung der emotionalen Befindlichkeit angesichts des gewählten Ausgangsthemas. Diese Erhebung der mit der Ausgangsszene und dem Schmerz einhergehenden Gefühle geschieht prinzipiell auf drei Ebenen:

1. Qualitativ: *»Was für Gefühle sind momentan mit der Situation/dem Schmerz verbunden?«*
2. Quantitativ: *»Wie belastend sind diese Gefühle (der Schmerz) auf einer Skala von 0 (gar keine Belastung) bis 10 (stärkste vorstellbare Belastung) momentan?«*
3. Interozeptiv (somato-)topographisch: *»Wie und wo nehmen Sie diese Gefühle bzw. den Schmerz momentan im Körper wahr?«*

Es gilt zu berücksichtigen, dass die emotionale und interozeptive Bewertung der Ausgangsszene ganz wesentlich von der Wahl des Ausgangsthemas und dem sich daraus ergebenden weiteren Vorgehen (Wahl des Protokolls) bestimmt wird. Denn liegt der Fokus des Ausgangsthemas auf einer schmerzassoziierten Szene, so ist es häufig sinnvoll, nicht nach den damit einhergehenden Gefühlen, sondern stattdessen (bzw. ergänzend dazu) nach den subjektiv assoziierten Schmerzen zu fragen:

»Wenn Sie sich jetzt das Ausgangsbild ins Gedächtnis rufen und dazu innerlich die Worte ›...‹ [NK, negative Kognition] sagen:
1. **Was ist das für ein Schmerz, den Sie jetzt fühlen?**
2. **Wie stark ist dieser Schmerz dann auf einer Skala von 0 (kein Schmerz) bis 10 (stärkster vorstellbarer Schmerz) für Sie momentan?**
3. **Wo im Körper spüren Sie diesen Schmerz dann am stärksten? Wie genau fühlt sich der Schmerz dann an?«**

Gelegentlich kann es sinnvoll sein, gründlicher auf die somatotopische Erlebensebene des Patienten einzugehen, indem z. B. gezielt nach dem Anfang und Ende sowie dem Ort des Schmerzmaximums der schmerzhaften Region gefragt wird

(»Wenn Sie sich jetzt noch einmal ganz auf das schmerzhafte Areal konzentrieren, wo genau fängt der Schmerz dort an, wo hört er auf, an welcher Stelle genau ist der Schmerz am stärksten?«). Zwar ist die Frage *»Wo im Körper spüren Sie den Schmerz am stärksten?«* einfach zu beantworten und die Antwort in der Regel bereits von der Anamnese her bekannt. Durch diese erneute interozeptive Fokussierung und Aufmerksamkeitslenkung des Patienten auf das betroffene Körperareal soll bei ihm jedoch gezielt eine »maximale Aktivierung« der für diesen Schmerz zuständigen Gehirnregionen induziert und die sich anschließende Reprozessierung vorbereitet werden. Aus diesem Grund wird explizit nach dem Schmerz und nicht nach der Belastung oder Beeinträchtigung gefragt – eine zentrale Modifikation des klassischen Standardprotokolls. Entsprechend wird empfohlen, im Rahmen der anschließenden Validierung auch nicht nach der Belastung durch den Schmerz (SUD-Skala: *»Wie belastend ist der Schmerz im Augenblick?«*), sondern explizit nach der Schmerzintensität zu fragen (SUP-Skala: *»Wie stark ist der Schmerz im Augenblick?«*). Eine Ausnahme können solche Schmerzzustände darstellen, die mit einer ausgeprägten affektiven Belastung einhergehen. In solchen Fällen kann es sein, dass der Schmerz selbst als ein Trauma wirkt und eine Verarbeitung der affektiven Aspekte vorrangig ist. In der Regel zeigt sich spätestens im Rahmen der weiteren Prozessierung, was für den Patienten den relevanteren Belastungsfaktor darstellt.

Die somatotopographische Fokussierung des Patienten *(»Wo spüren Sie das in Ihrem Körper?«)*, d. h. die Fokussierung des Patienten auf den Körper vor dem Hintergrund der belastenden Ausgangsszene und die assoziierten negativen Gedanken, stellt den Schluss der Bewertungsphase dar und leitet den weiteren Prozess der Desensibilisierung und Reprozessierung ein.

Ergänzend sei hinzugefügt, dass Inhalte und Verlauf der Bewertungsphase oftmals von Patient zu Patient sehr unterschiedlich sein können. Vor diesem Hintergrund ist es besonders wichtig, dass auf die spezifischen Bedürfnisse und Besonderheiten von Schmerzpatienten individuell eingegangen wird. So offenbaren sich gerade in der Bewertungsphase oftmals deutliche Unterschiede zwischen unterschiedlichen Patientensubgruppen.

Als klinisch besonders relevant erscheinen uns die Unterschiede zwischen Patienten mit einem emotionalen Zugang zu zurückliegenden Belastungsfaktoren (z. B. belastende Erinnerungen an zurückliegende, schmerzunabhängige Kindheitserlebnisse oder an einen mit dem Schmerz in Verbindung stehenden schweren Verkehrsunfall) und Patienten ohne emotionalen Zugang zu belastenden Ereignissen *(»Alles wäre gut, wenn nur der Schmerz nicht wäre!«).* So haben unsere eigenen Erfahrungen gezeigt, dass sich Schmerzpatienten im Gegensatz zu klassischen PTBS-Patienten häufig deutlich schwerer damit tun, belastende Emotionen und Kognitionen eigenständig und adäquat zu verbalisieren. Solche alexithymen Kommunikationsmuster, die gerade bei Schmerzpatienten nicht selten vorkommen, stellen besondere Anforderungen an den Therapeuten. Gerade bei alexithymen Patienten hilft es, zu Beginn einen Schwerpunkt auf eine differenzierte Wahrnehmung und ein Verbalisieren von emotionalen und körperlichen Aspekten zu legen und dabei gezielt auf emotionale Anteile (z. B. Wut, Scham, Trauer) einzugehen, während es bei anderen Patienten vielleicht zweckmäßiger sein kann, primär auf einer kognitiven und körperlichen Ebene zu arbeiten.

Aus den Erfahrungen der psychodynamischen Schmerzpsychotherapie weiß man inzwischen, dass bei manchen Patienten die Schmerzsymptomatik durch seelische Spannungszustände intensiviert oder aufrechterhalten werden kann. Seelische Spannungszustände führen in Abhängigkeit von den zugrunde liegenden innerpsychischen Konflikte zu Affekten wie Trauer, Scham, Wut, Ärger. In Hinblick auf mögliche zugrunde liegende unbewusste innere Konflikte sind bei chronischen Schmerzsyndromen inzwischen verschiedene Leitthemen identifiziert worden, die gehäuft zu beobachten sind und daher bei chronischen Schmerzen von besonderer psychodynamischer Relevanz zu sein scheinen. Diese lassen sich nicht nur bei alexithymen Patienten, sondern prinzipiell v. a. bei Menschen mit chronischen und somatoformen Schmerzsyndromen gehäuft beobachten. Jedoch sollten solche psychodynamischen Konfliktmodelle den Therapeuten nicht vorschnell dazu verleiten, dem Patienten innerpsychische Konflikte und Leitaffekte aufzudrängen oder »überzustülpen«: Sie sollten eher als eine Art Orientierungshilfe und Angebot für den Patienten dienen, wenn dieser seine Gefühle selbst noch nicht richtig einzuordnen vermag. Voraussetzung ist, dass er dazu bereit ist und dies für sich als »stimmig« empfindet.

Die Kenntnis solcher psychodynamischen Konfliktmuster ist jedoch wichtig, da bei diesen Patienten nach Auflösung der Schmerzsymptomatik die Affekte wieder hervortreten können, die erfolgreich durch die Schmerzsymptomatik abgewehrt werden konnten. Dies kann dazu führen, dass nach erfolgter Prozessierung der Schmerz zwar verschwunden ist, der Patient nun jedoch depressiv einbricht oder etwa eine Panikstörung entwickelt. Solche Affektdurchbrüche können z. T. sehr massiv in Erscheinung treten und bei manchen Patienten bis hin zu suizidalen Krisen führen. Der Therapeut sollte für solche Entwicklungen sensibilisiert und auch entsprechend vorbereitet sein. So darf in solchen Fällen die Therapie nicht in »falscher Euphorie« vorzeitig beendet werden, nur weil der Schmerz verschwunden ist. Vielmehr bedarf es bei solchen Patienten einer weiteren intensiven psychotherapeuti-

Tab. 15: Häufig anzutreffende innerpsychische Konflikte und assoziierte Leitaffekte bei chronischen Schmerzsyndromen

Zentrale innerpsychische Konflikte und Leitaffekte
Angst und Depression Der Schmerz kann zu einer Entlastung von schwer zu ertragenden Affekten, vor allem von Angst und depressiven Verstimmungen, beitragen. Die Intensität des körperlichen Schmerzes erlaubt eine Neuorientierung um das Schmerzsymptom herum, das von ursprünglich quälenden Affekten ablenkt und die Aufmerksamkeit weg vom seelischen Erleben auf die körperliche Sensation verschiebt.
Scham-, Minderwertigkeits- und Überforderungsgefühle Der Schmerz, der sich meist im Rahmen einer existentiellen Selbstwertkrise ausbildet, um ein bedrohtes Selbstwertgefühl zu stabilisieren, kann zu einer Entlastung von Scham-, Minderwertigkeits- und Überforderungsgefühlen beitragen. Die Schmerzsymptomatik spielt dabei psychodynamisch eine wichtige Rolle in der Regulation des Selbstwerterlebens infolge einer nicht zu kompensierenden Kränkung und Verletzung. Der Schmerz übernimmt dabei eine Entlastungsfunktion (»Entlastung aus Verantwortung«) und wird zu einem Ventil der Selbstregulation. Durch den Schmerz kann das psychische Gleichgewicht aufrechterhalten und somit ein psychischer Zusammenbruch vermieden werden.
Aggressionen und Schuldgefühle Der Schmerz kann zu einer Entlastung von »inakzeptablen« aggressiven Impulsen und Schuldgefühlen beitragen. Die erfolgreiche Unterdrückung aggressiver Gefühle durch den Schmerz ermöglicht die Entlastung von unbewussten Gewissensbissen und Selbstvorwürfen. Gelegentlich kommt dabei der ursprünglich aggressive Gehalt der Beschwerden noch in der Symptomschilderung des Patienten zum Ausdruck (z. B. wird der Schmerz als *»schneidend und reißend«*, *»zerfleischend«* oder *»marternd«* beschrieben).
Trauer und Einsamkeit Der Schmerz kann zu einer Entlastung eines Einsamkeitserlebens beitragen, indem durch ihn ein Wunsch nach Zuwendung symbolisiert wird. Der Schmerz als ein erlerntes »Ich brauche Hilfe«-Signal kann vor diesem Hintergrund die Funktion eines unbewussten Beziehungsangebotes übernehmen.

schen Arbeit – mit oder ohne EMDR –, damit die innerpsychischen Konflikte bewusst gesteuert und gelöst werden können.

Neben der Kenntnis der häufigsten psychodynamischen Konfliktmuster gilt es auch mögliche Zielkonflikte mit zu berücksichtigen. Als Zielkonflikte (häufig auch mit dem Begriff des »sekundären Krankheitsgewinns« bezeichnet) werden Situationen beschrieben, in denen Patienten auf der einen Seite nach einer Symptombesserung streben, auf der anderen Seite aber die psychosozialen Rahmenbedingungen so gestaltet sind, dass bestimmte Ziele oder Bedürfnisse nur bei Aufrechterhaltung der Symptomatik sicherzustellen sind, wodurch der Betroffene in einen Zielkonflikt gerät, da die verfolgten Ziele nicht miteinander vereinbar sind (Frettlöh 2013). Die Patienten befinden sich wie von Frettlöh treffend beschrieben in einem »Annäherungs-Vermeidungs-Dilemma«: Auf der einen Seite streben die Patienten nach der

Genesung von der Schmerzsymptomatik, auf der anderen Seite sind bestimmte Ziele nur durch das Fortbestehen der Schmerzsymptomatik sicherzustellen. Solche Zielkonflikte erhöhten das Risiko für einen frustrierenden Behandlungsverlauf, weshalb deren Bearbeitung einen wichtigen Bestandteil der Therapie darstellen kann.

Nach Frettlöh lassen sich, vereinfacht, drei Bereiche unterscheiden:

- *Sicherung der sozialen Versorgung:* Patienten mit schweren chronischen Schmerzstörungen befinden sich häufig in einer sozial prekären Situation. Grund dafür sind die eingeschränkte Leistungsfähigkeit und häufige Fehlzeiten im Beruf. In solchen Fällen erscheint die Krankheit oft als der sicherste Weg, sich wirtschaftlich und beruflich abzusichern, z. B. durch Verletztengeld, AU-Rente, Schmerzensgeld oder Krankenhaustagegeld.
- *Nähe-Distanz-Regulation:* Chronische Schmerzen haben auch eine wichtige sekundäre Funktion bei der Regulierung von Nähe und Distanz in Beziehungen. Die Schmerzsymptomatik beeinflusst Nähe und Distanz in den Beziehungen der Patienten und die Betroffenen machen automatisch die Erfahrung, dass soziale Beziehungen durch den Bezug auf die Schmerzproblematik wesentlich gesteuert werden können. Mögliche Aspekte sind die Intensivierung sozialer Beziehungen, Konfliktvermeidung, der Wunsch nach Abgrenzung oder der Schutz vor der Übernahme von Verantwortung.
- *Selbstwertstabilisierung:* Einer der wohl schwierigsten Zielkonflikte besteht in der selbstwertstabilisierenden Funktion von Schmerz. Wie bereits erwähnt, kann Schmerz ein bedrohtes Selbstwertgefühl stabilisieren und so dazu beitragen, Scham-, Minderwertigkeits- und Überforderungsgefühle zu lindern. In solchen Fällen trägt der Schmerz dazu bei, die (fantasierte) Integrität des beschädigten Selbstwertgefühls wiederherzustellen (»psychoprothetische Funktion«). Häufige Aspekte sind unerreichbare Lebenspläne (beruflich und familiär), die Vermeidung von Schuldgefühlen, mögliche Rollenkonflikte und zwischenmenschliche Probleme bis hin zur Maskierung psychischer/psychiatrischer Erkrankungen.

Diese Zielkonflikte sind den Patienten oft nicht bewusst oder nicht zugänglich. Der Bearbeitung von Zielkonflikten sollte in der Regel Priorität eingeräumt werden. Dabei ist zu beachten, dass häufig mehrere Zielkonflikte gleichzeitig bestehen, so dass »unbewusste Ambivalenz« eher die Norm als die Ausnahme ist. Die Erfahrung der Autoren hat gezeigt, dass im Rahmen der EMDR-Therapie besonders rasch die zentralen Themen von Zielkonflikten ans Licht kommen. Dies ermöglicht es, diese Themen direkt aufzugreifen und in der Therapie zu bearbeiten.

Eine weitere Schwierigkeit kann darin bestehen, dass Patienten keine Verbindung zu ihren Affekten herstellen können. Ein fehlender emotionaler Zugang des Patienten sowie ausgeprägte alexithyme Kommunikationsmuster können dazu führen, dass manche Schmerzpatienten bestimmte EMDR-Elemente, und zwar solche, die ein hohes Maß an Selbstwahrnehmung und Verbalisierungsfähigkeiten benötigen, zu Beginn der Therapie nicht adäquat umsetzen können. In solchen Fällen hat sich ein primäres Arbeiten mit der Körpersensation »Schmerz« bewährt, um den Patienten in einen für den Desensibilisierungs- und Reprozessierungsprozess ausreichenden Belastungs-State hineinzuführen. Zudem erfordern alexithyme Kommunikationsmuster häufig eine gewisse sprachliche Anpassung des Therapeuten. Dieser sollte möglichst auf die Sprache des Schmerzpatienten eingehen (z. B. indem er von »schmerzhaften Situationen« anstelle von »belastenden Situationen« spricht, oder auch, indem gezielt Formulierungen des Patienten übernommen werden).

Bei Patienten, die ihren Schmerz als unveränderbar und unkontrollierbar erleben, kann es dagegen sinnvoller sein, den Fokus mehr auf den Schmerz selbst als modulierbare Körperempfindung und auf dessen Variabilität zu legen, um eine Sensibilisierung für mögliche Veränderungen im Schmerzempfinden vorzubereiten.

Herr R.: Die Einschätzung vor dem Prozessieren

Nachdem in den ersten beiden Sitzungen der Schwerpunkt noch auf dem Aufbau eines stabilen Vertrauensverhältnisses, der Vermittlung von Informationen sowie dem Einüben von suffizienten Schmerzkontrolltechniken lag, konnte bei Herrn R. bereits in der dritten Sitzung erstmals mit der eigentlichen EMDR-Arbeit begonnen werden.

Hierfür wurden mit dem Patienten seine Erinnerungen an den Überfall zum Ausgangsthema für die erste EMDR-Sitzung gewählt und eine Exploration der damit einhergehenden belastenden Gedanken und Gefühle vorgenommen. Im EMDR-Protokoll entspricht dies der 3. Phase, der Einschätzung vor dem eigentlichen Prozessieren. Der Patient wurde zunächst nach den am stärksten belastenden Eindrücken zum damaligen Überfall gefragt, worauf Herr R. den Moment nannte, als der gegnerische Fan auf ihn zugegangen sei, während die anderen tatenlos herumgestanden und zugeschaut hätten. Er hätte damals ein Auswärtsspiel gehabt. Nichts Wichtiges! Das Spiel sei bereits lange vorüber gewesen, er hätte mit einem Mitspieler noch in der dortigen Vereinsgaststätte etwas zu Abend gegessen und hätte gerade zu Fuß in Richtung Bahnhof aufbrechen wollen, als ihnen eine Gruppe von gegnerischen Fans entgegengekommen sei. Durch die Frage nach der ersten (*»Wir sind auf dem Weg zum Bahnhof, es ist bereits dunkel* *und es hat geregnet, die Straße ist nass«*) bzw. der letzten Szene *(»Die Sanitäter versorgen mich, mein Kumpel sitzt neben mir«)*, die Herr R. mit dieser Erinnerung in Verbindung brachte, gelang es dem Therapeuten, die traumatische Szene zeitlich einzugrenzen.

Von der negativen zur positiven Kognition

Auf die Frage des Therapeuten (*»Wenn Sie sich nun die damalige Situation noch einmal vor Augen führen, welche Gedanken löst das bei Ihnen aus?«*) antwortete der Patient mit *»Ich bin hilflos!«* Davon ausgehend fragte der Therapeut direkt weiter nach einer passenden positiven Kognition: *»Was würden Sie stattdessen heute gerne lieber über sich denken?«* Darauf antwortete Herr R. mit *»Ich brauche keine Hilfe!«* Die anschließende Validierungsfrage des Therapeuten: *»Und wie stimmig ist dieser Satz für Sie jetzt im Moment? Zwischen 1 für ›gar nicht‹ und 7 für ›vollkommen stimmig‹?«*, bewertete Herr R. mit einer 2.

Die emotionale und interozeptive Bewertung

Nach dieser ersten kognitiven Bewertung des Ausgangsthemas erfolgte die weitere emotionale und interozeptive Einschätzung durch den Patienten. Herr R. wurde zunächst gefragt: *»Welches Gefühl löst die Erinnerung an den damaligen Vorfall zusammen mit dem Satz ›Ich bin hilflos‹ heute bei Ihnen aus?« – »Angst und Ärger – vor allem aber ein ungeheuerlicher Ärger gegen diesen geistlosen Fan, der mich grundlos geschlagen hat!« – »Und als wie belastend empfinden Sie dieses Gefühl aus Angst und Ärger jetzt – zwischen 0 (gar nicht) und 10 (maximal)?«* Herr R. schätzte den momentanen Belastungsgrad mit 9 ein, in seinem Gesicht war dabei eine deutliche Anspannung zu erkennen. Auf die Frage: *»Und wo spüren Sie diesen Ärger im Körper am stärksten?«*, antwortete Herr R.: *»Am ganzen Körper, es ist, als wenn sich alles an mir zusammenziehen würde!«* Auf das gezielte Nachfragen des Therapeuten berichtete Herr R., dass dieses Gefühl in der Stirn und in den Armen am stärksten ausgeprägt sei. Um Herrn R. nicht in diesem Zustand zu belassen, wurde direkt mit der Prozessierung begonnen.

Phase 4: Desensibilisieren und Reprozessieren

Die Phase der Desensibilisierung und Reprozessierung stellt ein Kernelement in der EMDR-Behandlung dar. In dieser Therapiephase wird beim Patienten durch seine bewusste Fokussierung auf das belastende Material –

zusammen mit den vom Patienten assoziierten negativen Kognitionen sowie den damit einhergehenden Körperempfindungen – kontrolliert eine Art Erinnerungs-State induziert und werden die durch diesen State freigesetzten Affekte und szenischen Erinnerungsfragmente (einschließlich sensorischer Aspekte) gezielt getriggert. Gleichzeitig werden vom Therapeuten bilaterale Provokationsreize initiiert (durch Augenbewegungsserien oder andere bilaterale Provokationsserien, z. B. Tapping). Durch die synchrone Fokussierung des Patienten nach innen auf das belastende Material sowie nach außen auf die bilateralen Provokationsreize wird eine EMDR-spezifische Form der Reprozessierung und Desensibilisierung des belastenden Materials angeregt – einschließlich der zugehörigen sensorischen Aspekte und der assoziierten Schmerzempfindungen –, wodurch eine adaptive Verarbeitung dieses Materials erfolgen kann. Von diesem Zeitpunkt an läuft der Prozess eigendynamisch und individuell. Typisch ist eine schnelle assoziative Folge wechselnder sensorischer Eindrücke, Affekte und Gedanken. Nicht selten berichten die Patienten im Verlauf der Desensibilisierung und Reprozessierung von einem intensiven emotionalen Wiedererleben der Erinnerungen und einem Wandel des Schmerzes. Die belastenden Erinnerungen treten zunehmend in den Hintergrund und verblassen nach und nach. Die Schmerzempfindung ändert häufig ihre Lokalisation sowie ihre Qualität und Ausdehnung oder löst sich ganz auf. Dies führt in der Regel zu einer spürbaren Entlastung des Patienten – auch wenn zwischenzeitlich intensivere Affekte anklingen oder beherrschend werden können.

Es lassen sich in Hinblick auf den Prozess der Desensibilisierung und Reprozessierung konzeptuell zwei zentrale Elemente unterscheiden, die bei der praktischen Durchführung relevant sind:

1. der duale Aufmerksamkeitsfokus im Rahmen der bilateralen Provokation,
2. die Wahrnehmung und Verbalisierung der erlebten Inhalte zwischen den einzelnen Sets der bilateralen Provokationsserien.

In der Phase der Desensibilisierung und Reprozessierung wird der Patient gebeten, sich die herausgearbeiteten Aspekte zu vergegenwärtigen, während gleichzeitig Augenbewegungsserien oder andere bilaterale Provokationsserien (sensorisch, akustisch) initiiert werden.

Das Prinzip des Reprozessierens mithilfe der bilateralen Provokation beruht maßgeblich darauf, dass der Patient sich in den zu bearbeitenden State (Ausgangsbild/Empfindung plus die damit einhergehende negative Kognition sowie der begleitende Affekt) begibt und seine Aufmerksamkeit sowohl nach innen (Schmerz/Körpergefühl) als auch nach außen (auf die Augenbewegungen bzw. alternative bilaterale Stimuli) lenkt.

Intervention: Klassische Durchführung der bilateralen Provokationsserien

»Stellen Sie sich bitte die Ausgangsszene vor, zusammen mit dem negativen Gedanken › … ‹ [NK]. Sind Sie in Kontakt damit? Wenn ja, nicken Sie bitte kurz! Achten Sie darauf, wo genau Sie dies im Körper spüren können, und fühlen Sie gleichzeitig die Augenbewegungen!«

*** Bilaterale Provokation (ca. 40–60 Sekunden) ***

»Sehr gut, blenden Sie bitte die inneren Wahrnehmungen kurz aus und holen Sie einmal tief Luft! Was empfinden Sie jetzt?« [Pause]

»Nehmen Sie es einfach wahr!«

*** Bilaterale Provokation (ca. 40–60 Sekunden) ***

Intervention: Durchführung der bilateralen Provokationsserien beim Fokus Schmerz

»Nun möchte ich Sie bitten, Ihre Aufmerksamkeit auf den Schmerz zu richten, in der Art und Weise, wie Sie ihn gerade beschrieben haben, und zugleich meine Finger vor Ihren Augen zu betrachten – und, was immer auch geschehen mag, lassen Sie es einfach geschehen! … Ich möchte, dass Sie sich ganz auf die Schmerzwahrnehmung konzentrieren, so wie Sie sie mir beschrieben haben, und gleichzeitig denken Sie an die negativen Gedanken [Therapeut wiederholt die negative Kognition], die der Schmerz bei Ihnen hervorruft. Achten Sie ganz auf Ihren Schmerz und die negativen Gedanken und folgen Sie dabei mit den Augen meinen Fingern. Sie folgen meinem Finger, achten auf den Schmerz, die Gedanken – und lassen geschehen, was immer auch geschieht. Sie nehmen das alles einfach nur wahr, ohne es zu bewerten, und lassen geschehen, was immer auch geschieht!«

*** Bilaterale Provokation (ca. 40–60 Sekunden) ***

»Nun holen Sie bitte einmal tief Luft! Was empfinden Sie jetzt?«

»Nehmen Sie es einfach wahr!«

***** Bilaterale Provokation (ca. 40–60 Sekunden) *****

Der duale Aufmerksamkeitsfokus

Der duale Aufmerksamkeitsfokus im Rahmen der bilateralen Provokation ermöglicht es dem Therapeuten, den Patienten sehr dosiert dem belastenden Material auszusetzen – gesteuert durch den Einfluss der bilateralen Stimuli. Die Durchführung der Augenbewegungen (oder anderer bilateraler Stimuli) sollte im Vorfeld individuell mit dem Patienten abgestimmt werden (Art der Stimuli, Distanz, Geschwindigkeit, Richtung der Bewegung). Ein Set besteht in der Regel aus 20 bis 40 bilateralen Stimuli (meist um die 25 Stimuli). Die Geschwindigkeit sollte so schnell gewählt werden, dass der Patient dies noch tolerieren kann. Zwischen den einzelnen Sets liegen kurze Pausen, in denen der Patient nach Möglichkeit kurze Rückmeldungen zum Veränderungsprozess geben soll. Das heißt, nach jedem Set wird der Patient jeweils kurz angeleitet, einmal tief Luft zu holen und zu spüren, was gerade in ihm vorgeht *(»Ausblenden – Durchatmen – Was ist jetzt?«)*. Diese Form der stufenweisen Nachverarbeitung ist von Vorteil, da der Druck durch das mobilisierte Erinnerungsmaterial so handhabbar bleibt. Bei der Prozessierung von emotional belastendem Material gilt das gestufte Prozessieren daher als *golden standard*.

Wird der Schmerz selbst prozessiert (Schmerzprotokoll), so steht der Aspekt der kontrollierten Reizexposition in der Regel nicht mehr zwingend im Vordergrund, da das Risiko einer Reizüberflutung unserer Erfahrung nach als eher gering einzuschätzen ist. Bei Anwendung des Schmerzprotokolls ist daher das Prinzip einer stufenweisen Nachverarbeitung nicht zwingend vorgegeben (in der Regel jedoch weiterhin zweckmäßig!).

Es kann gelegentlich auch sinnvoll sein, gezielt die Entspannungseffekte der bilateralen Provokation zu nutzen. Indem der Therapeut die zwischenzeitlichen Rückmeldungen zum Veränderungsprozess ohne Unterbrechung der bilateralen Provokation durchführen lässt, kann die Induktion einer Entspannungsreaktion, die durch die bilateralen Stimuli hervorgerufen wird, verstärkt werden. Der Vorteil in solch einer kontinuierlichen Exposition bilateraler Provokation besteht darin, dass sie dem Patienten eine höhere Wahrscheinlichkeit zugesteht, trotz des beharrlichen Charakters chronischer Schmerzen die entspannende Wirkung dieses Verfahrens auch bewusst zu erleben. Hierfür wird der Patient angeleitet, sich auf das entsprechende (Schmerz-)Target zu fokussieren, während er gleichzeitig auf die bilateralen

Stimuli achten soll. Die Rückmeldungen bezüglich wahrgenommener Veränderungen werden dann unter kontinuierlicher Fortführung der bilateralen Provokation erfragt. Empfindet der Patient dieses Vorgehen als vorteilhaft, so wird dies so lange fortgeführt, bis der Schmerz verschwunden ist oder die bewirkte Veränderung ein stabiles Niveau erreicht hat.

Vor dem Hintergrund, dass die Durchführung der Fingerbewegungen durch die Ermüdung des Arms des Therapeuten in der Regel bereits nach einem überschaubaren Zeitraum an physische Grenzen stößt, bedarf solch eine Modifikation des Schmerzprotokolls auch einer entsprechenden Anpassung der Stimulusart. Bewährt haben sich hier neben sensorischen Reizen insbesondere der Einsatz bilateraler akustischer Reize. Studien belegen, dass sich durch akustische Reize tiefere Entspannungseffekte induzieren lassen als durch andere Stimulusarten (Servan-Schreiber et al. 2006).

Unserer Erfahrung nach können solche Modifikationen für manche Patienten eine sehr wertvolle Abwandlung des (Schmerz-)Protokolls darstellen. Interessanterweise konnten wir in einer qualitativen Auswertung im Rahmen eines Pilotprojekts beobachten, dass sowohl die Länge als auch die Geschwindigkeit der bilateralen Reizserien bei ein und demselben Therapeuten unbeabsichtigt von Patient zu Patient sehr variieren können. Dies deutet darauf hin, dass die Art und die Dauer der bilateralen Provokationen auch gegenübertragungsgesteuert zu sein scheinen. »Gegenübertragungsgesteuert« bedeutet in diesem Kontext, dass die Art und die Dauer der bilateralen Provokationen auch durch die unbewussten Reaktionen des Therapeuten auf die Übertragungsphänomene des Patienten (d.h. die durch den Patienten beim Therapeuten ausgelösten Gefühle, Gedanken und Erwartungen) beeinflusst werden. Dies ergänzt sich auch mit der Beobachtung, dass bei Schmerzpatienten häufig längere Reizserien notwendig zu sein scheinen als bei PTBS-Patienten, ohne dass die genauen Gründe ersichtlich wären. Erfahrene EMDR-Therapeuten berichten, dass sie bei Schmerzpatienten nicht selten Reizserien von 80 bis 100 Sets verwenden – oder, wie erwähnt, sogar durchgängig bilateral provozieren. Vor dem Hintergrund, dass es bei Schmerzpatienten weder einen *golden standard* noch vergleichende Studien zu Art, Dauer oder Geschwindigkeit der bilateralen Provokation gibt, lässt sich festhalten, dass der Therapeut in Hinblick auf die Geschwindigkeit und Dauer der bilateralen Reizung auf sein »inneres Gefühl« horchen sollte und durchaus auch verschiedene Formen ausprobieren darf.

Die Wahrnehmung und Verbalisierung der erlebten Inhalte

Wichtiger als die technische Durchführung der einzelnen Reizserien erscheint uns die adäquate Aufmerksamkeitsfokussierung des Patienten. So ist es unserer Erfahrung nach wichtig, dass der Patient nicht nur die Intensität der Empfindung, sondern insbesondere auch die Qualität *(»Wie fühlt sich die Empfindung an?«)* und die damit einhergehenden Assoziationen (Gedanken, Erinnerungen, Gefühle) zurückmeldet. Die Aufgabe des Therapeuten besteht in dieser Phase insbesondere auch darin, den Patienten dahingehend anzuleiten, dass dieser *achtsam* beschreibt, was er erlebt – ohne dabei direkt zu urteilen. Das heißt, der Patient sollte deskriptiv, vorurteilsfrei und möglichst exakt beschreiben, was er im Rahmen der bilateralen Provokation erlebt (z. B. *»ein warmes Kribbeln in den Beinen«*), ohne dabei das Erlebte zu beurteilen oder zu werten. Es bedarf zu Beginn häufig einer gezielten Anleitung durch den Therapeuten, damit der Patient dem Erlebten zunächst mit einer ausreichenden Offenheit entgegentritt, ohne dabei direkt in eingefahrene Wertungsmuster zu verfallen. Antwortet der Patient z. B. auf die Aufforderung: *»Was beobachten Sie jetzt? Was ist jetzt?«*, mit bewertend-urteilenden Antworten wie: *»Es fühlt sich besser an!«*, oder: *»Es ist o.k.!«*, so sollte der Therapeut immer direkt nachfragen und sich genau beschreiben lassen: *»Was fühlt sich besser an?«*, *»Wie fühlt es sich besser an?«*, *»Wo fühlt es sich jetzt wie an? Beschreiben Sie es bitte ein wenig genauer!«*, etc. Der Therapeut sollte keinesfalls Antworten akzeptieren wie: *»Es ist nichts!«*, oder: *»Es ist dasselbe wie vorhin!«* Hier gilt es immer genau nachzufragen: *»O.k., aber ich muss genau wissen, was Sie gerade erfahren! Bitte beschreiben Sie mir ein wenig genauer, was Sie gerade wahrnehmen!«*

Dies gilt besonders dann, wenn der Patient explizit von Veränderungen im Schmerzerleben berichtet. Auch hier sollte der Therapeut genau nachfragen, was der Patient genau jetzt wahrnimmt. Insbesondere wenn der Schmerz verschwindet, sollte der Patient darin trainiert werden, genau wahrzunehmen, was nun an die Stelle des Schmerzes getreten ist: *»Was ist da jetzt, wo der Schmerz vorher war?«* Darüber hinaus wird nach Assoziationen gefragt, die der Patient damit verbindet; und wenn positive Imaginationen auftauchen, werden diese speziell verstärkt. Der Patient wird aufgefordert, dem Schmerz bzw. dem belastenden Material so lange zu folgen, bis keine Veränderungen mehr berichtet werden. Erst dann kehrt man wieder zum »Ausgangsknoten« zurück. Dieser sich abwechselnde Prozess aus bilateraler Provokation und Verbalisierung der erlebten Inhalte geschieht in der Regel so lange, bis der Patient mindestens zweimal eine positive Rückmeldung gibt bzw. von positiven Wahrnehmungen berichtet. Wenn von positiven Empfindungen berichtet wird, so besteht die Möglichkeit, den Fokus gezielt auf dieses positive Körpergefühl zu legen *(»Achten Sie nun ganz auf diese positive Empfindung!«)* und dieses gezielt zusammen mit der positiven Kognition zu verankern.

Einige weitere Besonderheiten lassen sich im Rahmen der Prozessierung bei Schmerzpatienten gehäuft beobachten: So konnten wir hin und wieder feststellen, dass – insbesondere wenn die Schmerzsymptomatik bereits über einen sehr langen Zeitraum besteht – den betroffenen Patienten positive Erinnerungsinhalte bezüglich der geschehenen belastenden Ereignisse initial nicht mehr bewusst erinnerlich, dagegen negative Aspekte dominant präsent und manifest zugänglich sind und über den Schmerz auch non-verbal kommuniziert werden. Oftmals lässt sich gerade bei solchen Patienten im Rahmen der Prozessierung die Tendenz beobachten, dass sie bereits nach wenigen Provokationsserien positive Erinnerungsinhalte assoziieren.

Es scheint, als gelänge es den Patienten im Verlauf des Prozessierens wieder, einen Zugang zu längst vergessenen (verdrängten?) positiven Aspekten der vom Schmerz geprägten Erinnerungen herzustellen. So erinnerte sich z. B. ein Patient bei der Prozessierung der Situation, in der der Schmerz das erste Mal aufgetreten war, plötzlich wieder an die Fürsorge und Unterstützung durch seine Familie, die er damals erfahren hatte. Zudem lässt sich bei Patienten mit chronischen Schmerzen gelegentlich eine Neigung zu einer übermäßigen Rationalisierung der im Rahmen der Prozessierung erlebten Inhalte beobachten, was mitunter zu einer Weitschweifigkeit und mangelnden Fokussierbarkeit im EMDR-Prozess führen kann. Dies kann den therapeutischen Prozess deutlich ausbremsen und birgt das Risiko, dass die affektiven und emotionalen Inhalte untergehen. Hier bedarf es eines gewissen Feingefühls des Therapeuten, die richtige Balance zwischen einem Prozess ohne Eingriffe einerseits und gezielter Intervention andererseits zu finden.

Die Phase der Prozessierung kann wegen der oft assoziativen Weise der Verarbeitung sehr kreativ, aber auch unberechenbar sein. Dies stellt immer wieder besondere Anforderungen an den Therapeuten. So sollte dieser über ein ausreichendes Maß an Flexibilität verfügen, um auf unerwartete Reaktionen adäquat reagieren zu können. Er muss auch eine eigene Stabilität besitzen, um zwischenzeitlich auftretende intensive Affekte angemessen aushalten zu können, ohne vorschnell in einen überstürzten Aktivismus zu verfallen. Ferner gilt für den Therapeuten, die richtige Balance zwischen einerseits der Führung *durch* den therapeutischen Prozess und andererseits der Wahrung einer ausreichenden Neutralität *gegenüber* dem therapeutischen Prozess zu finden. Nur so kann es gelingen, dem Patienten das notwendige Maß an Unterstützung zukommen zu lassen, ohne dabei gleichzeitig den eigendynamischen Verarbeitungsprozessen im Informationsverarbeitungssystem des Patienten, der adaptiven Informationsverarbeitung, im Wege zu stehen.

Herr R.: Prozessierung und Desensibilisierung

Prozessierung traumaassoziierter Erinnerungen

Als negative Kognition hatte Herr R. den Satz »Ich bin hilflos« genannt, als positive Gegenkognition hatte er die Ich-Aussage »Ich brauche keine Hilfe!« formuliert. Als damit einhergehende Empfindungen beschrieb er neben Angst auch ein Gefühl von »ohnmächtiger Wut«, das er als ein Ziehen in der Stirn und den Schultern wahrnahm und mit einem momentanen Belastungsgrad (SUD) mit 9 von 10 bewertete.

Vor dem Hintergrund, dass Herr R. im Hinblick auf seine Erinnerungen an den damaligen Vorfall primär von Angst und Ärger berichtet hatte und die Schmerzsymptomatik, die sich erst im weiteren Verlauf des Unfalls entwickelt hatte, in seinen Schilderungen eine eher untergeordnete Rolle gespielt hatte, entschied sich der Therapeut dazu, im Sinne des klassischen EMDR-Protokolls zunächst mit der Angst und Wut als Belastungskorrelat (SUD) zu arbeiten und nicht mit dem Schmerz (SUP), wobei in diesem Fall sicherlich beide Vorgehensweisen denkbar gewesen wären.

Mit den folgenden Worten stiegen Therapeut und Patient daraufhin mit dem Ausgangsbild erstmals in den EMDR-Prozess ein: *»Nun möchte ich Sie bitten, Ihre Aufmerksamkeit ganz auf Ihr inneres Bild von dem damaligen Unfall zu richten. Ich bitte Sie, zusammen mit dem von Ihnen genannten Gedanken ›Ich bin hilflos‹ sowie diesem Gefühl von Angst und Wut in Ihren Schultern und in Ihrer Stirn und zugleich mit Ihren Augen meinem Finger zu folgen! Und was auch immer geschehen mag, lassen Sie es einfach geschehen …«* Während der Therapeut dies gesagt hatte, begann er gleichzeitig mit der bilateralen Provokation, indem er seinen Finger in einem Abstand von ca. 45 bis 70 cm vor dem Gesicht des Patienten horizontal hin- und herbewegte. Nachdem der Therapeut deutlich erkennen konnte, wie sich Herr R. darauf einließ, mit seiner Aufmerksamkeit seiner inneren Wahrnehmung zu folgen, bekräftige er diesen Prozess mit den Worten: *»Sehr gut, das ist genau richtig, beobachten Sie, was auch immer kommt … Ja, sehr gut! Lassen Sie geschehen, was immer auch geschieht!«* Es folgten mehrere Provokationssequenzen von jeweils ca. 40 bis 60 Sekunden Dauer, nach denen der Patient jeweils gebeten wurde, die inneren Wahrnehmungen auszublenden, tief durchzuatmen und den Inhalt der inneren Wahrnehmung zu benennen, die er während der Provokation zuletzt bei sich hatte beobachten können: *»Ich sehe, wie einer aus der Gruppe sich über mich lustig macht, ich höre, wie Außenstehende lachen, es kommen immer mehr Menschen dazu und schauen zu. Einer der Hooligans stellt sich mir in den Weg und sagt, ich solle meine Jacke – es ist eine Vereinsjacke mit dem*

Wappen unseres Vereins darauf genäht – gefälligst ausziehen, so etwas trage man hier nicht!« Es folgten weitere Provokationssequenzen, in denen sich bei Herrn R. eine deutliche Anspannung und zunehmende Erregung erkennen ließ, so dass die Prozessierung weiter fortgeführt wurde. Obwohl der Therapeut durchaus daran interessiert gewesen wäre, mehr Details von den damaligen Vorfällen zu erhalten, hielt er sich in dieser Phase der Prozessierung mit Fragen bewusst zurück, um so die Pausen zwischen den einzelnen Provokationssequenzen möglichst kurz zu halten und den therapeutischen Prozess so wenig wie möglich zu unterbrechen. Herr R. konnte auf diese Art seine belastenden Erinnerungen Schritt für Schritt neu verarbeiten, indem er sie in einem sicheren Rahmen nacherlebte und sie damit auf eine Art und Weise einsortieren konnte, dass er auch emotional begreifen konnte, dass die damaligen Ereignisse vorbei waren. Zusätzlich zu dem initial benannten Gefühl von Angst und Wut berichtete Herr R. im Verlauf des Prozessierens auch von einem intensiven Gefühl von Scham, das in Zusammenhang mit den Erinnerungen an die vielen damals tatenlos herumstehenden Zuschauer auftrat und das mit einem intensiven Gefühl von Hitze im Gesicht einherging.

Nach insgesamt mehr als 20 Provokationssequenzen konnte der Therapeut schließlich beobachten, wie sich Herrn R.s Haltung langsam veränderte und er schließlich tief durchatmete. Obwohl der Therapeut, der den Patienten während der Prozessierung stets genau beobachtete, dies wahrnahm, setzte er die Provokationsserie bewusst noch einen kurzen Moment lang fort, damit auch der Patient ausreichend Zeit hatte, die Entspannung selbst an sich wahrzunehmen. Hierauf berichtete Herr R., dass er sich nun daran erinnern könne, wie eine junge Frau ihm dabei geholfen habe, wieder aufzustehen. Sie müsse damals wohl auch die Rettungssanitäter geholt haben. Sie sei sehr freundlich zu ihm gewesen. Mit den Worten: *»Sehr gut, dann beobachten Sie weiter und lassen Sie geschehen, was immer auch geschieht!«*, wurde der Patient daraufhin noch einmal in den Prozess hineingeführt, um zu überprüfen, ob noch weitere Belastungen auftauchen würden oder ob nun ein stabiler positiver State erreicht worden war. Im Rahmen der erneuten Provokationssequenz bestätigte sich jedoch die Erleichterung und auf die Frage des Therapeuten, was nun sei, berichtete der Patient, dass er sich gerade darüber wundere, wie viel Unterstützung er damals eigentlich bekommen habe. Die Rettungssanitäter, sein Teamkollege, auch die junge Frau, alle hätten ihm damals geholfen und ihn unterstützt. Er verstehe gar nicht, warum er das habe ganz vergessen können. Um dabei auch das interozeptive Erleben des Patienten aufzugreifen, ließ sich der Therapeut zunächst noch die damit einhergehenden

Emotionen *(»Es fühlt sich gut an! Wie eine Mischung aus Geborgenheit und Sicherheit«)* und die zugehörigen Körperwahrnehmungen *(»ein Gefühl von Wärme und Leichtigkeit in meiner Brust und meinen Schultern«)* beschreiben, bevor er den Patienten die Ausgangsszene reevaluieren ließ: *»Sehr gut, blenden Sie jetzt bitte die inneren Wahrnehmungen aus, atmen Sie tief aus und gehen Sie noch einmal zurück zur Ausgangsszene – ja, sehr gut! Wie belastend fühlt sich diese Szene nun an, wenn Sie daran zurückdenken, wobei 0 keine und 10 die maximal vorstellbare Belastung bedeutet?« »Die Belastung ist jetzt auf 3!«*, berichtete der Patient. *»Ich erinnere mich jetzt vor allem an die Frau, die mir damals geholfen hat! Es fühlt sich gut an – wie eine Wärme, die durch den ganzen Körper fließt!«* Auf die Frage, was ihm jetzt noch fehle, damit er einen Belastungsgrad von 0 angeben könne, sagte Herr R., dass da immer noch der Schmerz durch den Schlag auf seinen Kopf sei und alles, was sich in der Folge daraus entwickelt habe. Da noch ein Restbelastungsgrad geblieben war, wurde auf einen Körpertest sowie eine Verankerungsphase verzichtet und stattdessen mithilfe der Antidot-Imagery-Übung ein positiver Abschluss eingeleitet. Die Antidot-Imagery-Übung bot sich in diesem Fall besonders an, da die Restbelastung als Kopfschmerz auf einer körperlichen Symptomebene lag. Zum Abschluss wurde der Patient noch gebeten, falls in den nächsten Tagen weiteres belastendes Material auftauchen sollte, sich dies kurz zu notieren und in die nächste Sitzung mitzubringen, damit man daran weiterarbeiten könne. So sei es ganz normal, dass die prozessierten Themen auch nach den Sitzungen noch weiterarbeiten könnten und zusätzliches Material, z.B. in Form von Träumen, auftauche.

Obwohl der Patient nach der Sitzung von einer deutlichen Reduktion im Belastungsgrad berichtet hatte, meldete er sich am Folgetag, da es in der Nacht bei ihm zu einer heftigen Schmerzattacke gekommen war. Diese habe ihn so sehr verunsichert, dass er notfallmäßig noch in der Nacht in die örtliche Notambulanz gegangen sei. Dort habe man ihm jedoch versichert, dass organisch alles in Ordnung sei. Man habe ihm dort eine »Schmerzinfusion« gegeben, wodurch es rasch besser geworden sei. Der Therapeut erläuterte dem Patienten noch einmal, dass man zwar nicht sicher sagen könne, ob ein Zusammenhang zwischen der beschriebenen Schmerzkrise und der vorangegangenen EMDR-Intervention bestünde, dass dies aber durchaus im Rahmen einer EMDR-Therapie vorkommen könne und manchmal auch ein Zeichen dafür sei, dass ein Prozess in Gang gekommen sei. Man besprach daher noch einmal den Notfallplan sowie mögliche Gegenmaßnahmen und einigte sich darauf, den nächsten Termin regulär beizubehalten. In den folgenden beiden EMDR-Sitzungen wurde weiter an der

Überfallthematik gearbeitet (wobei interessanterweise die damals empfundene Scham und damit einhergehende Assoziationen im weiteren Verlauf der Prozessierung erneut in den Fokus rückten), so dass der Belastungsgrad am Ende der fünften Sitzung auf 0 gesenkt werden konnte und der Therapeut diesen Zustand erstmals gemeinsam mit der positiven Kognition *»Ich bin nicht allein!«* (welche für diesen nun mit einem VoC von 7 von 7 passender war als der ursprüngliche Satz *»Ich brauche keine Hilfe!«*) und dem damit einhergehenden angenehmen Körpergefühl von Wärme und Sicherheit mithilfe einer kurzen Provokationssequenz verankern konnte.

Prozessierung schmerzassoziierter Erinnerungen

Zu Beginn der sechsten Therapiesitzung berichtete Herr R., dass es trotz der einmaligen Schmerzkrise zu Anfang inzwischen zu einer deutlichen Besserung seiner Kopfschmerzsymptomatik gekommen sei. Auch habe er feststellen können, dass sich mittlerweile der Charakter seiner Kopfschmerzen verändert habe: Statt *»bohrend-stechender Schmerzattacken«* trete der Schmerz inzwischen eher als ein *»im Hintergrund schwelendes, dumpfes Stechen«* in Erscheinung. Da die Erinnerungen an den Überfall inzwischen als *»nur noch blass«* und *»nicht mehr belastend«* beschrieben wurden, entschied sich der Therapeut dazu, als Nächstes mit dem Schmerz assoziierte, belastende Erinnerungen in den weiteren Fokus der Prozessierungsarbeit zu nehmen. Hierfür wurde Herr R. nach der schlimmsten Schmerzkrise gefragt, an welche er sich erinnern könne. In diesem Zusammenhang berichtete Herr R. von einer Situation, als er aufgrund einer heftigen Kopfschmerzattacke sein Handballtraining habe abbrechen müssen (Anfang der Erinnerung). Diese Schmerzattacke läge ca. anderthalb Jahre zurück, er habe damals nach längerer Trainingspause erstmals wieder versucht, ins Training einzusteigen. Der Schmerz sei im Verlauf des Trainings aber so schlimm geworden, dass er sich gerade noch nach Hause habe schleppen können, eine ganze Hand voll Schmerztabletten eingenommen und sich direkt ins Bett gelegt habe (schlimmster Aspekt der Erinnerung). Irgendwann sei er eingeschlafen (Ende der Erinnerung). Als negative Kognition benannte Herr R. den Satz *»Ich bin machtlos!«*. Als positive Gegenkognition formulierte er schließlich – nach anfänglichen Schwierigkeiten, eine passende Ich-Aussage zu finden – mit Unterstützung des Therapeuten die positive Kognition: *»Ich kann lernen, den Schmerz zu kontrollieren!«* Als zugehöriger »Affekt« wurde in diesem Fall der Schmerz selbst gewählt. Auf die Frage: *»Wenn Sie sich nun die damalige Situation zusammen mit dem Satz ›Ich bin machtlos!‹ vorstellen, was ist das jetzt für ein Schmerz, den Sie*

fühlen?«, berichtete der Patient, dass da ein bohrender Schmerz im Bereich der rechten Schläfe sei, den er in seiner Intensität (SUP) mit 9 von 10 bewertete.
Mit der folgenden Aufforderung begann daraufhin der Einstieg in den EMDR-Prozess: *»Konzentrieren Sie sich nun bitte noch einmal ganz auf dieses innere Bild, als Sie damals mit Schmerzen im Bett gelegen haben, zusammen mit dem Schmerz, in der Art und Weise, wie Sie diesen gerade beschrieben haben, und sagen Sie sich dazu den Satz ›Ich bin machtlos!‹ und folgen Sie dabei mit Ihren Augen meinem Finger! Sehr gut!«* Nachdem Herr R. sich in den ersten Sequenzen zunächst mit dem Schmerz selbst *(»Ich spüre das Pochen und Stechen in meiner Schläfe!«, »Der Schmerz breitet sich aus und wird stärker!«, »Es quält mich!« ...)* auseinandersetzte, gerieten im weiteren Verlauf der Prozessierung zunehmend auch die mit dem Schmerz einhergehenden negativen Gedanken *(»Ich kann so nicht arbeiten gehen!«, »Ich werde nie wieder so gut sein wie früher!«, »Ich bin wertlos!« ...)* und Gefühle (Frust, Selbstzweifel, Verzweiflung ...) in den Vordergrund. In diesem Zusammenhang erinnerte sich Herr R. wieder an den Arztbesuch am Folgetag, bei dem er sich als Simulant dargestellt gesehen hatte und der bei ihm damals zu einer massiven Verunsicherung und starken Selbstzweifeln geführt hatte. Der Therapeut musste kaum intervenieren und unterstützte den Prozess einzig dadurch, indem er sich zwischen den einzelnen Provokationssequenzen kurz nach dem momentanen Erleben des Patienten erkundigte *(»Was ist jetzt?«)* und sich immer wieder auch nach der emotionalen *(»Welches Gefühl nehmen Sie gerade wahr?«)* und interozeptiven Dimension *(»Wo im Körper spüren Sie das gerade?«)* des Erlebten erkundigte. Nach einigen weiteren Provokationsserien berichtete Herr R. schließlich, dass er nun ein *»angenehmes Kribbeln«* in seinem Bauch verspüre. Da die Therapiestunde auch langsam dem Ende zuging, nutzte der Therapeut diese angenehme Empfindung, um einen positiven Abschluss der Therapiestunde einzuleiten. Gegen Ende dieser Sitzung konnte die Schmerzintensität in Zusammenhang mit der Erinnerung an die bearbeitete Schmerzkrise so zwar bereits von 9 auf 4 gesenkt werden, in der Folgesitzung bestand jedoch mit einem SUP von 6 weiterhin ein deutlicher Belastungsgrad, so dass die Erinnerungen aus der vorherigen Sitzung erneut aufgegriffen wurden.
Nachdem ausgehend vom Bild der Schmerzkrise *(»Ich liege mit meinen Trainingsklamotten in meinem Bett und bin verzweifelt!«)* initial die durch den Schmerz ausgelösten negativen Gedanken *(»Ich bin schwach!«)* und Ängste *(»Ich werde nie wieder richtig spielen können!«)* im Fokus der Prozessierung standen, bekam Herr R. im weiteren Verlauf dieser Sitzungen plötzlich Zugang zu älteren Erinnerungen, als er vor vielen Jahren vom überraschenden Tod seines Bruders erfah-

ren hatte *(»Ich bin beim Training, mein Vater kommt in die Halle und sagt, er müsse mit mir sprechen!«).* Diese waren mit starken Gefühlen von Trauer, Wut und Hilflosigkeit verbunden, die auch im weiteren Verlauf der Provokationssequenzen nicht mehr vollständig aufgelöst werden konnten, so dass Herr R. die Prozessierungsphase in einem deutlich erregten Zustand und mit einem SUP von 8 von 10 beendete. Dies konnte auch durch die anschließend durchgeführte Sichere-Ort-Übung nicht vollständig aufgelöst werden. In den nun folgenden Sitzungen erfolgte eine intensive EMDR-Arbeit, in der mit den belastenden Erinnerungen an den Tod seines Bruders gearbeitet wurde und die Schmerzsymptomatik zunehmend in den Hintergrund geriet.
Nach der neunten Sitzung berichtete Herr R. bereits, dass die Schmerzen inzwischen deutlich geringer geworden seien – er verspüre nur noch ein leichtes Drücken im Bereich der rechten Schläfe, das er mit einem SUP von 1 von 10 bewertete. Auch habe er diese Woche erstmals wieder damit angefangen, regelmäßig am Training teilzunehmen. Er habe mit seinem ehemaligen Trainer vereinbart, dass er zunächst einmal in der dritten Mannschaft mittrainieren könne. Vor dem Hintergrund, dass Herr R. auf die Frage, was er brauchte, damit er den Belastungsgrad mit 0 bewerten könne, angab, dass dafür das Drücken vollkommen verschwinden müsse, entschied sich der Therapeut im nächsten Schritt dazu, den Schmerz selbst in den Fokus der EMDR-Arbeit zu nehmen.

Fokus Schmerz

Hierfür wurde Herr R. zunächst dazu aufgefordert, seinen Schmerz mit seinen eigenen Worten möglichst plastisch zu beschreiben. Zusätzlich ließ der Therapeut Herrn R. dafür seinen Schmerz, den er momentan noch als einen *»stechenden Druck im Bereich der rechten Schläfe«* wahrnahm, auf einem Blatt Papier bildhaft skizzieren. Diese Form des Vorgehens, das durch die Schmerzanamnese und begleitenden Imaginationsübungen bereits vorbereitet war, bot die Möglichkeit, mit Herrn R. ein sehr differenziertes Bild von seinem Schmerz zu entwickeln.
Als negative Kognition benannte Herr R. den Satz: *»Ich halte das nicht mehr aus!«*, als positive Gegenkognition formulierte er die Ich-Aussage: *»Ich kann lernen, den Schmerz zu kontrollieren!«* Als damit einhergehende Gefühle beschrieb Herr R. dabei neben Frust auch ein Gefühl von Ärger, das er als eine *»Spannung in seinen Händen«* wahrnahm und mit einem momentanen Belastungsgrad (SUD) von 5 von 10 einschätzte.
Mit dem Ausgangsbild vom Schmerz, zusammen mit seinen negativen Gedanken und Gefühlen, erfolgte so direkt der Einstieg in den EMDR-Prozess. Dazu

wurde Herr R. aufgefordert, sich zunächst ganz auf seinen Schmerz zu konzentrieren, gemeinsam mit seiner negativen Kognition *(»Ich halte das nicht mehr aus!«)* sowie seinem Gefühl von Ärger in seiner Brust, und gleichzeitig mit seinen Augen den Bewegungen des Fingers des Therapeuten zu folgen. Die erste Provokationssequenz wurde ca. eine Minute lang fortgesetzt, um dem Patienten genug Zeit zu geben, zu neuen Assoziationen zu gelangen. Anschließend wurde Herr R. aufgefordert, die inneren Wahrnehmungen auszublenden, tief durchzuatmen und den Inhalt nur der letzten inneren Wahrnehmung zu benennen. Nachdem sich der Therapeut mit der anfänglichen Aussage des Patienten: *»Nichts! Es hat sich nichts verändert!«*, nicht zufriedengab und noch einmal explizit nachfragte, wie sich dieses *»Nichts!«* denn genau anfühle, was genau es sei, was sich da nicht verändere, berichtete der Patient etwas ausführlicher, dass er immer noch spüre, wie der Schmerz sich in seine rechte Schläfe bohre, *»brennend, wie ein glühender Stab!« – »Das reicht schon!«*, unterbrach der Therapeut, *»das ist genau richtig, beobachten Sie bitte, was weiter auftaucht!«*
Nach einer recht langen Stimulierungssequenz von fast zwei Minuten ließ sich erstmals beobachten, wie Herr R. zunehmend unruhiger wurde. Im Anschluss an die folgende Provokationsserie berichtete Herr R., der Schmerz habe sich verändert, das Bohren habe sich zu einem Reißen gewandelt, auch sei der Schmerz ein wenig gewandert und befände sich nun mehr im Hinterkopf und im Nacken, *»als wenn jemand meinen Kopf an meinen Haaren nach hinten ziehen wollte«*. Auch verspüre er ein leichtes Ziehen im Rücken. Nach einigen weiteren Provokationsserien, in denen der Schmerz Ort und Ausdehnung veränderte, berichtete Herr R., dass er nun ein Gefühl von Wärme in seinem Bauch verspüre. Da die Therapiestunde langsam dem Ende zuging, nutzte der Therapeut diese angenehme Empfindung, um einen positiven Abschluss der Stunde einzuleiten.

Der Umgang mit »Schwierigkeiten«

Die Desensibilisierungs- und Reprozessierungsphase gestaltet sich bei chronischen Schmerzen häufig nicht so reibungslos, wie es z. B. bei der Bearbeitung einfacher, klar definierter Belastungssituationen der Fall sein kann. Insbesondere zu Beginn ist es für den Patienten oft schwierig, den Schritt hin zu einer »nicht-kognitiven Achtsamkeit« zu machen. »Achtsamkeit« bedeutet in diesem Zusammenhang ein nichturteilendes, klares und bewusstes Betrachten der momentanen Körperempfindungen, Gefühle, Gedanken und aller anderen Wahrnehmungen im gegenwärtigen Augenblick. Einige Patienten neigen dazu, Empfindungen direkt kognitiv zu analysieren und zu beurteilen. Dies trifft besonders auf die Wahrnehmung ihrer Schmerzen zu. So enthalten Aussagen wie: *»Es fühlt sich besser an!«, »Es hat sich nichts verändert!«* oder: *»Es ist genauso wie vorher!«*, bereits kognitive Urteile. In diesen Fällen sollte der Therapeut immer nachfragen, um auf der Ebene von Gedanken, Bildern und Gefühlen zu bleiben. Denn berichtet der Patient ausschließlich, dass er keine Veränderung bemerke oder dass der Schmerz sich jetzt an einen anderen Ort verschoben habe, oder aber dass alles in Ordnung sei, dann bietet dies für den therapeutischen Prozess kein Material, das sich weiter bearbeiten ließe.

Gegebenenfalls sollte der Therapeut auch explizit beim Patienten nachfragen, was diesem durch den Kopf geht, wenn er die bilaterale Provokation wahrnimmt. Manche Patienten versuchen, die Stimuli begrifflich einzuordnen (»wie ein Metronom«, »ein Uhrpendel«, »eine Zauberschau«) und verlieren damit ihren Zugang zu den inneren Empfindungen. Oft reicht ein kurzes Thematisieren der Problematik aus, so dass sich der Patient im weiteren Verlauf besser auf die bilaterale Provokation einlassen kann.

In der klinischen Praxis stellt der Umgang mit stagnierenden Verläufen und potentiellen »Widerstandssituationen« in methodisch unterschiedlichen Therapien eine wiederkehrende Herausforderung dar. Hier kann es bei der Bewältigung von Widerstandssituationen hilfreich sein, sich direkt mit dem Widerstand auseinanderzusetzen und dabei auf die EMDR-Methode zurückzugreifen. Ein möglicher Ansatz besteht darin, den Patienten direkt zu fragen: *»Wollen Sie wirklich, dass die Symptomatik verschwindet? Gehen Sie dem einmal nach …«* Im Anschluss kann das aufkommende Material mittels EMDR bearbeitet werden.

Widerstand kann auf verschiedene Arten zum Ausdruck kommen. Diesen ist gemeinsam, dass zentrale affektive Themen keinen Raum finden. Es besteht aufseiten des Therapeuten das Gefühl, dass bestimmte emotionale Aspekte oder Erinnerungen im therapeutischen Prozess vermieden oder unterdrückt werden. Diese Widerstandssituationen können die Weiterentwicklung und den Erfolg der Therapie erschweren. Daher ist es wichtig, angemessene Strategien zu entwickeln, um den Widerstand zu identifizieren, anzusprechen und schließlich aufzulösen, um den Patienten dabei zu unterstützen, tiefergehende emotionale Themen zu erforschen und zu verarbeiten.

Darüber hinaus gibt es eine Reihe weiterer EMDR- und schmerzspezifischer Schwierigkeiten, für die sich unterschiedliche kognitive Interventionen anbieten, um sie therapeutisch sinnvoll bewältigen zu können. Auf diese sowie den Umgang mit Widerstandssituationen soll im Folgenden genauer eingegangen werden.

Nur kurze Antworten

Manche Patienten neigen zu sehr kurzen, oft rationalisierenden Rückmeldungen. In solchen Fällen ist es, wie bereits erwähnt, wichtig, dass sich der Therapeut nicht mit knappen Aussagen wie: *»Es fühlt sich besser an!«*, oder: *»Es ist o. k.!«* zufriedengibt. Vielmehr sollte dann immer nachgefragt werden: *»Was genau fühlt sich besser an?«*, *»Wie fühlt es sich genau an?«*, *»Wo fühlt es sich wie an? Beschreiben Sie es bitte ein wenig genauer«*, etc. Es ist wichtig, möglichst exakte Angaben vom Patienten darüber zu bekommen, was er während der bilateralen Provokation erlebt, da sich nur solche Wahrnehmungen adäquat fokussieren und prozessieren lassen. Wenn der Therapeut konkretere Angaben über die erlebten Inhalte bekommt, sollte er den Patienten weiterführen und darin bestärken: *»Das ist sehr gut! Nehmen Sie es einfach wahr und lassen Sie geschehen, was immer auch geschieht!«*

Schmerz verändert die Lokalisierung

Ein »Wandern« des Schmerzes kommt häufig vor und wird in der Regel als ein Hinweis dafür gedeutet, dass eine Reprozessierung angestoßen worden ist. Dem Patienten sollte mitgeteilt werden, dass dies nicht selten vorkommt und dass er sich deswegen nicht zu beunruhigen braucht. Der Therapeut fokussiert sich auf den aktuellen Schmerzort und provoziert erneut bilateral. Der Schmerz wird so lange begleitet, bis er abnimmt oder ganz verschwindet. In den seltenen Fällen, in denen der Schmerz immer wieder ausweicht und durch den Körper wandert, ohne jedoch geringer zu werden, kann eine kognitive Intervention versucht werden, indem man sich bemüht, den Fokus auf Erlebnisse zu richten, in denen so etwas bereits früher vorgekommen ist *(»Hat der Schmerz dies bereits vorher schon einmal getan? Wenn ja, wann und in welcher Situation war das?«)*. Auch kann darauf fokussiert werden, was nun an die Stelle getreten ist, von der der Schmerz »weggewandert« ist. Alternativ kann auch auf ein Antidot-Imagery oder auf positive Körperempfindungen fokussiert werden.

Negative Veränderung

Am Anfang der Behandlung können sich die Schmerzsymptome aufgrund der starken Fokussierung verstärken. Solche Veränderungen, die in der Regel auf die Aufmerksamkeitsverschiebung zurückzuführen sind, sind nichts Ungewöhnliches und bedürfen in der Regel keiner weiteren Intervention.

Man kann jedoch gehäuft eine zwischenzeitliche Verstärkung der Schmerzen während oder kurz nach den ersten Behandlungsintervallen beobachten. Solch eine von uns auch als *Breakthrough*-Phänomen bezeichnete zwischenzeitliche Schmerzverstärkung, gefolgt von einer langanhaltenden Schmerzlinderung, ist ein bekanntes Phänomen und weist darauf hin, dass eine Verschlechterung der Schmerzsymptomatik nicht notwendigerweise ein negatives Zeichen sein muss, sondern vielmehr auch ein Hinweis dafür sein kann, dass ein Prozess in Gang gekommen ist. Interessanterweise berichten Patienten infolge solcher Abreaktionen oftmals von Veränderungen nicht nur im Schmerz, sondern in der gesamten Körperwahrnehmung. Da es nichts Außergewöhnliches ist, dass Abreaktionen im Schmerzgedächtnis selbst als Schmerz in Erscheinung treten, sollte der Patient bereits zu Beginn über dieses Phänomen aufgeklärt und diesbezüglich entsprechend ausreichend vorbereitet werden (Stichwort »Notfallkoffer«, siehe auch Tabelle 9, S. 159).

Akute Schmerzexazerbation

Je stärker der Schmerz ist, desto schwieriger wird es für den Patienten, sich über einen längeren Zeitraum gezielt zu konzentrieren. In solchen Fällen kann es hilfreich sein, den Schmerz zu »dosieren«, indem dem Aufbau von Schmerzkontrolltechniken ausreichend Raum gegeben wird und die Dauer der einzelnen EMDR-Sitzungen insbesondere zu Anfang angemessen begrenzt wird. Die Dauer der einzelnen Sitzungen variiert in der Regel stark und ist nicht fest vorgegeben. So kann eine erfolgreiche EMDR-Sitzung von 30 Minuten bis über 90 Minuten dauern und sollte mit dem Patienten abgesprochen werden. Solch ein gemeinsames Vorgehen fördert auch die Fähigkeit des Patienten, seinen Schmerz zu überwachen und zu kontrollieren.

Es ist wichtig, sich nicht vorschnell durch eine vorübergehende Verschlimmerung der Schmerzen verunsichern zu lassen, da diese nicht zwangsläufig ein negatives Zeichen darstellt, wie bereits erwähnt wurde. Eine hilfreiche Möglichkeit, damit umzugehen, besteht darin, auf eine körperliche Ressource des Patienten zurückzugreifen. Es ist empfehlenswert, nach der Körperstelle zu fragen, die sich für ihn am sichersten und wohligsten anfühlt, und diese durch langsame und ruhige Provokationssequenzen zu verankern. In solchen Fällen kann es sehr wirksam sein, zwischen den Schmerzen und der positiven Körperressource hin- und herzuwechseln. Sie können den Patienten auffordern oder fragen, was er in solchen Situationen tun kann, um den Schmerz zu reduzieren, beispielsweise Positionswechsel, Aufstehen, Hand auflegen etc. Möglicherweise können auch kürzere Provokationssequenzen hilfreich sein, indem zwischen Belastung und Ressource gependelt wird.

Steigender Somatisierungsdruck des Patienten

Ein zusätzliches Hindernis in der therapeutischen Arbeit kann ein zunehmender Somatisierungsdruck seitens des Patienten sein, der die therapeutische Arbeit erschwert. Dieser kann sich z. B. darin äußern, dass der Patient in ein rein somatisches Krankheitsverständnis zurückfällt und eine somatische Abklärung in den Vordergrund stellt. Dieses Phänomen kann auf Widerstand hinweisen, aber auch verschiedene andere Ursachen haben wie z. B. den Einfluss des sozialen Umfelds, Aussagen anderer Therapeuten oder erlernte Entlastungserfahrungen durch eine somatische Diagnostik. Um eine angemessene Behandlung zu gewährleisten, ist es zunächst wichtig zu verstehen, ob es aktuelle Auslöser für diese Entwicklung gibt, und wenn ja, welche. Darüber hinaus haben sich folgende Vorgehensweisen als hilfreich erwiesen:

- Ruhe bewahren und sich nicht aus der Ruhe bringen lassen.
- Absorptionsübungen durchführen oder eigene Ressourcen aktivieren.
- Thematisierung und Bearbeitung von Ängsten und Unsicherheiten im Therapieverlauf.
- Auseinandersetzung mit der Frage: »Was passiert, wenn die Abklärung keine hilfreichen Ergebnisse bringt?« – und dies dann mittels EMDR bearbeiten.
- Auseinandersetzung mit der Frage: »Was ist die Gefahr, was könnte passieren?« – und dies dann mittels EMDR bearbeiten.

»Wunderheilung«

Wenn der subjektive Belastungsgrad schnell auf SUD = 0 sinkt, dies aber nicht authentisch wirkt, sind folgende Überlegungen relevant:

- Nehmen Sie sich den Erfolg nicht selbst: Es kann vorkommen, dass sich die subjektive Beanspruchung schnell verbessert. In solchen Fällen ist es wichtig, den Patienten ihren eigenen Erfolg nicht abzusprechen, auch wenn er ungewöhnlich schnell erscheint.
- Kriterium für die Authentizität: Ein Kriterium für die Authentizität einer schnellen SUD-Reduktion könnte sein, dass der Zustand mit einem SUD-Wert von 0 anhaltend ist. Authentizität kann aber auch vorliegen, wenn sich der SUD-Wert im Verlauf der Nachbearbeitung wieder ändert, insbesondere wenn neues Material auftritt. Als zusätzliches Kriterium könnte der Erregungszustand (Übererregung/Dissoziation) herangezogen werden, auch wenn dieser nicht so gut objektivierbar ist.
- Es kann auch hilfreich sein, den Eindruck des Patienten zu spiegeln und zu prüfen, ob eine Affektphobie vorliegt. In diesem Zusammenhang kann die Angst vor dem Affekt angesprochen werden, indem der Patient gefragt wird: »Was ist die Gefahr?

Wovor haben Sie Angst, was könnte passieren?« (und dies dann mit EMDR bearbeitet wird). Gegebenenfalls kann der Therapeut dem Patienten helfen, affektphobische Verhaltensmuster zu überwinden, indem er Affektbrücken baut.

- Nicht selten spielt auch ein Übertragungs-Gegenübertragungs-Phänomen eine Rolle, das es zu verstehen gilt. Es ist dann wichtig, die therapeutische Beziehung zu untersuchen und zu berücksichtigen, ob sie einen Einfluss auf das Phänomen der »Wunderheilung« hat. In diesem Zusammenhang kann auch der »optimale Patient« in Bezug auf Übertragung und Gegenübertragung eine Rolle spielen.

Der »optimale Patient«

Ein weiterer erschwerende Aspekt in der Behandlung ist die Rolle des Patienten, der häufig den Wunsch hat, der »optimale Patient« zu sein. Er hat dann Angst davor, falsch zu reagieren, und fragt daher oft nach, um sicherzustellen, dass er alles richtig macht. Es besteht bei ihm eine starke Verunsicherung, ob das Verhalten angemessen ist. In solchen Fällen ist es hilfreich, folgende Vorgehensweise in Betracht zu ziehen:

- *Stärkung der therapeutischen Beziehung:* Es ist entscheidend, eine vertrauensvolle und unterstützende Beziehung zum Patienten aufzubauen. Dies kann durch regelmäßige Beruhigung, Bestätigung und Beziehungsarbeit erreicht werden. Es ist auch hilfreich, dem Patienten zu vermitteln, dass es in Ordnung ist, nicht der »optimale Patient« zu sein. Eine Kurzedukation über die Grundlagen von EMDR kann dabei helfen, dem Patienten zu ermöglichen, sich von diesem Idealbild zu lösen.
- *Direkte Ansprache von Übertragungsphänomenen:* Wenn dem Therapeuten auffällt, dass der Patient viele Dinge anscheinend aus Rücksichtnahme ihm gegenüber tut, ist es wichtig, dieses Phänomen anzusprechen. Der Therapeut könnte den Patienten dazu ermutigen, darüber nachzudenken, welche Rolle der Therapeut für ihn spielt und warum er möglicherweise versucht, dessen Erwartungen gerecht zu werden. Ein Beispiel für eine direkte Ansprache könnte sein: »Mir fällt auf, dass Sie vieles anscheinend mir zuliebe tun. Wer bin ich für Sie? Gehen Sie dem mal nach!«

Durch diese Herangehensweise kann der Patient dazu ermutigt werden, seine eigenen Bedürfnisse und Motivationen zu erkunden und sich von dem Druck zu befreien, immer den Erwartungen des Therapeuten gerecht werden zu müssen. Es entsteht Raum für eine authentische und offene Zusammenarbeit, die eine erfolgreichere Behandlung ermöglicht.

Der Schmerz verringert sich in den Sitzungen deutlich – aber der Effekt hält nur kurz an

Ein häufig auftretendes Phänomen in der Schmerztherapie ist das kurzzeitige Absinken des Schmerzniveaus während der Sitzungen, wobei eine langfristige Wirkung fehlt. Die Gründe für diesen temporären Effekt können vielfältig sein. In solchen Fällen ist es hilfreich, eine systematische Perspektive einzunehmen und die Funktion des Schmerzes im gesamten System des Patienten zu explorieren. Daneben können verschiedene Interventionen in Betracht gezogen werden, um die Nachhaltigkeit der Schmerzreduktion zu verbessern:

- *Zukunftsorientierte Betrachtung:* Es ist wichtig, zukünftige Schmerzkrisen anzusprechen und das Potential für ein erneutes Auftreten des Schmerzes zu berücksichtigen. Durch die proaktive Auseinandersetzung mit möglichen Herausforderungen in der Zukunft kann eine bessere Bewältigung erreicht werden.
- *Arbeit mit dem affektiven Load:* Emotionale Belastungen und stressauslösende Faktoren können die Schmerzwahrnehmung verstärken. Daher kann es hilfreich sein, im Rahmen der Therapie die Bewältigungsstrategien für emotionale Belastungen zu stärken und angemessene Stressbewältigungstechniken zu erlernen.
- *Individuelle Übungen außerhalb der Therapiesitzungen:* Es ist wichtig zu erkunden, welche Maßnahmen der Patient zu Hause ergreift, um mit dem Schmerz umzugehen. Hier können Imaginationsübungen oder andere bewährte Techniken eingesetzt werden, um eine positive Stimulation und Schmerzbewältigung zu fördern. Eine Möglichkeit ist beispielsweise die Verwendung von EMDR-Musik über entsprechende Apps.
- *Überprüfung der Indikation:* Es ist ratsam, die Indikation für die Schmerztherapie zu überprüfen, insbesondere wenn der therapeutische Kontakt einen stärkeren Effekt auf den Patienten hat als das Reprozessieren von schmerzbezogenen Inhalten. In einigen Fällen können der therapeutische Beistand und die Unterstützung bereits eine bedeutende Wirkung auf den Patienten haben.

Diese Interventionen können dazu beitragen, die »Funktion es Schmerzes« besser zu verstehen und die Nachhaltigkeit der Schmerzreduktion zu verbessern. Es ist wichtig, dass der Patient aktiv in den Therapieprozess einbezogen wird und gemeinsam mit dem Therapeuten an individuellen Bewältigungsstrategien arbeitet, um den Schmerz langfristig zu reduzieren und seine Lebensqualität zu verbessern.

Keine Veränderung

Auch hier – wenn der Patient zum Ausdruck bringt, dass es keine Veränderung gebe – gilt, dass der Therapeut sich nicht mit Antworten wie *»Nichts!«* oder *»Es ist dasselbe wie vorhin!«* zufriedengeben sollte. Dies sind bereits wertend-urteilende Analysen und keine direkten Beschreibungen des Erlebten, sie lassen sich somit auch nicht adäquat prozessieren! In solchen Situationen sollte der Therapeut immer explizit nachfragen: *»Ich muss genau wissen, was Sie gerade erfahren. Bitte beschreiben Sie ein wenig genauer, was Sie gerade wahrnehmen!«* Gelegentlich kann es darüber hinaus auch hilfreich sein, auf einzelne Aspekte des Schmerzes tiefer einzugehen. Hat man z. B. zuvor mit einer Visualisierung des Schmerzes (»Schmerzbild«) gearbeitet, so kann versucht werden, gezielt einzelne Motive des Schmerzes (z. B. die Farbe, die Temperatur, den Klang etc.) zu fokussieren und zu prozessieren. Es geht stets darum, das Erlebte so sinnlich wie möglich werden zu lassen! Ist ein spezifischer Aspekt des Schmerzes prozessiert, so geht man zum Ausgangsknoten »Schmerz« zurück und fährt mit dem nächsten Motiv fort.

Der voreingenommene Patient

Ist der Patient fest davon überzeugt, dass sich sein Zustand nicht mehr verändern wird, bringt das Schwierigkeiten in der Behandlung mit sich. Dies kann zu einem unerwünschten Nocebo-Effekt führen, bei dem solide wissenschaftliche Evidenz darauf hinweist, dass die Therapieresponse dadurch relevant reduziert wird. Nach unserer Erfahrung können folgende Herangehensweisen sinnvoll sein:

- *Dranbleiben:* Trotz der Überzeugung des Patienten, dass sich nichts ändern wird, ist es wichtig, kontinuierlich an der Behandlung festzuhalten und alternative Ansätze zu verfolgen.
- *Nicht urteilen, sondern nur beobachten:* Statt den Glauben des Patienten zu verurteilen, ist es ratsam, die Haltung einzunehmen, dass man die Entwicklung aufmerksam beobachtet, ohne voreilige Schlüsse zu ziehen.
- *Einweben von Affektbrücken:* Es kann hilfreich sein, eine Verbindung zu den emotionalen Aspekten des Patienten herzustellen. Durch empathisches Zuhören und das Zeigen von Verständnis kann eine Vertrauensbasis geschaffen werden, um gemeinsam an Lösungen zu arbeiten.
- *Paradoxes Vorgehen:* Eine paradoxale Intervention besteht darin, genau den aktuellen Zustand zu halten, ohne dass sich etwas verändert. Indem man den Patienten auffordert, seinen Überzeugungen treu zu bleiben, können sich eventuell neue Perspektiven eröffnen und kann ein Veränderungsprozess angestoßen werden.

- *Umgang mit Affektphobie:* Falls eine Affektphobie, also eine Angst vor Emotionen, vorhanden ist, sollte diese, soweit möglich, direkt adressiert werden, indem die Angst vor dem Affekt prozessiert wird, beispielsweise durch Fragen wie: »Was ist die Gefahr? Was fürchten Sie, was könnte dann passieren?« Zusätzlich kann der Patient durch den Einsatz von Affektbrücken unterstützt werden, um affektphobische Verhaltensmuster zu überwinden und eine gesündere Emotionsverarbeitung zu fördern.
- *Akzeptierende Haltung:* »Es wird wohl einen Sinn haben, dass sich alles in Ihnen gegen eine Veränderung sträubt. Vielleicht kämen Sie mit so viel schwer aushaltbaren anderen Gefühlen als dem Schmerz in Kontakt oder mit so viel neuen Erlebensmöglichkeiten, die Ihnen aber auch Angst machen, so dass gegenwärtig alles so bleiben sollte, wie es ist. Es gibt für alles gute und schlechte Zeiten. Sie können ja zu einem anderen Zeitpunkt einen neuen Anlauf nehmen, hier oder anderswo«.

Fehlen von Assoziationen und Blockaden

Bei ausgeprägtem Intellektualisieren oder wenn trotz wiederholten Zurückgehens zur Ausgangssituation keine Assoziationen beschrieben werden oder wenn der Patient immer von den gleichen Assoziationen berichtet, dann gibt es unterschiedliche Möglichkeiten des »Einwebens«, um den EMDR-Prozess aufrechtzuerhalten:

- *Veränderung der Provokationsart:* Es kann sowohl der Stimulus selbst variiert werden (Set verlängern, Richtung der Augenbewegungen verändern, Stimulusfrequenz etc.) als auch ein Wechsel der Provokationsart erwogen werden (z. B. ein Wechsel von Augenbewegungen zu Tapping).
- *Wahrnehmungsebene (imaginativ – körperlich – kognitiv – emotional) wechseln:* So kann z. B. beim Auftreten von Blockaden oder beim Kreiseln versucht werden, von einem primär imaginativen Zugang auf eine körperliche Wahrnehmungsebene zu wechseln *(»Wo spüren Sie das gerade in Ihrem Körper? Gibt es in Ihrem Körper eine Resonanz zu diesem Bild?«)*. Falls primär auf einer interozeptiv-körperlichen Ebene prozessiert wird, kann man auf eine kognitive Ebene umsteigen *(»Wenn Ihr Körper sprechen könnte, was würde dieser jetzt zu Ihnen sagen?«)* oder auf eine emotionale Ebene wechseln *(»Wenn Sie Ihren Schmerz als eine Person beschreiben sollten, welche Gefühlslage hätte diese Person? Wäre diese Person z. B. wütend oder eher traurig?«)*.
- *Veränderungen des Fokus bei multilokalen oder generalisierten Schmerzen:* Neben der Möglichkeit, isoliert auf einzelne qualitative Aspekte des Schmerzes weiter einzugehen, besteht bei multilokalen Schmerzen auch die Möglichkeit, den Fokus gezielt auf einzelne Schmerzregionen zu lenken: *»Bitte konzentrieren Sie sich auf*

den Schmerz, der Ihnen jetzt am intensivsten erscheint, und machen Sie mit diesem weiter!« Oder alternativ: *»Sie können sich jetzt auch auf eine Stelle Ihres Körpers konzentrieren, wo Sie den Schmerz nicht so intensiv wahrnehmen. Gehen Sie mit diesem mit!«*

- *Affektbrücken bauen (auf Hintergrunderfahrungen zurückgehen):* Der Begriff der Affektbrücke, der *ursprünglich* aus der Ego-State- und der Hypnotherapie stammt und erstmals Ende der 1990er Jahre durch den amerikanischen Psychologen John Watkins eingeführt wurde (Watkins & Watkins 2003), bezeichnet die assoziative Verbindung zwischen zwei Erinnerungen, die mit gleichen oder ähnlichen Gefühlen und den damit einhergehenden körperlichen Empfindungen verknüpft sind. Eine mögliche Intervention bestünde in diesem Zusammenhang z.B. darin, zu einer Situation mit ähnlichem Affekt zu springen *(»Können Sie sich daran erinnern, wann Sie das letzte Mal so traurig/ärgerlich ... waren?«)*. Eine Affektbrücke setzt allerdings voraus, dass der Patient einen emotionalen Zugang zu dem entsprechenden Material hat. Ist dies nicht der Fall, besteht auch die Möglichkeit, kognitive *(»Können Sie sich daran erinnern, wann Sie das letzte Mal den Satz ›...‹ so gedacht haben?«)* oder somatische Brücken *(»Können Sie sich daran erinnern, wann Sie das letzte Mal den Schmerz/Druck/Schwindel ... so empfunden haben?«)* zu verwenden.
- *Körperressource einweben:* Die Etablierung einer Körperressource ist wohl eine der in der EMDR-Schmerztherapie am häufigsten angewandten Techniken und lässt sich auch gut zum Überwinden von Blockaden einsetzen. Wie bereits weiter oben beschrieben, empfiehlt es sich, hierfür diejenige Stelle im Körper zu erfragen, die sich für den Patienten am sichersten und angenehmsten anfühlt, und diese mithilfe langsamer und ruhiger Provokationssets zu verankern. Nach ausreichender Ressourcenmobilisierung (meist zwei bis drei Provokationssets) empfiehlt es sich, sich erneut der unangenehmen Körperempfindung zuzuwenden (ebenfalls über zwei bis drei Provokationssets). Denn gerade durch solch einen Wechsel zwischen Schmerzen einerseits und positiven Körperempfindungen andererseits kann ein Patient unmittelbar erfahren, wie sein Körper gleichzeitig eine Quelle von Wohlbefinden sein kann, auch wenn parallel dazu noch Schmerzen bestehen. Insgesamt gilt: »Böses«, sei es die äußere Bedrohung und Gefahr von Leib und Leben bei Traumatisierten oder der Schmerz bei Schmerzpatienten, lässt sich nur auf dem Hintergrund entsprechender Ressourcen thematisieren. Eine weitere Möglichkeit der Aktivierung einer »Körperressource« besteht darin, den Patienten »eigenhändig« seine schmerzhafte Körperregion spüren zu lassen *(»Ich bitte Sie, Ihre Hand auf die Stelle X [Schmerzort] zu legen. Nehmen Sie bitte wahr, was nun passiert!«)*.

Kontinuierlicher Arousalanstieg während der Therapie

Eine weitere mögliche Situation während einer Therapiesitzung ist ein stetiger Anstieg des Erregungsniveaus (Arousal) des Patienten, insbesondere gegen Ende der Sitzung. Dies kann manchmal auf ein Weniger-Werden der Dissoziationen und damit auf einen möglichen Therapieerfolg hindeuten. Es ist wichtig, zu überprüfen, wie der Patient diesen Arousalanstieg erlebt, und ihn dabei zu unterstützen, damit umzugehen. Dabei sollten folgende Aspekte berücksichtigt werden:

- *Belastendes Erleben:* Ist die Arousal-Steigerung für den Patienten belastend? Führt sie zu einer Erhöhung der emotionalen Belastung? Wenn ja, sollten Stabilisierungsübungen in Betracht gezogen werden, um die dissoziative Abwehr zu ersetzen und stattdessen das Ich zu stärken. Ziel ist es, dem Patienten zu helfen, die erhöhte Erregung bewusst wahrzunehmen und angemessen damit umzugehen.
- *Positiver Abschluss:* Es ist wichtig, einen positiven Abschluss der Therapiesitzung zu finden. Dazu kann es hilfreich sein, gegen Ende der Sitzung mehr Zeit für die Stabilisierung einzuplanen. Dies gibt dem Patienten die Möglichkeit, sich zu beruhigen und eine angemessene Regulation des Erregungsniveaus zu erreichen, bevor die Sitzung endet. Ein positiver Abschluss trägt dazu bei, dass der Patient die Sitzung zufrieden verlässt und sich auf den nächsten Termin freut.

Insgesamt geht es darum, den Patienten in seinem individuellen Erleben zu verstehen und ihm entsprechende Unterstützung anzubieten. Durch Stabilisierungsübungen und einen positiven Abschluss kann der Umgang mit dem Arousal verbessert werden, so dass der Patient langfristig von der Therapie profitieren kann.

Affektive Überflutung während der Therapie

Im Umgang mit affektiver Überflutung während der Therapie ist zu bedenken, dass emotionales Abreagieren Teil der EMDR-Reprozessierung ist und daher grundsätzlich ein erwünschter Prozess ist und nicht etwas, das vermieden werden sollte. Die Aufgabe des Therapeuten besteht also nicht darin, das Durchleben unangenehmer Affekte zu vermeiden, sondern den Patienten so zu unterstützen, dass er sein »Window of Tolerability« erweitern und die Reprozessierung gelingen kann. Die Aufgabe als Therapeuten ist es in diesem Fall, den Affekt zu ko-regulieren – d. h. das Unbehagen zu tolerieren und den Patienten zu befähigen, die traumatischen Erfahrungen und die damit verbundenen Affekte adaptiv zu verarbeiten.

In erster Linie geht es darum, den Patienten bei der Affektregulation zu unterstützen – z. B. durch die Aktivierung entsprechender Ressourcen. Eine weitere Möglichkeit, die sich insbesondere bei wiederholter Affektüberflutung, aber auch als »Notfallintervention bei akuter Überflutung« bewährt hat, weil sie sehr zuverlässig und auch ohne größere Vorbereitung funktioniert, ist die Affektregulation durch Aktivierung des Arbeitsgedächtnisses, die sog. *Working Memory-Taxation*. Dies erfolgt durch kognitive Aufgaben von zunehmender Komplexität, die der Patient parallel zur Affektexposition bearbeiten soll. Die Komplexität der Aufgaben kann durch die Kombination verschiedener Aufgaben sowie durch die Integration unterschiedlicher sensorischer Qualitäten so lange gesteigert werden, bis das affektive Erleben so weit reduziert ist, dass der Patient es wieder regulieren kann. Bei dieser auch als EMDR 2.0 bezeichneten Technik (Matthijssen et al. 2021) werden gezielt kognitiv komplexe Aufgaben eingesetzt, um das Arbeitsgedächtnis des Patienten so zu beanspruchen, dass die emotionale Dimension nicht mehr überwältigend wird und es zu keiner Überflutung kommt. Eine dieser Aufgaben können z. B. schnelle Augenbewegungen sein, die dem Finger des Therapeuten folgen, den dieser in einem Abstand von ca. 10 cm von der Nase des Patienten hin- und herbewegt. Der Patient kann auch Klopfübungen in einer komplexen Abfolge durchführen, z. B. »links-links-rechts-links----rechts-rechts-links-rechts« usw. Zusätzlich können Zahlenreihen aufgesagt oder Wörter buchstabiert werden. Durch die Kombination verschiedener Aufgaben kann die Belastung des Arbeitsgedächtnisses maximiert werden. Der Patient beginnt mit anspruchsvollen Klopfmustern und schnellen Augenbewegungen. In den folgenden Durchgängen werden schnelle Augenbewegungen mit einer oder mehreren verschiedenen Aufgaben kombiniert. Die Augenbewegungsmuster können variieren, z. B. diagonal oder kreisförmig, und es können Zähl- oder Buchstabieraufgaben sowie komplexe Schrittmuster durchgeführt werden. Der Therapeut kann auch Überraschungseffekte einbauen, z. B. Kommentare oder Fragen, die mit der Therapiesituation in keinem Zusammenhang stehen, wie: »Wie ist das Wetter?«, oder unerwartete Bewegungen wie Klatschen, lautes Sprechen, plötzliche Geräusche oder abrupte Gesten. Wenn dies immer noch nicht ausreicht, kann die Komplexität weiter gesteigert werden, z. B. indem ein Schlüsselwort zum Prozessierungstarget (wie beispielsweise der Name des betroffenen Körperteils) im Rhythmus eines Liedes rückwärts buchstabiert wird und parallel dazu ein komplexes Klopfmuster geklopft wird. Zusätzlich kann der Therapeut die Aufmerksamkeit auf die Gegenwart lenken, indem er Überraschungseffekte einsetzt, z. B. durch merkwürdige Bemerkungen, Fragen oder Bewegungen. Der Therapeut passt die Beanspruchung des Arbeitsgedächtnisses so weit wie möglich an die Modalität der affektiv belasteten Zielerinnerung an: Wenn z. B. die Zielerinnerung eine starke aversive auditive Komponente hat, etwa ein tiefes Stöhnen, wird eine auditive Zusatzaufgabe eingesetzt, z. B. lautes Zählen oder Buchstabieren. Die dahinterstehende Idee ist, dass das Arbeitsgedächtnis nur eine begrenzte Kapazität zur Verarbeitung von Informationen besitzt. Indem ich diese Kapazität durch die Verarbeitung komplexer kognitiver Aufgaben binde, ist nur noch begrenzt Kapazität für die Verarbeitung emotionaler Stimuli vorhanden, so dass die emotionale Überflutung abnimmt.

Der Patient schafft es nicht, in einen emotionalen State zu gelangen

Ein Fehlen des Zugangs des Patienten zu seinem Affekt, im Englischen häufig auch als »emotional disconnected« bezeichnet, ist ein nicht seltenes Problem, mit dem der Therapeut besonders in der Behandlung von Patienten mit chronischen Schmerzen konfrontiert ist. Die Ursachen hierfür können vielfältig sein. Die betroffene Person kann primär Schwierigkeiten haben, ihre Emotionen präzise zu erkennen oder angemessen auszudrücken (Alexithymie-Subtyp). Alternativ können die Gefühle auch dissoziativ abgetrennt und abgeschottet sein (dissoziativer Subtyp). Eine bewusste oder unbewusste Vermeidung der Gefühle ist ebenfalls möglich (Avoidance-Subtyp).

Vorrangiges Ziel sollte es daher sein,

1. zunächst einmal zu verstehen, was die Ursache dafür ist, dass der Patient es nicht schafft, in einen emotionalen State zu gelangen;
2. den Patienten dabei zu unterstützen, mit seinen Emotionen in Kontakt zu kommen. Gelegentlich ist es dafür notwendig, zunächst noch einmal einen Schritt zurückzugehen und den Patienten überhaupt erst in das Konzepts der Emotion einzuführen.

Darüber hinaus bieten sich je nach Ursache zahlreiche weitere Interventionen an, z. B.:

- *Forcierte Aktivierung des emotionalen Zustands:* In Zusammenarbeit mit dem Patienten kann der Therapeut versuchen, bestimmte Auslöser oder Trigger zu erkennen, die den gewünschten emotionalen Zustand auslösen können. Diese Trigger können beispielsweise Fotos, Gegenstände oder andere Reize sein. Sobald diese identifiziert sind, kann gezielt darauf hingearbeitet werden, den gewünschten Zustand herbeizuführen. Der Therapeut kann auch versuchen, gezielt Affekte anzubieten, und dabei helfen, emotionale Reaktionen hervorzurufen und zu erleben.
- *Arbeit mit dem Worst-Case-Szenario des Patienten:* Es kann hilfreich sein, mit dem

Patienten Worst-Case-Szenarien durchzuspielen und die damit verbundenen emotionalen Zustände zu erforschen.
- *Überprüfung der therapeutischen Beziehung:* Möglicherweise benötigt der Patient zusätzliche Sicherheit, um den gewünschten emotionalen Zustand zu erreichen. In einem solchen Fall können Maßnahmen ergriffen werden, um sein Selbstvertrauen zu stärken und die Beziehung zwischen Therapeutin und Patient zu verbessern. Hinweise darauf, dass dies sinnvoll ist, können sein, dass der Patient sich nicht für Hilfe öffnet, sich in seinem gegenwärtigen Zustand wohlfühlt, sich zurückzieht oder sich verweigert. Das Zeigen von Vertrauen kann für den Patienten wie ein Auslöser wirken und zu einem Rückzug führen. Gerade in solchen Situationen ist es hilfreich, gezielt an der Verbesserung der therapeutischen Beziehung zu arbeiten und Parallelen zwischen der therapeutischen Beziehung und der Biografie des Patienten zu erkunden.
- *Überprüfung des Therapieziels:* Wenn mit dem Therapietarget kein affektives Arousal abrufbar ist, sollte noch einmal überprüft werden, ob es adäquat gewählt wurde. In diesem Sinne kann es hilfreich sein, das Target/den State noch mal zu thematisieren (zurückgehen zum Ausgangstarget) und die zugehörigen Belastungsfaktoren zu adressieren, gegebenenfalls Affektbrücken zu explorieren *(»wo hatten Sie ähnliche Gefühle«).*
- *Emotionales Bewusstsein und Erleben stärken:* Besonders in Fällen, in denen keine authentische Verbindung in der therapeutischen Beziehung hergestellt werden kann, der Patient Emotionen immer herunterspielt oder jeglichen Kontakt mit Emotionen vermeidet und Schwierigkeiten hat, den Zusammenhang zwischen Emotionen und ihren Auslösern zu verstehen, kann es von großem Nutzen sein, gemeinsam mit ihm zunächst die Emotionen und ihre Dynamik zu explorieren. Wenn Patienten berichten, dass sie nichts fühlen, wenn sie sich an Erinnerungen erinnern, oder dass ihnen während der Prozessierungsphase nichts einfällt, kann dies auch Ausdruck für eine Abwehr als bedrohlich erlebter Affekte sein. In solchen Fällen kann es zunächst darum gehen, pathologische Regulationsstrategien zu identifizieren und alternative Strategien vorzuschlagen. Dadurch wird der Zugang zu den potentiell als bedrohlich oder überwältigend empfundenen Gefühlen erleichtert und die Abwehrmechanismen werden reduziert.

Es ist zu beachten, dass die Schwierigkeit, den mit dem Therapieziel verbundenen emotionalen Zustand zu erreichen, nicht mit der Schwierigkeit, den früheren Zustand zu visualisieren, verwechselt werden darf. Die Visualisierung ist keine Voraussetzung für das Erinnern eines emotionalen Zustandes.

Der müde Patient

Der Patient zeigt Symptome einer lähmenden Müdigkeit oder berichtet davon. Es ist hilfreich, verschiedene Aspekte zu untersuchen, um mögliche Ursachen für diese Müdigkeit zu identifizieren. Sowohl Widerstand als auch die erfolgreiche Reduktion von Arousal können sich in Müdigkeit äußern. Aber auch eine emotionale Diskonnektion kann die Ursache sein. Es sollte daher erforscht werden, ob die Müdigkeit tatsächlich als positiv erlebt wird, was auf eine Reduktion des Arousals hindeuten könnte. In diesem Fall ist es wichtig, den Patienten zu ermutigen und ihm zu erklären, dass die Müdigkeit als angenehm empfunden werden kann, da es sich um eine parasympathische Reaktion handelt und Ausdruck eines Therapieerfolgs ist. Allerdings sollte auch die Möglichkeit einer Dissoziation in Betracht gezogen werden. In diesem Fall ist es hilfreich, den Patienten zu fragen, wie präsent er – auf einer Skala von 0 bis 10 – im Raum ist. Wenn die Müdigkeit weder auf Widerstand noch auf eine Abnahme des Arousal zurückzuführen ist, kann eine Änderung des Stimulustyps hilfreich sein. Ein schnellerer Reiz oder eine Richtungsänderung können hier bereits ausreichen, die Müdigkeit zu durchbrechen. Eine kurze körperliche Aktivierung, wie z. B. den Patienten zu schütteln oder das Fenster zu öffnen, um frische Luft zu bekommen, kann ebenfalls in Betracht gezogen werden, um den Patienten zu revitalisieren.

»Vereiteln der Therapie«

In der klinischen Praxis begegnen uns immer wieder Fälle, in denen es den Anschein hat, dass die Durchführung von EMDR wiederholt durch Probleme behindert wird und Lösungsansätze seitens des Patienten unmöglich gemacht werden. Dies führt aufseiten des Therapeuten zu einer gewissen Hilflosigkeit und kann sogar Ärger bei ihm hervorrufen. Beispielsweise kann es vorkommen, dass keine der üblichen bilateralen Provokationstechniken funktioniert oder dass immer wiederkehrende Probleme ein kohärentes Arbeiten unmöglich machen. In solchen Situationen gibt es verschiedene Ansätze, mit der scheinbaren Unmöglichkeit der Therapie umzugehen:

- *Rückgabe der Verantwortung an den Patienten:* Der Patient kann ermutigt werden, selbst eine geeignete Provokationstechnik zu finden oder zu entwickeln, die für ihn funktioniert. Dabei können verschiedene Arten von Provokationstechniken, wie z. B. Buzzer, vorgestellt werden, um dem Patienten eine größere Auswahl zu bieten.
- *Überprüfung der Indikation:* Es kann hilfreich sein, die Indikation für EMDR zu überprüfen. Warum kommt eine Expositionstherapie nicht in Frage? Gibt es spe-

zifische Gründe? Möglicherweise gibt es bestimmte Barrieren, die erst überwunden werden müssen, bevor EMDR erfolgreich eingesetzt werden kann.
- *Umgang mit Widerstand:* Der Therapeut kann den Patienten fragen: *»Wollen Sie wirklich, dass Ihre Symptome verschwinden? Versuchen Sie es.«* Durch eine gezielte EMDR-Behandlung kann erforscht werden, ob der Patient einerseits den Wunsch hat, die Symptome loszuwerden, andererseits aber auch Ängste oder Befürchtungen damit verbunden sind. Der Therapeut kann den Patienten ermutigen, die zugrunde liegenden Ängste oder die möglichen Folgen der Symptomreduktion genauer zu untersuchen.

Es ist wichtig, flexibel zu sein und verschiedene Ansätze auszuprobieren, um den spezifischen Bedürfnissen des Patienten gerecht zu werden. Ein offener Dialog und eine gemeinsame Erkundung der Hindernisse können dazu beitragen, dass die Therapie trotz anfänglicher Schwierigkeiten vorankommt.

Allgemein gilt: Beim Patienten sind immer die Ausgangssituation und die medizinische Vorgeschichte als maßgebende Bezugspunkte zu berücksichtigen. Es wäre unrealistisch, bei schwerer körperlicher Schädigung und hochgradiger Chronifizierung direkt eine Schmerz-Belastungsreduzierung auf null zu erwarten.

Phase 5: Verankerung

Wenn die subjektive Belastung durch den Schmerz bzw. durch die bearbeitete Erinnerung im Verlauf der Prozessierung ausreichend abgenommen hat, erfolgt in einem nächsten Schritt die Reevaluation und Verankerung der erzielten Veränderungen.

Für die Reevaluation wird die Aufmerksamkeit des Patienten noch einmal auf die Ausgangssituation gelenkt und die positive Kognition in Erinnerung gerufen und überprüft. Da der Prozess der Desensibilisierung und Reprozessierung häufig nicht nur mit einer Abnahme des individuellen Belastungsgrades, sondern auch mit einer Veränderung der Perspektive einhergeht, hat es sich bewährt, die Stimmigkeit der positiven Kognition nach erfolgter Prozessierung erneut zu überprüfen. Dies geschieht, indem der Patient zunächst gefragt wird, ob die anfangs gewählte positive Kognition immer noch angemessen ist oder ob es inzwischen eine positive Ich-Aussage gibt, die von ihm in Hinsicht auf das Ausgangstarget als stimmiger erlebt wird. Hat ein Patient z. B. im Hinblick auf die negative Selbstaussage *»Ich bin defekt!«* initial seine positive Selbstaussage als *»Ich bin stark!«* formuliert, so kann es nach erfolgreicher Prozessierung vorkommen, dass nun statt *»Ich bin stark!«* eine Aussage wie *»Ich bin wertvoll, so wie ich bin!«* als passender empfunden wird. Ziel ist es, mit dem Patienten eine möglichst treffende positive Selbstaussage zu formulieren, mit der dieser sich maximal identifizieren kann. Anschließend wird diese positive Kognition (d. h. die initiale oder durch den Verarbeitungsprozess korrigierte Kognition) erneut in Erinnerung gerufen und zunächst überprüft. Die positive Kognition und das Ausgangsmaterial werden mit einer langsamen Rechts-links-Provokation verknüpft, die so kurz durchgeführt werden sollte, dass beim Patienten darüber hinaus keine neuen Assoziationen mehr auftauchen. Während negative Empfindungen durch schnelle bilaterale Provokationen abgeschwächt werden, wird die positive Kognition durch langsame bilaterale Provokationen verstärkt und scheint dadurch nachhaltiger aufgenommen zu werden. Einschränkend muss allerdings hinzugefügt werden, dass hierzu keine wissenschaftlichen Studien existieren und die Regel »positive Verankerung = langsame bilaterale Provokation« primär auf empirischen Erfahrungswerten beruht. Unsere Erfahrungen haben jedoch gezeigt, dass eine kurze langsame bilaterale Provokation optimal dazu geeignet scheint, den Patienten den positiven State zu vergegenwärtigen, ohne dabei ungewollte Assoziationsketten zu induzieren.

Nach der Reevaluation erfolgt die Verankerung der erreichten Veränderungen. Bei der Bearbeitung belastender Erinnerung gilt das Prinzip, dass ein Target so lange prozessiert werden sollte, bis eine Belastung von SUD = 0 und eine Stimmigkeit der positiven Kognition von VoC = 7 berichtet wird. Erst wenn der subjektive Belastungsgrad 0 ist bzw. einen Wert erreicht hat, der einer optimalen inneren Balance entspricht, und die positive Kognition vollkommen stimmig ist, sollte eine Verankerung erfolgen. Bei der Bearbeitung von Schmerzempfindungen ist eine vollständige Reduktion des Schmerzes jedoch oftmals nicht innerhalb einer einzelnen Desensibilisierungsphase zu erreichen. Unserer Erfahrung nach führt dies in der EMDR-Behandlung von Patienten mit chronischen Schmerzen häufig zu einer deutlichen Schwerpunktverschiebung, da der Phase der Verankerung sowie der sich daran anschließenden Abschlussphase (einschließlich der darin durchgeführten Ressourcenübungen) ein eindeutig höherer Stellenwert zukommt als in der klassischen EMDR-Therapie traumatischer Erlebnisse. Während es in der Behandlung von Patienten mit schmerzunabhängigem, belastendem Material therapeutisch wichtig ist, die Phase der Verankerung erst zu beginnen, wenn der Belastungsgrad auch wirklich einen Wert erreicht hat, der einer optimalen inneren Balance entspricht, so erscheint es in der Prozessierung chronischer Schmerzen häufig zweckmäßiger, unabhängig von der in der Desensibilisierungsphase erreichten Belastungsreduktion beim Patienten direkt einen positiven (Körper-)State zu verankern. Berichtet ein Patient z.B. im Verlauf der Prozessierung von einer stabilen positiven Veränderung, so kann die Verankerung einer solchen positiven Veränderung auch dann erwogen werden, wenn der residuale Gesamtbelastungsgrad am Ende einer Sitzung noch größer als SUD = 0 sein sollte. Dies ist auch der Grund dafür, dass im Rahmen der Reprozessierung chronischer Schmerzen (oder der mit dem Schmerz assoziierten belastenden Erinnerungen) in der Verankerungsphase neben der Verankerung von positiven Kognitionen insbesondere auch der Installation von positiven Körpererfahrungen und individuellen Schmerzkontrolltechniken ein zentraler Stellenwert beigemessen wird.

Prinzipiell gibt es in der EMDR-Therapie chronischer Schmerzen unterschiedliche Möglichkeiten, die Phase der Verankerung sinnvoll zu gestalten:

- klassische Installation der positiven Kognition;
- Installation einer positiven Kognition auf der Basis einer positiven Körperressource;
- Installation einer positiven Kognition auf der Basis eines Antidot-Imagery;
- Finden eines positiven Abschlusses ohne Installation einer positiven Kognition.

Klassische Installation der positiven Kognition (PK)

Es wird zunächst überprüft, ob die anfangs gewählte positive Kognition noch treffend ist oder ob es inzwischen eine positive Ich-Aussage gibt, die der Patient in Hinblick auf das Ausgangstarget als für sich stimmiger erlebt *(»Passt der Satz ›......‹ [Therapeut wiederholt die positive Kognition] noch, oder gibt es inzwischen eine andere positive Aussage über Sie selbst, die besser wiedergibt, wie Sie sich fühlen?«)*, bevor der Therapeut diese vom Patienten hinsichtlich ihrer jetzigen Stimmigkeit erneut einschätzen lässt: »*Wenn Sie jetzt an den Schmerz und gleichzeitig an die positiven Gedanken denken, wie wahr fühlt sich der positive Gedanke jetzt an? Wie wahr sind diese Gedanken jetzt? Wie wahr klingen diese Worte ›...‹ [PK], gemessen auf einer Skala von 1 (klingt vollständig falsch) bis 7 (klingt vollständig wahr), momentan für Sie?*«

Falls die positive Kognition auf der VoC-Skala mit Werten < 7 eingeschätzt wird, kann der Therapeut nachfragen: »*Was fehlt noch, damit es eine 7 werden kann?*« Gegebenenfalls sollte so lange weiter prozessiert werden, bis vom Patienten eine Stimmigkeit mit VoC = 7 angegeben wird, bevor schließlich die positive Kognition endgültig verankert werden kann.

»Denken Sie jetzt noch einmal an Ihren Schmerz, an die schmerzhafte Erinnerung und gleichzeitig an diesen positiven Gedanken!«

*** Bilaterale Provokation (langsam 2–3 Sets) ***

Häufig fällt es Patienten mit chronischen, bereits seit vielen Jahren bestehenden Schmerzen schwer, ihre positiven Kognitionen in Hinblick auf den Schmerz mit 7 (klingt vollständig wahr) einzuordnen, auch wenn sich im Rahmen der Prozessierung eine vollständige Auflösung des Schmerzes erreichen lässt. Dies liegt unserer Erfahrung nach häufig auch daran, dass für die betroffenen Patienten aufgrund ihrer langen Schmerzerfahrungen zunächst immer eine »Restunsicherheit« bestehen bleibt, ob der Schmerz nicht vielleicht doch wiederkommt. Uns erscheint dies als eine durchaus normale Reaktion und es macht an dieser Stelle wenig Sinn, diese positive Einschätzung mittels weiterer Prozessierung erzwingen zu wollen. Unserer Erfahrung nach ist es an dieser Stelle sinnvoller, sich rechtzeitig auf die erreichten Veränderungen zu konzentrieren und diese gut zu verankern. Gelegentlich kann es jedoch sinnvoll sein, die Kognition in Zusammenhang mit der Reevaluation im Rahmen der Folgesitzung noch einmal kurz aufzugreifen.

Installation einer positiven Kognition auf der Basis einer positiven Körperressource

Berichtet der Patient im Rahmen der Desensibilisierung und Reprozessierung über positive Veränderungen im Schmerzerleben, so können solche neu aufgetretenen positiven Körpererfahrungen auch zusammen mit der positiven Kognition »installiert« und verstärkt werden. Hierfür wird die Aufmerksamkeit des Patienten noch einmal auf die aufgetretene positive Körpererfahrung fokussiert und dabei die positive Selbstzuschreibung in Erinnerung gerufen, überprüft und dann mittels einer kurzen Serie langsamer bilateraler Stimuli verankert. Ergänzend kann im Anschluss die positive Körpererfahrung zusammen mit der positiven Selbstzuschreibung noch einmal vor dem Hintergrund des Schmerzes verankert werden:

»Nun bitte ich Sie, Ihre Aufmerksamkeit noch einmal ganz auf diese angenehme, positive Empfindung zu richten! Wenn Sie sich jetzt ganz dieser Empfindung zuwenden, was nehmen Sie wahr?«

*** Bilaterale Provokation (langsam 2–3 Sets) ***

»Passt der Satz ›…‹ [PK] noch, oder gibt es inzwischen eine andere positive Aussage über Sie selbst, die besser wiedergibt, wie Sie sich jetzt fühlen?«

»Wenn Sie an diese von Ihnen erlebte positive Körperempfindung denken und gleichzeitig an diesen positiven Gedanken, wie wahr fühlt sich dieser Gedanke an? Wie wahr klingen diese Worte › … ‹ [PK] gemessen auf einer Skala von 1 (klingt vollständig falsch) bis 7 (klingt vollständig wahr) nun für Sie?«

»Denken Sie noch einmal an Ihren Schmerz (an die schmerzhafte Erinnerung) und gleichzeitig an den positiven Gedanken sowie das positive Körpergefühl!«

*** Bilaterale Provokation (langsam 2–3 Sets) ***

Installation einer positiven Kognition durch Antidot-Imagination

Unserer Erfahrung nach hat es sich als überaus wirkungsvoll erwiesen, im Rahmen der Verankerungsphase zusätzlich auf individuelle Schmerzkontrolltechniken wie z. B. das Antidot-Imagery oder die Lichtstrahlübung zurückzugreifen und davon ausgehend positive Schmerzkontrollkognitionen anzuleiten. Gerade wenn der Patient nach ausgiebigen bifokalen Provokationsserien oder gegen Ende der Behandlung von keiner oder nur wenigen Veränderungen berichtet, können Strategien zur Mobilisierung positiver Ressourcen eingewoben werden, wie z. B. das Einflechten einer individuellen Antidot-Imagination *(»Denken Sie nun bitte an etwas, das den Schmerz lindern oder heilen könnte! Es darf auch unrealistisch und märchenhaft sein. Lassen Sie einfach Ihrer Fantasie freien Lauf!«)*. Anstelle einer positiven Selbstzuschreibung kann von solchen Antidot-Imaginationen ausgehend eine schmerzreduzierende Assoziation im Sinne einer Autosuggestionsformel verankert werden. Dieses von Grant (2009) vorgeschlagene Vorgehen erscheint uns insbesondere bei solchen Patienten als sinnvoll, bei denen Kontrollverlust/Schmerzkontrolle eine relevante Thematik darstellt.

Wichtig ist dabei, dass Bilder verwendet werden, die der Patient selbst mit dem Schmerz bzw. der Schmerzkontrolle assoziiert. Patientenunabhängige Suggestionen des Therapeuten sollten hier vermieden werden!

Für uns hat sich in diesem Zusammenhang in etwa folgende Formulierung bewährt:

»Versuchen Sie an etwas zu denken, das Sie entspannt, oder denken Sie an etwas, das Ihren Schmerz lindern kann. Lassen Sie Ihren Gedanken und Ihrer Fantasie freien Lauf. Es kann durchaus unrealistisch und fantastisch sein. Nehmen Sie ein Bild, einen Gedanken, eine Fantasie, die in der Lage ist, Ihren Schmerz zu lindern … Was nehmen Sie jetzt wahr? Was taucht jetzt auf?«

Ergänzend sei an dieser Stelle angemerkt, dass man sich auf der Suche nach imaginativen Ressourcen möglichst nicht a priori auf einen bestimmten Sinneskanal festlegen sollte, sondern das mögliche Assoziationsfeld für den Patienten möglichst breit fassen sollte. Es kommt immer wieder vor, dass eine Person nicht optisch organisiert ist und sagt, sie sehe nichts, aber dafür das Gehör voller gehörter Eindrücke hat! In diesem Fall kann die Imagination auch auf auditiver Ebene erfolgen.

Das weitere Vorgehen beruht darauf, dass diese positive Kognition zusammen mit der dabei erfahrenen positiven Körpererfahrung an schmerzassoziierte Erinnerungen geknüpft bzw. verankert wird. Patienten geben oft Assoziationen an wie »eine Wärmeflasche«, eine »heilende Salbe«, ein »Saugschwamm« etc. Der Therapeut erfragt einen Begriff, den der Patient mit diesem Bild assoziiert, und verankert das Bild, indem er den Begriff und das Bild mit einer kurzen bifokalen Provokation kombiniert. Die bilaterale Provokation erfolgt langsam und muss nicht länger als 10 bis 20 Sekunden dauern.

Kann eine Schmerzlinderung erreicht werden, dann wird mit der positiven Kognition und Validierung weitergemacht.

»Denken Sie an den Begriff, den Sie mit dem Bild assoziieren, und lassen Sie sich tragen! Lassen Sie es einfach geschehen! Lassen Sie geschehen, was immer auch geschieht!«

*** **Bilaterale Provokation (langsam 2–3 Sets)** ***

Wenn der Patient die Originalaussage noch für geeignet hält, dann wird anschließend die Stimmigkeit dieser mittels VOC validiert, um zu sehen, ob sich diese verbessert hat. Sollte der Patient neue Gedankengänge als geeigneter empfinden, werden diese validiert und verankert. Anschließend wird nochmals eine lange Serie an bilateralen Provokationen durchgeführt, um zu sehen, ob noch eine weitere Verbesserung zu erreichen ist.

»Passt der Satz ›…‹ [PK] noch oder gibt es inzwischen eine andere positive Aussage, die besser wiedergibt, wie Sie sich nun fühlen?«

»Wenn Sie an den Schmerz denken und gleichzeitig an den positiven Gedanken, wie wahr fühlt sich dieser Gedanke jetzt für Sie an? Wie wahr klingen diese Worte ›…‹ [PK] gemessen auf einer Skala von 1 (klingt vollständig falsch) bis 7 (klingt vollständig wahr) momentan für Sie?«

»Denken Sie noch einmal an Ihren Schmerz (an die schmerzhafte Erinnerung), zusammen mit dem schmerzlindernden Bild, bzw. dem Begriff, den Sie mit dem schmerzlindernden Bild assoziieren, und gleichzeitig an die Worte ›…‹ [PK]!«

*** Bilaterale Provokation (langsam 2–3 Sets) ***

Finden eines positiven Abschlusses ohne Installation einer Kognition

Eine weitere Möglichkeit für den Fall, dass der Patient nach vielen bifokalen Provokationsserien oder gegen Ende der Behandlung von keinen oder nur geringfügigen Veränderungen berichtet, ist es, einen positiven Abschluss ohne Installation einer positiven Kognition zu finden. Zwar kann bei vielen Patienten oft bereits innerhalb einer Sitzung eine deutliche Schmerzmodifikation und -reduktion erreicht werden, unsere Erfahrungen haben jedoch gezeigt, dass bei einigen Patienten mit chronischen Schmerzen das Erlangen kleiner Schmerzskala- und SUD-Werte bzw. großer VOC-Werte oftmals nicht innerhalb einzelner Sitzungen möglich ist, sondern sich vielmehr über einen längeren Zeitraum hinweg entwickelt. Dann ist es therapeutisch dennoch wichtig, einen positiven Abschluss zu finden, d. h. den Patienten nach Möglichkeit in einem positiven State aus der jeweiligen Therapiesitzung zu entlassen. Der Grundgedanke, der dahintersteht, ist das bereits genannte Prinzip, dass nach angestoßener Prozessierung »positive Gedächtnisspuren« gebahnt werden sollen, welche die adaptive Informationsverarbeitung unterstützen und die Löschung (Extinktion) der schmerzassoziierten Gedächtnisspuren fördern, indem eine nichtschmerzhafte (positive) Empfindung neu gelernt wird.

Hierfür hat es sich bewährt, auf die individuellen imaginativen Ressourcentechniken des Patienten (Wohlfühlort, Lichtstrahlübung, individuelle Körperressource oder Antidot-Imagery) zurückzugreifen. Statt sich gegen Ende der Prozessierung erneut dem belastenden Ausgangsmaterial zuzuwenden (einschließlich Bewertung des verbleibenden Belastungsgrads und Reevaluation der positiven Kognition) kann vor diesem Hintergrund abschließend auch direkt eine imaginative Ressourcentechnik induziert werden.

Herr R.: Verankerung

Die Phase der Verankerung wurde bei Herrn R. immer erst dann eingeleitet, wenn der Belastungsgrad einen Wert erreicht hatte, der einer optimalen inneren Balance entsprach, und die positive Kognition als passend und ganz stimmig erlebt wurde. So konnte z. B. im Rahmen der Bearbeitung der traumatischen Erinnerungen an den Überfall erst am Ende der fünften Sitzung erstmals zur Verankerungsphase übergeleitet werden – dann also, als der Belastungsgrad erstmals auf 0 gesenkt werden konnte. Der Therapeut lenkte die Aufmerksamkeit des Patienten gegen Ende der Sitzung noch einmal auf die Ausgangssituation (welche nun von der Hilfe durch die fremde Frau geprägt war), gemeinsam mit der positiven Kognition: *»Ich bin nicht allein!«* (welche für Herrn R. nun mit einem VoC von 7 von 7 passender war als der ursprüngliche Satz: *»Ich brauche keine Hilfe!«*) und dem damit einhergehenden angenehmen Körpergefühl von Wärme und Sicherheit. Diese beiden Inhalte wurden mit einer langsamen Rechts-links-Provokationssequenz von ca. 10 Sekunden verknüpft, die so kurz durchgeführt wurde, dass beim Patienten darüber hinaus keine neuen Assoziationen mehr auftauchen konnten.

Phase 6: Körpertest

Wenn ein EMDR-Target erfolgreich bearbeitet worden ist, so erfolgt zum Abschluss der Prozessierung eine gedankliche »Körperreise«, mit der überprüft wird, ob wirklich alle Belastungsreste verschwunden sind. Dieser sogenannte »Bodyscan« ist ein kennzeichnendes Element in der EMDR-Therapie, in dessen Rahmen gezielt nach eventuell persistierenden sensorischen Erinnerungsfragmenten (Körpererinnerungen) gesucht wird, damit diese, falls vorhanden, unter Hilfe bilateraler Stimuli ebenfalls prozessiert werden können. Hierfür wird der Patient gebeten, sich zum Abschluss der Prozessierungsphase noch einmal die Ausgangssituation in Verbindung mit der positiven Selbsteinschätzung zu vergegenwärtigen, mit seiner Aufmerksamkeit noch einmal langsam von oben nach unten seinen Körper gedanklich abzutasten und die dabei auftretenden Körperempfindungen zu schildern. Tauchen weiterhin negative Köpersensationen auf, werden diese in bifokalen Provokationsserien angesichts der positiven Kognition möglichst aufgelöst.

Intervention: Bodyscan
»Nun schließen Sie bitte Ihre Augen und rufen Sie sich dabei noch einmal die ursprüngliche Empfindung/Erinnerung ins Gedächtnis. Denken Sie dabei auch an den positiven Gedanken. Nun richten Sie Ihre Aufmerksamkeit wieder auf Ihren Körper. Sie beginnen mit Ihrem Kopf und wandern dann langsam mit Ihrer Aufmerksamkeit einmal von oben nach unten, vom Scheitel bis zu den Zehen! Gibt es noch irgendwo eine Spannung, ein Stechen, ein Ziehen? Gibt es noch irgendeine ungewöhnliche Empfindung?«

In dieser Situation ist es wichtig, dass Patient und Therapeut zwischen einerseits aktuell wahrgenommenen Schmerzen und andererseits erinnerten Schmerzempfindungen unterscheiden. Es lässt sich immer wieder beobachten, dass manche Patienten gewohnt sind, von ihren Schmerzen in einer Art und Weise zu berichten, als wären diese augenblicklich vorhanden, obwohl sie gegenwärtig keine oder nur wenig Schmerzen haben. Das kann als Ausdruck einer leichten, aber überdauernden Dissoziation verstanden werden mit Verlust der Verbindung zum aktuellen Körpererleben. Es entspricht dem ubiquitären allgegenwärtigen Bedrohtheitserleben traumatisierter Menschen ohne real vorhandene Gefahr.

Während diese Perspektive – von den Schmerzen berichten, als wären diese augenblicklich vorhanden – bei der Prozessierung von schmerzassoziierten Situationen und vergangenen Schmerzepisoden gezielt induziert und gewünscht wird, darf dies beim Körpertest nicht zu Fehldeutungen verleiten, bei dem es um gegenwärtig vorhandene, d.h. nicht erinnerte Schmerzwahrnehmungen geht. Hinweise auf das Fehlen einer solchen Differenzierung können ein relativ entspannter Gesichtsausdruck und eine lockere Haltung trotz hoher angegebener Schmerzintensität sein. Bestehen Zweifel, so sollte der Therapeut sich Gewissheit darüber verschaffen, auf was sich der Patient gerade bezieht *(»Betrachtet man einen Schmerz genauer, so kann man zwischen Schmerzen, die man gerade im Körper fühlt, und Schmerzen, an die man sich gerade erinnert, unterscheiden! Welche Art von Schmerz meinen Sie gerade? Den heutigen oder den von früher?«)*. Falls der Patient sich auf seinen erinnerten Schmerz bezieht, so sollte der Therapeut dessen Wahrnehmung auf diejenigen Empfindungen fokussieren, die er momentan in seinem Körper fühlt *(»Das ist nicht die Art von Schmerz, die hier gemeint ist, das sind Erinnerungen an den Schmerz! Bei dem jetzigen Körpertest geht es um Empfindungen, die Sie jetzt im Augenblick haben. Nun, was fühlen Sie jetzt gerade in Ihrem Körper?«)*. Vor diesem Hintergrund sollte die Komplexität dieser Übung nicht unterschätzt werden. Insbesondere Patienten mit chronischen Schmerzen haben anfangs oft Schwierigkeiten, ihre Körperwahrnehmungen für diese Übung ausreichend differenziert zu erkennen und entsprechend zu verbalisieren. Viele Schmerzpatienten haben über die Jahre ihres chronischen Schmerzleidens gelernt, ihre Körperwahrnehmung nach Möglichkeit auszublenden. Es bedarf daher manchmal einer intensiven therapeutischen Arbeit, bevor der Körpertest adäquat durchgeführt werden kann. Gerade bei solchen Patienten kann es zu Beginn hilfreich sein, ihre Aufmerksamkeit gezielt zwischen aktuellen Schmerzen und erinnerten Schmerzen hin- und herzubewegen, um eine differenzierte Wahrnehmung von Gedanken, Erinnerungen und Gefühlen zu trainieren.

Bei Patienten, die selbst nach vielen bifokalen Provokationsserien oder gegen Ende der Behandlung von keinen oder nur geringfügigen Veränderungen berichten, kann es sinnvoller sein, auf den Körpertest in seiner klassischen Form zu verzichten, da über die verbleibenden Schmerzen nicht selten die alten belastenden Erinnerungen erneut aktiviert und die Schmerzen abermals getriggert werden können. Bei der Bearbeitung komplexer Traumafolgestörungen wird sogar empfohlen, beim Verbleiben von Restbelastungen prinzipiell auf den Körpertest zu verzichten (Hofmann 2014). Denn durch eine erneute Fokussierung auf den Körper und die Ausgangssituation kann die Restbelastung wieder zunehmen und können weitere Assoziationen angestoßen werden. In solchen Fällen hat es sich bewährt, nach der (bisher noch unvollständigen) Prozessierung direkt zu einem positiven Abschluss überzugehen und auf den Körpertest zu verzichten.

Nicht selten kommt es jedoch vor, dass Patienten im Rahmen des Bodyscans Zugang zu weiteren positiven Körperressourcen erlangen. Oftmals berichten sie, dass sie ein Gefühl der Wärme im Bauch wahrnehmen, ein freieres Gefühl in der Brust verspüren oder eine entspanntere Körperhaltung an sich bemerken. In solchen Fällen kann dieses Gefühl, parallel zum Ablauf der oben beschriebenen Verankerung, durch bifokale Fokussierung des Patienten auf diese Wahrnehmung zusammen mit einer kurzen Reizserie langsamer bilateraler Stimuli noch verstärkt und vertieft werden.

Herr R.: Körpertest

In dem im Anschluss an die Verankerung durchgeführten Körpertest überprüfte der Therapeut abschließend, ob sich im momentanen Zustand noch Restbelastungen identifizieren ließen, indem er Herrn R. zunächst dazu aufforderte, sich noch einmal kurz an die damalige Situation (den Überfall) zu erinnern, sich dazu innerlich den Satz der positiven Kognition *»Ich bin nicht allein!«* vorzusagen und dabei seine Aufmerksamkeit einmal langsam von oben nach unten durch den ganzen Körper zu lenken. Als Herr R. angab, noch eine Anspannung im Nacken wahrzunehmen, bat ihn der Therapeut, seine Aufmerksamkeit auf diese Anspannung dort zu richten, während er die Provokation eine letzte Sequenz lang fortführte. Dabei konnte er beobachten, wie die Schultern des Patienten langsam nach unten sackten. Danach berichtete Herr R. erstmals, dass der Körper ganz entspannt sei und er sich nun *»sehr müde«* fühle.

Phase 7: Abschluss

Die Abschlussphase einer EMDR-Sitzung (engl. auch als *closure* bezeichnet) sollte in der Regel neben der Nachbesprechung der jeweiligen Sitzung eine Vorbereitung auf deren mögliche Nachwirkungen sowie gegebenenfalls noch die Planung weiterer Eigenübungen des Patienten für die Zeit zwischen den einzelnen Therapiesitzungen umfassen.

Für die Nachbesprechung sollte gerade in den ersten Therapiesitzungen von Seiten des Therapeuten hinreichend Zeit eingeräumt werden, um dem Patienten ausreichend Möglichkeit zu geben, die für ihn oftmals eindrücklichen und initial vielleicht verunsichernd oder bedrohlich wirkenden Erfahrungen angemessen besprechen zu können. In diesem Rahmen sollte explizit auch auf die Möglichkeit einer zwischenzeitlichen Schmerzverstärkung und sich aufdrängender intrusiver Erinnerungen (insbesondere wenn der Schmerz mit einem Trauma assoziiert ist bzw. belastende Erlebnisse prozessiert worden sind) hingewiesen werden. Der Patient sollte darüber informiert sein, dass der in der EMDR-Sitzung angestoßene Prozess auch nach der Sitzung in mehr oder weniger abgeschwächter Form weiterlaufen kann. Assoziiertes Erinnerungsmaterial kann in Träumen, Gefühlen, Einfällen sowie auch in Form von Körperempfindungen (wie z.B. Schmerzen) auftauchen. Der Patient sollte auf solche Nachwirkungen vorbereitet sein. Zudem können ihm die Informationen dabei helfen, sich auf die nächste Sitzung vorzubereiten, ohne über weitere zum Thema noch auftauchende Inhalte zu erschrecken. Unserer Erfahrung nach ist es sinnvoll, den Patienten zu ermuntern, die auftretenden Gedanken, Erinnerungen und Träume aufzuschreiben. Dies kann ihn zum einen dabei unterstützen, sich vom belastenden Material besser zu distanzieren. Gleichzeitig kann es aber auch als Grundlage und Ausgangspunkt dienen, das aufgetauchte Material in der nächsten Sitzung weiterzubearbeiten.

Intervention: Abschlussgestaltung der Therapiestunde bei traumatischen Schmerzen
»Wir sind nun am Ende der heutigen Therapiestunde. Das Durcharbeiten, das wir heute begonnen haben, kann sich nach der Sitzung noch weiter fortsetzen. Es ist möglich, aber nicht zwingend, dass in der nächsten Zeit längst vergessene Einsichten, Gedanken, Erinnerungen, Gefühle oder auch Träume bei Ihnen im Bewusstsein auftauchen. Falls dies geschieht, nehmen Sie dies einfach nur wahr und notieren Sie es kurz! Es reichen ein paar kurze Stichworte zur Erinnerung. Mit diesem Material können wir dann in der nächsten Sitzung weiterarbeiten. Wenn es zwischenzeitlich notwendig sein sollte, melden Sie sich bitte!«

Intervention: Abschlussgestaltung der Therapiestunde bei nicht-traumatischen Schmerzen
»Wir sind nun am Ende der heutigen Therapiestunde. Wir können nicht sicher vorhersagen, wie lange die Veränderungen, die Sie heute erfahren haben, andauern werden. Manchmal kommt es vor, dass der Schmerz überhaupt nicht mehr zurückkommt, manchmal kommt er zurück, aber schwächer! Doch auch wenn der Schmerz zurückkommen sollte, ist es möglicherweise nicht mehr derselbe wie zuvor. Seien Sie daher achtsam und lassen Sie einfach geschehen, was geschieht!
Falls Sie Probleme oder Schwierigkeiten beobachten, notieren Sie es sich vielleicht kurz, damit wir beim nächsten Mal daran weiterarbeiten können. Wenn es zwischenzeitlich notwendig sein sollte, melden Sie sich bitte!«

Als weit wichtiger noch als die Nachbesprechung der jeweiligen Sitzung und die Thematisierung möglicher Nachwirkungen erscheint uns jedoch die Notwendigkeit, dass der Patient die jeweilige Therapiesitzung in einem sicheren und ausgeglichenen Zustand beendet. Entsprechend dem Leitgedanken *Invest in the beginning – invest in the end!* lässt sich der Grundsatz formulieren, dass der Patient nach Möglichkeit immer in einem positiven Zustand aus einer Therapiesitzung entlassen werden sollte. Dies lässt sich nicht oft genug wiederholen! Falls nötig, muss der Patient gegen Ende der Therapiestunde durch eine zusätzliche Ressourcenübung in einen solchen Zustand bewusst zurückgeführt werden. Hierfür kann man zum Abschluss der Behandlungsstunde auf alle Ressourcentechniken zurückgreifen, die der Patient bereits im Verlauf der Stabilisierungsphase erlernt hat (z. B. mittels einer positiven Körperressource, der Wohlfühlortübung, der Lichtstrahlübung oder der Tresorübung).

Es ist durchaus nicht ungewöhnlich, dass das ausgewählte Material nicht inner-

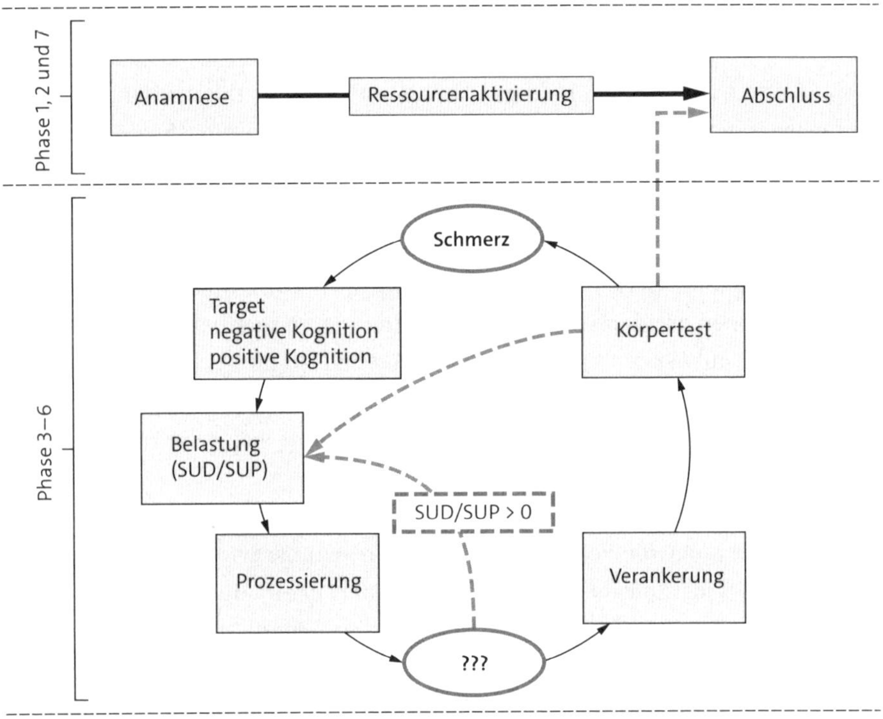

Abb. 7: Schematischer Ablauf einer EMDR-Behandlung

halb einer Sitzung vollständig bearbeitet werden kann und daher gegen Ende der Therapiesitzung der Grad der Belastung noch nicht bei SUD = 0 angekommen bzw. der Schmerz nicht vollständig verschwunden ist. Hinzu kommt, dass das Prozessieren bei chronischen Schmerzen häufig langsamer abläuft als bei der klassischen Traumasymptomatik und eine komplette Schmerzfreiheit in der Regel nicht innerhalb einer einzigen Sitzung erreicht werden kann. In diesem Sinne ist es wichtig, jede Erleichterung und Verminderung positiv wahrzunehmen und zu verstärken. Hierfür können gezielt körperbezogene Ressourcenübungen genutzt werden.

Phase 8: Überprüfung und Neubewertung

Wenn mit dem Patienten ein belastendes Target erfolgreich bearbeitet worden ist, so ist es wichtig, zu überprüfen, ob die Bearbeitung vollständig und anhaltend ist. Dies erfolgt idealerweise zu Beginn jeder nachfolgenden Therapiesitzung. Hierfür gilt es zu kontrollieren, ob das Ausgangsthema der letzten Sitzung ganz verarbeitet wurde und ob es abgeschlossen ist oder ob neues Material aufgetaucht ist. Der Therapeut sollte sich darüber informieren, wie der Patient seinen Schmerz bzw. die damit einhergehenden Belastungen und traumatischen Erinnerungen seit der letzten Therapiestunde erlebt hat. Auch hier gilt es, jede Erleichterung und Verminderung positiv wahrzunehmen und zu verstärken. Nicht selten versperrt die verzweifelte Sehnsucht nach Schmerzfreiheit und Gesundheit die Wahrnehmung der kleinen Veränderungen und behindert dadurch den Weg zu größeren Fortschritten. In diesem Sinne kann es helfen, aktiv nach positiven Veränderungen im Schlafverhalten, dem physiologischen Anspannungslevel sowie dem allgemeinen Aktivitätslevel des Patienten zu fragen, um ihn so auf indirekte Veränderungen aufmerksam zu machen und vielleicht fälschliche Annahmen, es habe sich nichts verändert, ein wenig modifizieren zu können.

Doch unabhängig vom Vorliegen positiver Veränderungen sollte in jeder Folgesitzung geprüft werden, inwieweit noch Prozessierungsbedarf hinsichtlich des Therapietargets aus der letzten Sitzung besteht. Hierzu gilt es, den Belastungsgrad und die Stimmigkeit der positiven Kognition erneut zu bewerten und nach neu aufgetretenem Material zu fragen. Denn auch wenn das Material der vorangegangenen Sitzungen in der letzten Sitzung vollständig aufgelöst werden konnte, der Schmerz verschwunden war, der Belastungsgrad bei SUD = 0 lag und die positive Kognition mit VoC = 7 als vollkommen stimmig bewertet wurde, muss dies in der nachfolgenden Sitzung reevaluiert werden. Bei jedem Patienten mit einem Belastungslevel von SUD > 0 sollte das Ausgangsthema der letzten Sitzung erneut aufgegriffen und weiter reprozessiert werden. Erst bei einem anhaltenden Belastungsgrad von SUD = 0 kann von einer vollständigen Prozessierung des Ausgangsthemas ausgegangen werden. Es sollte jedoch berücksichtigt werden, dass ein Absinken der Belastung auf SUD = 0 gerade bei chronischen Schmerzen nicht immer realistisch ist. Das Ergebnis sollte daher immer im Gesamtkontext gesehen werden und im Hinblick auf die individuellen Erwartungen des Patienten sowie seine Zufriedenheit mit dem bisher erreichten Resultat bewertet werden. In solchen Fällen, in denen nach Bearbeitung des Schmerzes und den auslösenden Erinnerungen keine vollständige Schmerzfreiheit erreicht werden konnte, sollten gegen Ende der Therapie auch gegenwärtige und zukünftige Auslöser der Symptomatik sowie mögliche Rückfälle (sog. Zukunftsprojektionen) anvisiert und bearbeitet werden.

Konnte die Schmerzsymptomatik im Verlauf der Therapie hinreichend aufgelöst werden und rufen die ehemals belastenden Erinnerungen keine emotionalen oder körperlichen Reaktionen mehr hervor, so ist das primäre Therapieziel erreicht. Lässt sich außerdem ein Verschwinden der zuvor bestehenden dysfunktionalen Verhaltensmuster, kognitiven Einstellungen und emotionalen Verarbeitungsschemata beobachten, so kann man von einer vollständigen Verarbeitung der dysfunktionalen Erinnerungsinhalte ausgehen und das Ende der Therapie einleiten.

Tab. 16: Übersicht über die Prozessierungsphase

	Aktueller Schmerz	Schmerzassoziierte Erinnerungen	Traumaassoziierte Erinnerungen
Target	**Aktueller Schmerz oder vorherige (schlimmste/ erste/letzte) Schmerzkrisen** *»Bitte beschreiben Sie, wie sich Ihr Schmerz heute anfühlt!«*	**Belastende Erinnerungen, die durch den Schmerz oder durch die Folgen des Schmerzes entstehen** *»Welche Erinnerung bzw. welches Ereignis geht mit Ihren Schmerzen einher? Wenn Sie jetzt an dieses Ereignis und den damit verbundenen Schmerz denken, was erleben Sie?«*	**Belastende Erinnerungen an traumatisierende Erlebnisse mit subjektivem Bezug zur Schmerzsymptomatik** *»Welches Ereignis hat Ihren Schmerz ausgelöst? Wenn Sie jetzt an die belastende Situation denken, was erleben Sie?«*
NK	**Negative Ich-Aussage in Hinblick auf den aktuellen Schmerz** *»In Hinblick auf den Schmerz: Welche Worte drücken Ihre Gedanken über sich selbst am besten aus?«* Berichtet der Patient an dieser Stelle von Gefühlen, hilft häufig die Rückfrage: *»Was sagt der Schmerz über Sie als Person aus? Wie wird eine solche Person allgemein genannt?«* Die Formulierung einer negativen Kognition wird bei der Fokussierung auf den aktuellen Schmerz als »optional« betrachtet und ist nicht obligater Bestand des Schmerzprotokolls!	**Negative Ich-Aussage in Hinblick auf die mit dem Schmerz assoziierte Situation** *»Welche belastende Überzeugung über sich selbst lösen dieses Bild und der damit verbundene Schmerz heute bei Ihnen aus?«* Berichtet der Patient an dieser Stelle von Gefühlen, hilft häufig die Rückfrage: *»Was sagt das über Sie als Person heute aus?«*	**Negative Ich-Aussage in Hinblick auf die traumatisierende Situation** *»Welche belastende Überzeugung über sich selbst löst dieses Bild heute bei Ihnen aus?«* Berichtet der Patient an dieser Stelle von Gefühlen, hilft häufig die Rückfrage: *»Was sagt das über Sie als Person heute aus?«*

	Aktueller Schmerz	Schmerzassoziierte Erinnerungen	Traumaassoziierte Erinnerungen
PK	**Positive Ich-Aussage in Hinblick auf den aktuellen Schmerz** *»Wenn Sie an den Schmerz denken, was würden Sie lieber über sich sagen?«* Die Ich-Aussage sollte nicht in der Verneinung formuliert werden!	**Positive Ich-Aussage in Hinblick auf die mit dem Schmerz assoziierte Erinnerung** *»Wenn Sie sich das Bild vorstellen, was würden Sie heute lieber über sich denken? Hier geht es um eine positive Einstellung über Sie selbst, die Sie jetzt spüren.«* NK und PK sollten sich inhaltlich auf der gleichen Ebene bewegen. Die Ich-Aussage sollte nicht in der Verneinung formuliert werden!	**Positive Ich-Aussage in Hinblick auf die traumatisierende Situation** *»Wenn Sie sich das Bild vorstellen, was würden Sie heute lieber über sich denken? Hier geht es um eine positive Einstellung über Sie selbst, die Sie jetzt spüren.«* NK und PK sollten sich inhaltlich auf der gleichen Ebene bewegen. Die Ich-Aussage sollte nicht in der Verneinung formuliert werden!
VoC	**Validierung der positiven Ich-Aussage** Wie stimmig wird PK vom Gefühl her in der Gegenwart eingeschätzt? *»Wenn Sie an den Schmerz denken, wie wahr fühlen sich diese Worte ›…‹ [PK] im Augenblick an?«*	**Validierung der positiven Ich-Aussage** Wie stimmig wird PK vom Gefühl her in der Gegenwart eingeschätzt? *»Wenn Sie an das Bild und den zugehörigen Schmerz denken, wie zutreffend fühlt sich diese positive Selbsteinschätzung ›…‹ [PK] für Sie derzeit an? Auf einer Skala von 1 bis 7, wenn 1 für ›völlig falsch‹ und 7 für ›völlig zutreffend‹ steht: Als wie zutreffend würden Sie die Aussage jetzt im Augenblick einschätzen?«*	**Validierung der positiven Ich-Aussage** Wie stimmig wird PK vom Gefühl her in der Gegenwart eingeschätzt? *»Wenn Sie an das Bild denken, wie zutreffend fühlt sich diese positive Selbsteinschätzung ›…‹ [PK] für Sie derzeit an? Auf einer Skala von 1 bis 7, wenn 1 für ›völlig falsch‹ und 7 für ›völlig zutreffend‹ steht: Als wie zutreffend würden Sie die Aussage jetzt im Augenblick einschätzen?«*
Emotion	**Identifikation und Fokussierung des zugehörigen Affekts** *»Wenn Sie nun an den Schmerz (optional zusammen mit der negativen Selbsteinschätzung) denken, welche Gefühle löst dies bei Ihnen heute aus?«*	**Identifikation und Fokussierung des zugehörigen Schmerzes** *»Wenn Sie sich nun das Bild zusammen mit der negativen Selbsteinschätzung vorstellen, was ist das jetzt für ein Schmerz, den Sie fühlen?«*	**Identifikation und Fokussierung des zugehörigen Affekts** *»Wenn Sie sich nun das Bild zusammen mit der negativen Selbsteinschätzung vorstellen, welche Gefühle tauchen dann in Ihnen auf?«*

Tab. 16: Fortsetzung

	Aktueller Schmerz	Schmerzassoziierte Erinnerungen	Traumaassoziierte Erinnerungen
SUD/ SUP	**Bewertung des aktuellen Schmerzlevels (SUP 0–10)** *»Auf der Skala zwischen 0 (keine Schmerzen) und 10 (maximale Schmerzen): Als wie stark fühlt sich der Schmerz jetzt an?«* SUD bzw. Stressoren für Patienten oft irrelevant!	**Bewertung des aktuellen Schmerzlevels (SUP 0–10)** *»Auf der Skala zwischen 0 (keine Schmerzen) und 10 (maximale Schmerzen): Als wie stark fühlt sich der Schmerz jetzt an?«* SUD bzw. Stressoren für Patienten oft irrelevant!	**Bewertung des aktuellen Belastungsgrades (SUD 0–10)** *»Auf der Skala zwischen 0 (keine Belastung) und 10 (maximale Belastung): Als wie belastend fühlt sich das jetzt an?«*
Body Location	**Interozeptiver Fokus** *»Wo im Körper spüren Sie den Schmerz?«*	**Interozeptiver Fokus** *»Wo im Körper spüren Sie den Schmerz?«*	**Interozeptiver Fokus** *»Wo im Körper spüren Sie diese Gefühle?«*
BS	**Duale Fokussierung** Konzentrieren: Schmerzbild plus NK Fühlen: Schmerz plus BS	**Duale Fokussierung** Konzentrieren: Szene plus Schmerz Fühlen: Schmerz plus BS	**Duale Fokussierung** Konzentrieren: Szene plus Emotion Fühlen: Körpergefühl plus BS
Re-SUP/ SUD	SUP > 0: *»Was brauchen Sie noch, damit es eine 0 wird?«* Wenn SUP = 0, Reevaluation der PK	SUP > 0: *»Was brauchen Sie noch, damit es eine 0 wird?«* Wenn SUP = 0, Reevaluation der PK	SUD > 0: *»Was brauchen Sie noch, damit es eine 0 wird?«* Wenn SUD = 0, Reevaluation der PK
Re-PK	PK überprüfen: *»Stimmt die positive Überzeugung noch [Wiederholung der PK] oder gibt es jetzt eine, die noch besser passt?«* VoC (Stimmigkeit der PK): 1 – 2 – 3 – 4 – 5 – 6 – 7 Falls VoC < 6: *»Was fehlt noch, damit es eine 7 werden kann?«* So lange prozessieren, bis VOC = 7 ist. Dann ein Set Augenbewegungen machen, mit Ausgangssituation (wiederholen) und PK (wiederholen).		
Installation	Drei Möglichkeiten: ■ Installation der positiven Kognition ■ Antidot-Imagery ■ Direkt positiven Abschluss finden		
Bodyscan	Wenn SUP = 0 und VoC = 7, dann Körpertest	Wenn SUP = 0 und VoC = 7, dann Körpertest	Wenn SUD = 0 und VoC = 7, dann Körpertest

	Aktueller Schmerz	Schmerzassoziierte Erinnerungen	Traumaassoziierte Erinnerungen
Closure	Positiven Abschluss finden: ■ Sicherer Wohlfühlort ■ Antidot-Imagery		
NK: negative Kognition, PK: positive Kognition, VoC: validation of cognition scale, SUD: subjective units of distress, SUP: subjective units of pain, BS: bilateral stimulation.			

EMDR in der Gruppe bei Patienten mit chronischen Schmerzen

In den letzten Jahren ist das Interesse an der EMDR-Gruppentherapie stetig gewachsen. Diese Therapieform verbindet die bewährte Methode des EMDR mit den Vorteilen der Gruppentherapie. Die wachsende Beliebtheit ist auf mehrere Faktoren zurückzuführen. Zum einen ermöglicht die Gruppentherapie mit EMDR eine effiziente Behandlung, bei der mehrere Patienten gleichzeitig betreut werden können. Dies erweist sich als besonders vorteilhaft, da die Nachfrage nach EMDR-basierter Schmerztherapie stetig steigt. Zum anderen eröffnet die Integration von EMDR in gruppentherapeutische Sitzungen gerade im stationären Setting, wo die personellen Ressourcen oft begrenzt sind, interessante Möglichkeiten.

Die EMDR-Gruppentherapie hat sich als besonders wirksam erwiesen, wenn große Gruppen von Menschen vom gleichen Ereignis betroffen sind wie z. B. nach Großveranstaltungen und Naturkatastrophen. In solchen Situationen kann eine Gruppentherapie ein unterstützendes und beim Zurechtkommen mit der Situation hilfreiches Umfeld schaffen, in dem die Teilnehmer ihre Erfahrungen austauschen und Bewältigungsstrategien voneinander lernen können. Diese Beobachtung führte zu der Überlegung, die EMDR-Gruppentherapie auch in der Behandlung chronischer Schmerzen einzusetzen. Schmerz kann als eine Form »kollektiver« traumatischer Erfahrung konzeptualisiert werden, und die gemeinsame Bewältigung des Schmerztraumas in einer Gruppentherapie kann in diesem Verständnis ein wirksamer therapeutischer Schritt sein.

Die Wirksamkeit der EMDR-Gruppentherapie konnte inzwischen in zahlreichen Studien nachgewiesen werden (Kaptan et al. 2021). Neben den EMDR-spezifischen Faktoren im Sinne des AIP-Modells kann eine Reihe weiterer unspezifischer Faktoren als für die Wirkung im Gruppensetting grundlegend betrachtet werden. So identifizierte Yalom allgemeine Einflussfaktoren wie die therapeutische Beziehung, die Gruppenkohäsion, die Interaktionen zwischen den Mitgliedern, die Universalität des Leidens und die Bedeutung des Gruppenprozesses für individuelle Veränderungen

(Yalom 2005). Entsprechend kann die gemeinsame Erfahrung von Schmerz dazu beitragen, Zusammenhalt und Verständnis unter den Gruppenmitgliedern zu schaffen, und dieses unterstützende Umfeld kann die Anwendung von EMDR-abgeleiteten Techniken erleichtern. Darüber hinaus kann die EMDR-Therapie den Patienten helfen, die traumatischen Aspekte ihrer Schmerzerfahrung zu verarbeiten, was dazu beizutragen vermag, die Schmerzintensität und die damit verbundene psychische Belastung zu verringern. Dies wiederum kann die adaptive Bewältigung und damit die Schmerzlinderung fördern.

In den letzten Jahren konnten wir bei Patienten mit chronischen Schmerzen zahlreiche Erfahrungen in der Durchführung von Gruppen-EMDR-Interventionen machen. So entwickelten wir in engem Dialog mit unseren Patienten ein intensiviertes EMDR-Gruppenprogramm (Vock et al., 2024), das wir im Folgenden näher erläutern möchten. Diese Darstellung soll anderen Therapeutinnen und Therapeuten als Leitfaden und Anregung für die Konzeption und Durchführung eigener Gruppeninterventionen dienen. Im Zuge unserer Entwicklungsarbeit wurde deutlich, dass gezielte Anpassungen für die Behandlung von Schmerzpatienten, wie sie Teil unseres Programms sind, von besonderem Nutzen sind. Unser EMDR-Gruppenprogramm erstreckt sich über vier Behandlungstage mit jeweils 5 bis 5,5 Stunden Gruppentherapie (vgl. Tabelle 17: Übersicht Behandlungsprogramm). Es basiert auf einem Drei-Komponenten-Ansatz, bestehend aus: 1. EMDR-basierter Expositions- und Ressourcenarbeit, 2. edukativen Maßnahmen und 3. körperlicher Aktivierung. Die edukativen Maßnahmen dienen der Vorbereitung der Patienten auf die eigentliche Expositionsarbeit, fördern ihr Vertrauen in die therapeutische Intervention und tragen dazu bei, dass sich die Patienten auf den EMDR-Ansatz und die körperliche Aktivierung einlassen können, während gleichzeitig adaptive Bewältigungsstrategien gestärkt werden.

Die Kombination von Psychoedukation und körperlicher Aktivierung basiert auf einer Studie von Van Woudenberg et al. (2018), die gezeigt hat, dass dies ein effektiver und effizienter Ansatz im Kontext intensiver Expositionsprogramme ist. Dies wird auch durch die Arbeit von Liedl und Knaevelsrud (2008) gestützt, die die positiven Auswirkungen körperlicher Aktivität hervorheben. Der Einsatz von Edukation ist ein zentraler Bestandteil vieler Leitlinien, insbesondere im Schmerzmanagement. Neuere Studien zeigen auch, dass die Neuinterpretation von Schmerz als neurobiologisches Korrelat (anstatt als körperlicher Defekt) therapeutisch wirksam ist. Zusätzlich wurde körperliche Aktivität als ergänzende Komponente gewählt, da einige Teilnehmer durch die Therapie sehr erschöpft waren und körperliche Aktivität einen positiven und ergänzenden Gegeneffekt haben könnte. In diesem Zusammenhang

Tab. 17: Übersicht Behandlungsprogramm

Gespräche im Vorfeld	Tag 1 13:00 – 18:30 Uhr	Tag 2 13:00 – 18:00 Uhr	Tag 3 13:00 – 18:00 Uhr	Tag 4 13:00 – 18:00 Uhr
Telefonisches Screening Individuelle Vorgespräche	Begrüßung und Ankommen Gegenseitiges Kennenlernen Edukation, Teil I (Thema Schmerz)	Ankommen	Ankommen	Ankommen
	Edukation, Teil II (Thema EMDR) IGTP-OTS: Fokus Schmerzepisoden	G-TEP: Fokus Schmerzepisoden	G-TEP: Fokus Schmerzepisoden	G-TEP: Fokus Schmerzepisoden
	Aktivierung (»geführtes Gehen«)	Aktivierung (»geführtes Gehen«)	Aktivierung (»geführtes Gehen«)	Aktivierung (»geführtes Gehen«)
	IGTP-OTS Kurze körperliche Aktivierungsübung	IGTP-OTS: Fokus Schmerzepisoden Kurze körperliche Aktivierungsübung	IGTP-OTS: Fokus Schmerzvisualisierung Kurze körperliche Aktivierungsübung	Schmerzabsorptionsübung Kurze körperliche Aktivierungsübung
	Pause	Pause	Pause	Pause
	Abschluss	Edukation, Teil III (Schmerz und Schmerzgedächtnis)	Edukation, Teil IV (Schmerz und Stress)	Abschlussrunde und Feedback

IGTP-OTS: EMDR Integrative Group Treatment Protocol for Ongoing Traumatic Stress; G-TEP: Group Traumatic Episode Protocol.

haben wir uns für das geführte Gehen als körperliche Aktivität entschieden, um den Patienten die Möglichkeit zu geben, sich in einem entspannten Kontext besser kennenzulernen und die EMDR-Sitzungen zu verarbeiten.

Das Programm wird von einem Therapeuten zusammen mit einem Co-Therapeuten durchgeführt, wobei die Rollen wechseln können. Vor der Teilnahme am Gruppenprogramm wurden mit allen Teilnehmern telefonische Screening-Interviews durchgeführt, gefolgt von einem Vorgespräch mit einem der Gruppentherapeuten. Die Therapieinhalte basieren auf Exposition durch individuelle EMDR-Gruppenarbeit unter Verwendung adaptierter EMDR-Gruppenprotokolle. Diese werden durch ressourcen- und schmerzbewältigungsorientierte Gruppenarbeit, körperliche Aktivierung und Edukation ergänzt. Dieses Setting ermöglicht die Entwicklung einer stabilen Gruppenkohäsion, so dass sowohl 1. das gruppentherapeutische Setting genutzt werden kann, um die Veränderung unangemessener schmerzbezogener Gedanken und Verhaltensweisen zu erleichtern und soziale Unterstützung durch Gruppeninteraktionen zu fördern, als auch 2. individuelle Traumaarbeit im Gruppensetting durchgeführt werden kann.

Therapeutische Elemente des intensivierten EMDR-Gruppenprogramms

Um die Arbeit der Exposition und Traumaverarbeitung in unserem Behandlungsprogramm zu optimieren, haben wir uns entschieden, zwei verschiedene EMDR-Gruppentherapieprotokolle zu integrieren: das EMDR Integrative Group Treatment Protocol for Ongoing Traumatic Stress (EMDR-IGTP-OTS; Jarero et al. 2018) und das Group Traumatic Episode Protocol (G-TEP; Shapiro & Moench 2018). Beide Behandlungsprotokolle wurden für unser Programm leicht modifiziert, indem sie spezifisch auf belastendes Material im Zusammenhang mit Schmerz (Verarbeitung von Episoden als Teil des »mentalen Schmerzfilms« des Patienten) oder direkt auf den Schmerz selbst abzielten. Durch diese Anpassungen können wir sicherstellen, dass die Therapieinhalte auf die spezifischen Bedürfnisse unserer Patienten zugeschnitten sind und eine effektive Verarbeitung von traumatischen Ereignissen und Schmerzsymptomen ermöglichen. Dieser Ansatz mit individueller EMDR-Gruppenarbeit zur Verarbeitung belastender Erfahrungen und gemeinsamer Gruppenarbeit zur Ressourcenaktivierung wird von den Patienten als stark unterstützend und sehr bereichernd erlebt.

Vor der Aufnahme in das gruppentherapeutische Setting finden mit allen Teilnehmern ein telefonisches Screening und ein einzeltherapeutisches Vorgespräch statt (siehe Tabelle 18: Inhalte der Vorgespräche). Während des Screenings erhalten die Patienten wichtige Informationen über die Gruppe, das Format, den Ablauf und den zeitlichen Rahmen. Darüber hinaus haben sie die Möglichkeit, eigene Fragen zur Therapie zu klären. Dieses Vorgehen ist von großer Bedeutung, da es den Patienten eine klare Vorstellung davon vermittelt, was sie erwartet und wie die Therapie ablaufen wird. Außerdem können eventuelle Bedenken im Vorfeld geklärt werden, was das Vertrauen in die Therapie erhöht und den Erfolg der Behandlung unterstützen kann. Vor Beginn der Gruppentherapie findet außerdem ein individuelles Vorgespräch statt, das von den Gruppentherapeuten geführt wird und zwischen 20 und 30 Minu-

Tab. 18: Inhalte der Vorgespräche

Inhalte
■ Individuelle Vorgespräche von 20–30 Minuten Dauer durch die Gruppentherapeuten (telefonisch oder in der Sprechstunde des Therapeuten) ■ Patientenanamnese und Motivations-Check ■ Schmerzanamnese, psychische Komorbidität, wichtige Ressourcen und Kompetenzen des Patienten ermitteln ■ Erwartungshaltung an die Therapie ■ Kurzeinweisung EMDR und Schmerz, Information über Nebenwirkungen ■ Informationen zum Gruppenablauf, Hinweis auf wetterfeste Kleidung ■ Ausschlusskriterien ■ Gegebenenfalls Zusendung einer Patientenbroschüre zu EMDR und Schmerz

ten dauert. In diesem Einzelgespräch verschaffen sich die Therapeuten einen Überblick über die Krankengeschichte des Patienten, erkundigen sich nach dessen Behandlungsmotivation und fragen nach der subjektiven Schmerzanamnese, psychischen Komorbiditäten sowie wichtigen Ressourcen und Kompetenzen des Patienten. Die Patienten werden auch zu ihren Erwartungen an die Therapie befragt. Informationen über den zeitlichen Ablauf der Gruppe und eventuelle Ausschlusskriterien werden ermittelt. Diese Vorgespräche ermöglichen es den Therapeuten, die individuellen Bedürfnisse und Voraussetzungen der Patienten besser zu verstehen und die Therapie entsprechend anzupassen. In diesen Gesprächen werden auch Informationen über das Setting, den Expositionscharakter und den Hintergrund von EMDR bei Trauma und Schmerz (wie das AIP-Modell, das Schmerzgedächtnis und die Bedeutung dysfunktionaler Erinnerungen bei der Schmerzchronifizierung) vermittelt.

Das EMDR-Gruppenprotokoll für anhaltenden Stress

Das EMDR Integrative Group Treatment Protocol for Ongoing Traumatic Stress (EMDR-IGTP-OTS) ist eine erweiterte Version des EMDR Integrative Group Treatment Protocol (EMDR-IGTP), das von Jarero & Artigas (2018) entwickelt wurde. Das Hauptziel des EMDR-IGTP-OTS ist es, einen therapeutischen Rahmen für Menschen zu bieten, die im Anschluss an ein traumatisierendes Geschehen kein posttraumatisches Sicherheitsfenster erleben, wie z. B. Menschen, die mit anhaltendem emotionalem Stress und anhaltender traumatischer Exposition konfrontiert sind. Dieses Konzept wurde ursprünglich für die Behandlung von emotionalem Stress im Zusammenhang mit Krebs entwickelt und erscheint daher für die Anwendung bei chronischem

Schmerz als besonders geeignet. Das EMDR-IGTP-OTS zielt darauf ab, die Verarbeitung traumatischer Erinnerungen bei den betroffenen Personen zu unterstützen.

Im Vergleich zu anderen Protokollen verwendet EMDR-IGTP-OTS hauptsächlich Zeichnungen und Symbole, um die belastenden Erinnerungen zu verarbeiten. Dieser Ansatz verlangsamt den Prozess und wird von den Teilnehmern in der Regel als weniger belastend und besser kontrollierbar empfunden. Die speziell für Schmerzpatienten entwickelte Version ermöglicht eine direkte Auseinandersetzung mit dem Schmerz und den damit verbundenen belastenden Erfahrungen. Das EMDR-IGTP-OTS ist einfach durchzuführen und erfordert keine speziellen Geräte oder Materialien. Benötigt werden lediglich leere A4-Blätter und Buntstifte zum Ausmalen. Das Protokoll sieht keinen Erfahrungsaustausch in der Gruppe vor, abgesehen von einem kurzen Feedback nach einer ersten Stabilisierungsübung zu Beginn. Die Patienten befinden sich räumlich gemeinsam in einem Gruppensetting, gleichzeitig arbeitet aber jeder Patient für sich an seinen traumatischen Erinnerungen. Es handelt sich dabei also streng genommen um keine EMDR-Gruppentherapie, sondern um ein Protokoll zur Durchführung einer individuellen EMDR-Therapie im Gruppensetting. Auch die Anamneseerhebung erfolgt individuell und nicht in der Gruppe, wodurch das Risiko minimiert wird, dass die Gruppenteilnehmer von den Erfahrungen der anderen überwältigt werden.

Für die alternative bilaterale Stimulation wird die EMDR-Butterfly-Hug-Methode (»Schmetterlingsumarmung«) für selbstverordnete bilaterale Stimulation empfohlen (Jarero & Artigas, 2024). Dabei kreuzen die Teilnehmenden ihre Arme über der Brust und klopfen sich mit den Fingerspitzen der linken und der rechten Hand abwechselnd unterhalb des Schlüsselbeins auf die Brust, wodurch ein beruhigendes rhythmisches Gefühl entsteht, das dazu beiträgt, Stress abzubauen und die Verarbeitung traumatischer Erinnerungen während der EMDR-Sitzungen zu erleichtern. Diese Methode fördert ein Gefühl von Ruhe und Sicherheit und erhöht damit die Wirksamkeit der Therapie.

Insgesamt basiert das Protokoll auf den klassischen acht Phasen des EMDR-Standardverfahrens:

- *Phase 1:* Diese Phase umfasst die Anamnese des Patienten, die individuell erhoben wird. Mit jedem Gruppenteilnehmer findet vor Beginn ein ausführliches Einzelgespräch statt, in dem der Therapeut Details über die Traumageschichte sowie wichtige Ressourcen des Patienten erfährt. Dieser Teil wird im Rahmen der vorbereitenden Einzeltherapiesitzung vor der Aufnahme in das intensivierte EMDR-Gruppenprogramm durchgeführt.

- *Phase 2:* In der nächsten Phase stellen sich die Therapeuten kurz vor, das Programm beginnt mit einer Psychoedukationssitzung, der Einführung in die Selbstberuhigungsübungen, in die Subjektive Störungsskala (SUD) und mit der Vermittlung der Schmetterlingsumarmung.
- *Phase 3:* Der nächste Schritt ist die Vorbereitung auf die Durchführung der Expositionsarbeit (»Bewertungsphase«). Dazu teilen die Teilnehmer das vor ihnen liegende leere DIN-A4-Blatt in vier Rechtecke und beschriften diese mit A, B, C und D. Um das gesamte Spektrum des traumatischen Stresses zu erfassen, werden die Teilnehmer gebeten, einen mentalen Film über ihre gesamte Schmerzgeschichte von den Anfängen bis heute oder sogar in die Zukunft ablaufen zu lassen. In der ersten Sitzung werden die Teilnehmer gebeten, den schwierigsten, schmerzhaftesten oder belastendsten Moment auszuwählen und ihn mittels repräsentativer Zeichen, die sie selbst finden (ein einfaches Symbole, ein Schlagwort, eine Zeichnung), im Quadrat mit dem Buchstaben »A« zu zeichnen bzw. wiederzugeben und den entsprechenden Grad der Belastung (*subjective units of distress,* SUD) zu bewerten.
- *Phase 4:* Der nächste Schritt besteht darin, die Gruppe in den gemeinsamen Bearbeitungsprozess zu führen (»Desensibilisierungsphase«). Dazu werden die Teilnehmer gebeten, sich jeweils bewusst in den in Feld A gewählten Moment zurückzuversetzen und die bilateralen Stimuli in Form von Schmetterlingsumarmungen so lange anzuwenden, bis sie im Körper spüren, dass es genug ist (durchschnittlich 1 bis 3 Minuten). Die Dauer der Exposition und der bilateralen Stimulation variieren von Person zu Person, je nachdem, welcher Teilnehmer am längsten braucht. Wenn etwa 90 % der Teilnehmer die Schmetterlingsumarmung beendet haben, ist es in der Regel möglich, mit dem nächsten Schritt fortzufahren. Nach diesem Desensibilisierungsverfahren werden die Teilnehmer gebeten, in das nächste Feld des Arbeitsblattes (B) einzutragen, wie sie sich jetzt fühlen, und den entsprechenden Störungsgrad (SUD) zu bewerten.

Diese Instruktionen für Feld B und das Verfahren werden für die Felder C und D wiederholt, so dass insgesamt viermal die belastende Erinnerung bearbeitet und der entsprechende Störungsgrad eingeschätzt wird. Nach der Bearbeitung des letzten Feldes werden die Teilnehmer gebeten, sich alle Zeichnungen bzw. Darstellungen anzusehen und diejenige auszuwählen, die sie am meisten stört. Dann werden die Teilnehmer gebeten, das Papier umzudrehen und den entsprechende SUD-Wert aufzuschreiben, den sie gerade, in diesem Moment, empfinden. Es wird bewusst darauf geachtet, dass die Teilnehmer nicht den Fehler machen, den SUD-Wert der am meisten beunruhigenden Zeichnung oder Darstellung zu übernehmen, dass sie vielmehr den Wert der Störung aufschreiben, die sie *jetzt … in diesem Moment empfinden*.

- *Phase 5:* Der nächste Schritt konzentriert sich auf die Zukunftsvision. Hier werden die Teilnehmer angeleitet zu zeichnen, wie sie sich selbst in der Zukunft sehen, und ihre Zeichnung zu betiteln. In dieser Phase geht es *nicht* unbedingt darum, sich eine glückliche Zukunft/ein glückliches Ergebnis vorzustellen oder ein erwartetes zukünftiges Ereignis erfolgreich zu bewältigen, vielmehr ist es wichtiger, dass die Teilnehmer authentisch und ehrlich zu sich selbst sind, als Positivität zu erzwingen. Es sei darauf hingewiesen, dass – im Gegensatz zum EMDR-Standardprotokoll im Einzelsetting – die Installation einer positiven Kognition im Rahmen dieses EMDR-Gruppenprotokolls nicht vorgesehen ist, da im Rahmen der OTS-Arbeit jeder Teilnehmer zu einem anderen Zeitpunkt ein der heutigen Situation angemessenes Belastungsniveau erreicht haben kann; daher kann am Ende einer Sitzung der bzw. die eine oder andere durchaus noch blockierende Überzeugungen haben, die der Installation einer positiven Kognition im Wege stehen.
- *Phase 6:* Die Teilnehmer werden gebeten, sich an die Zeichnung bzw. Darstellung zu erinnern, die sie am meisten stört, die Augen zu schließen, ihren Körper vom Kopf bis zu den Füßen abzutasten und am Ende die Schmetterlingsumarmung durchzuführen.
- *Phase 7:* Am Ende des Protokolls wird eine gemeinsame Entspannungsübung mit allen Teilnehmern durchgeführt (»Abschlussphase«), um möglichst viele Teilnehmer in einem positiven Zustand aus der Intervention zu entlassen. Es wird empfohlen, dass die Zeichnungen und Arbeitsblätter bei den Therapeuten verbleiben. Damit kann symbolisch unterstrichen werden, dass die Last abgegeben bzw. zurückgelassen und nicht mit nach Hause genommen wird.

Das klassische EMDR-Gruppenprotokoll für traumatische Erlebnisse (G-TEP)

Das Group Traumatic Episode Protocol (G-TEP) bietet einen gruppentherapeutischen Ansatz für Menschen, die lebensverändernde und traumatische Ereignisse erlebt haben, die weiterhin anhaltende Auswirkungen haben. Das Protokoll konzentriert sich auf die gesamte traumatische Episode, einschließlich der ursprünglichen traumatischen Erfahrung und aller damit verbundenen Ereignisse, unabhängig davon, wie lange diese zurückliegen. Diese angepasste Version ist auch anwendbar, wenn keine lebensverändernden und traumatischen Ereignisse in der Vorgeschichte vorliegen, und kann daher bei jedem Schmerzpatienten angewendet werden, der über belastende Erfahrungen im Zusammenhang mit seinen Schmerzen berichtet. Der therapeutische Prozess ist hoch individuell, wobei der Therapeut die Teilnehmer schrittweise durch die Exposition mit ihren jeweiligen traumatischen Erinnerungen führt, während er den dualen Aufmerksamkeitsfokus mit Hilfe bilateraler Stimuli aufrechterhält. Die Sitzung ist so aufgebaut, dass ein einzelnes Arbeitsblatt den Teilnehmer Schritt für Schritt durch den Prozess führt Die Bearbeitung der belastenden Ereignisse erfolgt nicht notwendigerweise chronologisch. In der Regel werden etwa 3 bis 5 belastende Ereignisse, sogenannte »Points of Distress« (= PoDs), identifiziert. Die Bearbeitung erfolgt in der Regel in mehreren (2–4) Sitzungen von jeweils 70–90 Minuten, eventuell an aufeinanderfolgenden Tagen. Im Gegensatz zum EMDR-IGTP-OTS-Protokoll sieht das G-TEP-Protokoll bewusst den Erfahrungsaustausch zwischen den Gruppenteilnehmern vor: Dieser beschränkt sich jedoch auf die stabilisierenden Elemente und die Ressourcenaktivierung; der bewusste Austausch der Teilnehmer über belastende/traumatische Ereignisse ist begrenzt. Zum Behandlungssetting gehört, dass mindestens ein EMDR-Therapeut und eine psychosoziale Fachkraft oder geschulte Hilfskraft pro 10 Teilnehmer anwesend sein sollte.

Bei der bilateralen Stimulation klopfen die Teilnehmer auf ihr Arbeitsblatt, verbunden mit Augenbewegungen (die Teilnehmer folgen dabei ihren eigenen Fingern, die sich auf dem Arbeitsblatt hin- und herbewegen), während die Schmetterlingsumarmung nur zur Installation von Ressourcen verwendet wird. Insgesamt basiert das Protokoll auf 8 verschiedenen Schritten, durch die die Teilnehmer vom Therapeuten geführt werden.

- Das Protokoll beginnt mit einer speziellen Stabilisierungsübung, der »Vier-Elemente-Übung«, die am Ende jeder Sitzung wiederholt wird. Bei dieser geht es darum, sich auf die vier Elemente Erde, Luft, Wasser und Feuer zu konzentrieren und die persönlichen Assoziationen zu jedem Element herauszufinden. Die Übung verbindet verschiedene Ebenen der Stressreduktion: Das Element »Erde« steht für die Erdung, das Element »Luft« für die regulierende Wirkung der Atmung, »Wasser« steht für die gezielte Steigerung der Speichelproduktion zur vegetativen Entspannung und das Element »Feuer« bezieht sich auf die Vorstellungskraft der Visualisierung, die einen sicheren Ort zu schaffen vermag. Durch die Arbeit mit diesen Elementen kann sich der Einzelne im gegenwärtigen Moment erden und ein Gefühl von Sicherheit und Stabilität entwickeln. Die Übung kann später von den Teilnehmern außerhalb der Gruppe selbständig durchgeführt werden.

- Nach der Aktivierung der Ressourcen werden die Teilnehmer gebeten, das erste traumatische Ereignis zu benennen, an dem sie arbeiten möchten. Sie können dies entweder durch einen kurzen Text/Schlagworte der durch eine Zeichnung auf ihrem Arbeitsblatt tun und dann den entsprechenden SUD-Wert angeben.
- Bevor die eigentliche Traumaexposition beginnt, werden eine vergangene und eine zukünftige Ressource aktiviert. Die Teilnehmer werden gebeten, sich an ein positives Ereignis zu erinnern und dieses auf dem Arbeitsblatt zu zeichnen oder zu beschreiben. Diese Erinnerung wird dann mit der Schmetterlingsumarmung verankert.
- Um eine Zukunftsressource zu aktivieren, wählen die Teilnehmer eine positive Kognition, die repräsentiert, wie sie in Zukunft über sich selbst denken möchten. Diese wird ebenfalls auf dem Arbeitsblatt notiert, um die Metakommunikation zu unterstützen. Das Trauma wird auf dem Arbeitsblatt umgeben von gegenwärtigen, vergangenen und zukünftigen Ressourcen dargestellt, um zu verdeutlichen, dass das Ereignis in der Vergangenheit liegt und dass es im Hier und Jetzt Sicherheit und in der Zukunft Hoffnung gibt.
- In den nächsten Schritten werden die Teilnehmenden in die eigentliche Prozessarbeit geführt. Dazu werden zunächst die relevanten Ziele, die PoDs, durch eine Art nicht-sequenzielle »Google-Suche« identifiziert (»Lassen Sie jetzt die ganze Episode, alles, was passiert ist, von Anfang bis heute, vor Ihrem inneren Auge ablaufen, wie eine Google-Suche auf Ihrem Computer. Suchen Sie nach etwas, das Sie immer noch belastet, die chronologische Reihenfolge spielt dabei keine Rolle«). Die Teilnehmer identifizieren die PoDs des traumatischen Ereignisses in beliebiger Reihenfolge und bearbeiten sie nacheinander, indem sie von einer Seite des Arbeitsblatts zur anderen tippen.
- Nachdem sie einen PoD identifiziert haben, werden die Teilnehmer gebeten, ihn auf ihrem Arbeitsblatt visuell darzustellen, indem sie ihn entweder zeichnen oder mit assoziierten Schlüsselwörtern beschreiben. Um die bilaterale Stimulation (BLS) einzuleiten, werden alle Teilnehmer gebeten, mit einer Hand das Feld »Störung« (für die Vergangenheit) und dann das Feld »Sicherer Ort« (für die Gegenwart) zu berühren. Sie werden angewiesen, ihrer Hand mit den Augen zu folgen, bis sie einen PoD identifiziert haben. Sobald ein PoD gefunden ist, dokumentieren die Teilnehmer ihn und tragen ihn in das entsprechende Feld auf ihrem Arbeitsblatt ein. Für die Dauer der bilateralen Stimulation gibt es verschiedene Möglichkeiten: So kann die Länge der einzelnen BLS-Sätze im Rahmen des Dokumentierens der PoDs vom Gruppenleiter vorgegeben (z. B. 10 oder 20) und in der Gruppe unter Anleitung des Gruppenleiters synchron durchgeführt werden. Der Vorteil

dieses gemeinsamen Klopfens ist, dass es den Gruppenzusammenhalt fördert. Der Nachteil ist, dass die empfundene Länge des Klopfens individuell variieren kann. Alternativ kann die Länge der einzelnen Sätze vom Gruppenleiter offengelassen werden, so dass jeder sie anpassen kann, bis eine Veränderung während des Klopfens bemerkt oder eine Pause notwendig wird. Es ist anzumerken, dass die »Eye Movement Desensitization«-Strategie dieses Ansatzes sich hier stark auf die PoDs konzentriert, im Gegensatz zum klassischen EMDR-Setting, wo Assoziationsketten gefördert werden. Das heißt, der duale Aufmerksamkeitsfokus kehrt immer wieder zu den PoDs zurück und fragt die Ebene SUD ab, was Assoziationsketten jedoch eine Grenze setzt. Es wird empfohlen, sechs bis neun BLS-Sätze zu verwenden, um den SUD-Wert für jeden PoD so gering wie möglich zu halten. Nach jedem BLS-Satz werden die Teilnehmer gebeten, auf ihre Gedanken, Gefühle, Körperempfindungen oder was auch immer sie wahrnehmen, zu achten. Nach dem 3., 6. und 9. BLS-Satz wird die Aufmerksamkeit wieder auf den PoD gelenkt und werden die SUD auf einer Skala von 0 bis 10 bewertet und die Werte auf dem Arbeitsblatt notiert. Diese Expositions- und Desensibilisierungsschritte werden von jedem Teilnehmer einzeln durchgeführt, ein Austausch mit anderen Gruppenteilnehmern ist in dieser Phase nicht vorgesehen.

- Nach dem 9. bilateralen Stimulationssatz eines PoD wird abschließend das SUD-Niveau bewertet. Ist der SUD-Wert auf ein ökologisch angemessenes Niveau gesunken, kann der nächste PoD durch eine erneute »Google-Suche« identifiziert und nach dem gleichen Verfahren (3 × 3 Sets à 10–20 BLS) bearbeitet werden. Teilnehmer, deren Episoden-SUD noch sehr hoch ist (SUD > 5), sollten mit den gleichen PoDs fortfahren. Es wird empfohlen, mindestens 2–3 PoDs pro Sitzung zu bearbeiten.
- Anschließend bewerten die Teilnehmer erneut ihr SUD-Niveau für die gesamte Episode und wählen eine positive Kognition als Anker (»Wie würden Sie jetzt gerne über die gesamte Episode denken? Was haben Sie gelernt? Was nehmen Sie aus dem heutigen Tag mit?«). An dieser Stelle kann es hilfreich sein, die Erfahrungen in der Gruppe auszutauschen. Dann wird die Erkenntnis aufgeschrieben oder gezeichnet und mit der Schmetterlingsumarmung verankert.
- Nach der Verankerung der positiven Erkenntnis wird die Übung mit den vier Elementen wiederholt.

Am Ende der Sitzung sollte der Gruppenleiter einschätzen, wie es den einzelnen Teilnehmern geht, und feststellen, wer mehr Zeit braucht, um das belastende Material zu verarbeiten, und gegebenenfalls zusätzliche Unterstützung anbieten.

Die Schmerzabsorptionsübung in der Gruppe

Für das Gruppensetting wurde eine modifizierte Version der klassischen EMDR-»Absorptionstechnik« (Hofmann, 2009, modifiziert nach Janna Rinderknecht) eingesetzt. Ziel dieser Modifikation war es, gezielt auf die Schmerzproblematik der Patienten einzugehen und sie gleichzeitig in das Gruppensetting zu integrieren, um die Vorteile der Gruppenarbeit zu nutzen.

Die Grundlagen der modifizierten Absorptionstechnik entsprechen denen der klassischen Version und basieren auf dem Prinzip, eine spezifische belastende Situation mit individuellen ressourcenreichen Erinnerungen und Empfindungen zu verknüpfen. In der modifizierten Version liegt der Fokus jedoch auf dem Schmerz. Die Teilnehmer visualisieren zunächst den Schmerz und schätzen das damit verbundene Ausmaß der Belastung anhand der SUD-Skala ein. Im nächsten Schritt identifizieren sie individuelle Fähigkeiten oder Kompetenzen und das damit verbundene positive Körpergefühl. Diese Ressourcen werden durch bilaterale Stimulation mittels einer Schmetterlingsumarmung verankert. Abschließend werden die Ressourcen genutzt, um mit dem visualisierten Schmerz umzugehen und den damit verbundenen Stress abzubauen.

Insgesamt lassen sich bei dieser Übung sieben Schritte unterscheiden. Sie beginnt mit einer kurzen Erklärung und allgemeinen vorbereitenden Instruktionen (Schritt 1). Anschließend werden die Teilnehmer gebeten, ihre Schmerzen zu visualisieren (Schritt 2) und das damit verbundene aktuelle Stressniveau mit Hilfe der SUD-Skala einzuschätzen (Schritt 3). Im nächsten Schritt (Schritt 4) werden die Teilnehmer gebeten, verschiedene Fähigkeiten und Kompetenzen zu benennen, die ihnen bei der Bewältigung ihrer Schmerzen besonders helfen können. Schritt 4 wird dabei als Gruppenarbeit durchgeführt, um die Gruppendynamik als unterstützendes und befähigendes Umfeld zu nutzen. Anschließend (Schritt 5) wählt jeder Teilnehmer zwei individuelle Kompetenzen aus und verankert diese zusammen mit der Erinnerung an eine Situation, in der es ihm gelungen ist, diese Kompetenzen einzusetzen, und dem entsprechenden Körpergefühl durch bilaterale Provokation. Am Ende der Übung wird das ursprüngliche Schmerzbild wieder aufgegriffen und vor dem Hintergrund der beiden Ressourcen bilateral provoziert (Schritt 6). Abschließend wird das Ausmaß der Belastung erneut eingeschätzt (Schritt 7).

Die modifizierte Absorptionstechnik bietet somit eine effektive Möglichkeit, individuelle Schmerzprobleme in einem Gruppensetting zu bearbeiten und dabei gezielt auf individuelle Ressourcen zurückzugreifen. Die Gruppenarbeit ermöglicht den Austausch und die Stärkung individueller Schmerzbewältigungsstrategien sowie den

Aufbau hilfreicher Beziehungen zu anderen Patienten, die ähnliche Erfahrungen gemacht haben.

Besonderheiten in der Durchführung von EMDR im Gruppensetting

Als Besonderheiten von EMDR im Gruppensetting sind vor allem drei Punkte zu nennen:

- *Ausweitung der Therapiesitzungen:* In herkömmlichen Gruppentherapiesitzungen treffen sich die Teilnehmer in der Regel wöchentlich oder alle zwei Wochen für 50 bis 90 Minuten (Kaptan et al., 2021). Im Kontext der EMDR-Gruppentherapie hat sich jedoch gezeigt, dass dieser zeitliche Rahmen oft nicht ausreicht. In Pilotstudien wurde die Dauer der Sitzungen schrittweise auf drei Stunden und schließlich auf etwa fünf Stunden erhöht. Diese Anpassung erfolgte hauptsächlich aus zwei Gründen: Zum einen benötigten einige Teilnehmende mehr Zeit, um sich angemessen auf die Bearbeitung belastender und traumatisierender Themen vorzubereiten. Zweitens reichte die übliche Therapiedauer von 50 oder 90 Minuten für viele Teilnehmer nicht aus, um eine signifikante Reduktion ihres subjektiven Leidensdrucks zu erreichen. Durch die Verlängerung der Sitzungsdauer und die Integration wiederholter Expositionsphasen innerhalb einer Sitzung, die durch Ressourcenarbeit unterbrochen wurden, konnte diesen Herausforderungen erfolgreich begegnet werden. Dies führte zu einer deutlichen Verbesserung der Wirksamkeit und Akzeptanz der Behandlung.
- *Integration von komplementären therapeutischen Elementen in das EMDR-Behandlungsprogramm:* Die Verlängerung der Einzelsitzungen stellt eine Herausforderung dar, da die Teilnehmer nur über begrenzte Aufmerksamkeitsressourcen verfügen und daher dazu neigen, im Laufe der Sitzung müde zu werden. Nach der emotionalen Erregung und der anschließenden Desensibilisierung berichteten die Teilnehmer häufig von starker mentaler Erschöpfung, weshalb weitere Therapiesitzungen in dieser Situation oft als wenig hilfreich erlebt wurden. Auch Entspannungsübungen oder kurze Pausen konnten das Energieempfinden der Gruppe nicht ausreichend steigern. Die Integration von aktivierenden Elementen, wie z. B. geführte Spaziergänge, erwies sich jedoch als sehr effektiv, um der Erschöpfung durch die langen Therapiesitzungen entgegenzuwirken und die Konzentrationsfähigkeit der Teilnehmer wiederherzustellen. In diesem Zusammenhang haben wir eine gemeinsame Aktivierungsübung in das Behandlungsprogramm aufge-

nommen, bei der die Patienten auf freiwilliger Basis zusammen mit den Therapeuten zügige Spaziergänge unternahmen. Diese Aktivität verstärkte sogar die Wirkung der Traumakonfrontation und wurde von den Patienten positiv aufgenommen. Sie trug dazu bei, eine produktive Arbeitsatmosphäre nach den Spaziergängen zu schaffen und das Behandlungsergebnis insgesamt zu verbessern (Bryant et al., 2023).

- *Gruppenzusammenhalt und gruppentherapeutische Arbeit:* Im Verlauf der Pilotphase hat sich gezeigt, dass ein ausreichendes Maß an Vertrauen im therapeutischen Setting sowie ein unterstützender Gruppenzusammenhalt wesentliche Voraussetzungen für die Bearbeitung emotional belastender Inhalte sind. Um diese Aspekte aktiv zu fördern, wurden ergänzend zur Klein- und Großgruppenarbeit verschiedene Interventionen zur Förderung der Gruppenkohäsion durchgeführt. Ein Beispiel hierfür ist die Durchführung einer gruppentherapeutischen Übung zu Beginn eines Behandlungstages, bei der die Teilnehmerinnen und Teilnehmer aus einer Vielzahl von Karten mit unterschiedlichen Motiven eine Karte auswählen sollten, die sie für sich persönlich als zutreffend empfanden. Anschließend teilten sie der Gruppe mit, warum sie gerade diese Karte ausgewählt hatten. Diese Übung zielt darauf ab, den Gruppenzusammenhalt aktiv zu stärken, indem die Teilnehmer Einblicke in die Persönlichkeit und den emotionalen Zustand der anderen Gruppenmitglieder erhalten. Darüber hinaus kann diese Übung als Stimmungsscreening eingesetzt werden, da sie einen Überblick über die aktuelle Stimmung und Befindlichkeit der Gruppe gibt.

Sicherheit und mögliche Kontraindikationen einer EMDR-Gruppentherapie

Sicherheit ist ein wesentlicher Aspekt, der bei der Anwendung von expositionsbasierten Therapieverfahren berücksichtigt werden muss. Dies gilt insbesondere für gruppentherapeutische Settings. Studien zur Anwendung von EMDR in der Behandlung von Patienten mit posttraumatischer Belastungsstörung ergaben keine Hinweise auf erhöhte Sicherheitsrisiken in Gruppensettings (Kaptan et al., 2021). Von den 22 Studien, die die Anwendung von EMDR in Gruppen untersuchten, berichteten sechs über keine unerwünschten Nebenwirkungen, während laut fünf Studien gelegentlich individuelle EMDR-Sitzungen benötigt wurden und einige Teilnehmer eine Zunahme von Depression, Stress und Wut während der Therapie erlebten (Kaptan et al., 2021). Insgesamt deuten die vorliegenden Daten nicht auf ein spezifisches

Sicherheitsrisiko der EMDR-Gruppentherapie hin, jedoch reichen die Daten für eine abschließende Bewertung noch nicht aus.

Es ist jedoch wichtig zu beachten, dass das Risiko möglicher Nebenwirkungen aufgrund der Expositionselemente in der EMDR-Gruppentherapie größer sein kann als in rein edukativen Therapiegruppen. Daher kann es vorkommen, dass einzelne Teilnehmer während oder nach der Gruppenintervention zusätzliche Unterstützung benötigen. Dies sollte bei der Planung und Durchführung der EMDR-Gruppentherapie berücksichtigt werden. Es sollte die Möglichkeit geschaffen werden, einzelnen Teilnehmern, die nach der Gruppenintervention zusätzliche Unterstützung benötigen, Einzelsitzungen anzubieten. Unsere Erfahrung hat gezeigt, dass in der Regel wenige Sitzungen ausreichen, um diesen individuellen Bedarf zu decken. Häufiger kommt es jedoch vor, dass einzelne Teilnehmer *während* der EMDR-Intervention zusätzliche Unterstützung benötigen, insbesondere in der ersten Hälfte der Behandlung. In dieser Phase werden die Patienten mutiger und beteiligen sich stärker an der Exposition, aber die Präsenz eines sicheren »Hier und Jetzt« und die Aktivierung der eigenen Ressourcen sind möglicherweise noch nicht ausreichend gefestigt. Aus diesem Grund wurde das Konzept des emotionalen Unterstützungsteams eingeführt (Jarero & Artigas, 2018). Neben dem Gruppenleiter sollte immer ein Therapeut pro 10 Teilnehmern an der Gruppe teilnehmen, um einzelnen Teilnehmern bei Bedarf zusätzliche Unterstützung während der Therapie anbieten zu können. Dieses Therapeutenteam muss sich nicht aktiv an der EMDR-Arbeit beteiligen, sollte aber in der Lage sein, einzelnen Patienten zu helfen, einen sicheren Zustand wiederzuerlangen, und in der Lage sein, auf zusätzliche Bedürfnisse einzugehen.

Ein weiteres Risiko in Gruppensettings besteht darin, dass einzelne Teilnehmer durch die Schilderung traumatischer Erfahrungen anderer Mitglieder unter Druck geraten können. Dies birgt potenziell die Gefahr einer »Re-Traumatisierung« in sich, insbesondere dann, wenn die Betroffenen erneut in einen Zustand extremer Angst und Hilflosigkeit geraten, der ihre individuellen Bewältigungsmöglichkeiten übersteigt. Während einer Exposition liegt es in der Verantwortung des Therapeuten, dafür zu sorgen, dass die Teilnehmer den Kontakt zur sicheren Gegenwart nicht verlieren, um das Risiko eines erneuten Kontrollverlustes zu minimieren. Der Therapeut muss auch eine unterstützende Gruppenatmosphäre schaffen, die ein angemessenes Maß an Sicherheit, Kontrolle und Selbstwertgefühl für alle Teilnehmer gewährleistet.

Während der Pilotphase wurde deutlich, wie wichtig es ist, die individuelle Eignung für die EMDR-Gruppentherapie einzuschätzen. Dabei spielte das individuelle Vorgespräch zwischen Patient und Therapeut eine entscheidende Rolle. Hier sollten mögliche Kontraindikationen (siehe Tabelle 19: Mögliche Kontraindikationen) und die ausreichende Stabilität des jeweiligen Teilnehmers sorgfältig geprüft werden. Darüber hinaus kann der Eindruck des Ersttherapeuten vom Teilnehmer während der ersten Stabilisierungsübungen und Expositionseinheiten in der Gruppe von Bedeutung sein. Wenn Teilnehmer Schwierigkeiten mit den angebotenen Stabilisierungsübungen haben, sollte die Indikation für das gruppentherapeutische Setting noch einmal kritisch geprüft werden. Bei begründeten Zweifeln sollte in Erwägung gezogen werden, die jeweiligen Teilnehmer vom Gruppenprogramm für den weiteren Verlauf auszuschließen und ihnen eine Einzelbehandlung anzubieten.

Zusammenfassend können wir sagen, dass unsere Erfahrungen mit EMDR-Gruppenbehandlungsprogrammen für Menschen mit anhaltenden Schmerzen vielversprechend sind, insbesondere für diejenigen, die zusätzlich zu den Schmerzen mit einem hohen Maß an Stress und traumatischen Erlebnissen konfrontiert sind. Diese gruppentherapeutischen Programme bieten nicht nur die Möglichkeit, die emotionale Belastung durch den Schmerz und die damit verbundenen belastenden Erfahrungen zu bearbeiten, sondern fördern auch den Austausch der Patienten untereinander und geben den Betroffenen die Chance, neue Strategien im Umgang mit dem Schmerz zu erlernen.

Tab. 19: Mögliche Kontraindikationen

Schwere Dissoziation oder Psychose	Personen mit schweren dissoziativen oder psychotischen Symptomen können Schwierigkeiten haben, sich auf die strukturierte und zielgerichtete Art der Gruppentherapie einzulassen, und benötigen möglicherweise eine individuellere Therapie, um diese Symptome zu behandeln.
Aktive Selbstmordgedanken, schweres selbstschädigendes Verhalten	Menschen mit aktiver Suizidalität oder schwerem selbstverletzendem Verhalten benötigen möglicherweise eine intensivere und individuellere Behandlung, als sie in einem Gruppensetting angeboten werden kann.
Unzureichende soziale Stabilität	Personen, denen es an struktureller (sozialer) und funktionaler (familiärer) Unterstützung mangelt, benötigen unter Umständen eine intensivere und individuellere Behandlung, als dies in einem Gruppensetting möglich ist.
Aktiver Substanzmissbrauch/Abhängigkeit	Menschen, die aktiv Drogen oder übermäßig viel Alkohol konsumieren oder davon abhängig sind, sind unter Umständen nicht für eine Gruppentherapie geeignet, da sie sich möglicherweise nicht voll auf den therapeutischen Prozess einlassen können.
Unfähigkeit, ein Gruppensetting zu tolerieren	Wenn schwere Angstzustände oder andere Probleme die Teilnahme an einer Gruppe erheblich erschweren, kann eine Einzeltherapie die geeignetere Form der Behandlung sein.
Mangelnde Motivation oder fehlendes Engagement	Die Gruppentherapie erfordert von den Teilnehmern ein gewisses Maß an Motivation und Engagement. Wenn der Einzelne nicht bereit oder in der Lage ist, sich auf die Therapie einzulassen, kann er nicht von der Behandlung profitieren und die Gruppendynamik stören.

Übungsmaterialien und Kopiervorlagen

Standardprotokoll zur Fokussierung traumaassoziierter Erinnerungen zum Schmerz

1.	Anamnese und Behandlungsplanung der Sitzung
Target	■ **Ausgangssituation** Belastende Erinnerungen an traumatisierende Erlebnisse, die in einer subjektiven Beziehung zu der Schmerzsymptomatik stehen – ______________________
2.	**Stabilisierung und Vorbereitung**
Aufbau positiver State	■ **Aufbau eines positiven States mit »Anker«** (Codewort) – Imaginationsübung (Lichtstrahl/Antidot/Wohlfühlort) – Positive Körperressource – Absorptionstechnik – Sonstige: ______________________
Einleitung EMDR	■ **Einleitungsritual** *»Die Erinnerungen an sehr belastende und schmerzhafte Ereignisse scheinen im Nervensystem oft wie eingefroren. Dies gilt für alle Bilder, Geräusche, Gedanken, Gefühle und alle anderen Eindrücke, die ein Mensch in einer solchen Belastungssituation aufgenommen hat.* *Die Augenbewegungen und die anderen Rechts-links-Provokationen, mit denen wir in der EMDR-Behandlung arbeiten, können den Zugang zum Nervensystem und den neuronalen Netzwerken wieder öffnen und dem Gehirn die Verarbeitung solcher schmerzhaften Erfahrungen ermöglichen.* *Wichtig ist, dass Sie bei diesem Prozess stets daran denken, dass Ihr eigenes Gehirn die Heilung herbeiführt. Und dass Sie wissen, dass letztlich Sie die Kontrolle über das ganze Geschehen haben. Bei diesem Prozess gibt es nichts, was irgendwie sein muss oder richtig oder falsch ist. Lassen sie einfach geschehen, was immer auch geschieht!«*
Weitere Vorbereitungen	■ **Feedback** *»Ich brauche von Ihnen jetzt immer wieder eine kurze Rückmeldung, was Sie gerade empfinden. Ich muss von Ihnen genau wissen, was gerade in Ihnen vorgeht. Manchmal werden sich die Dinge verändern, manchmal nicht. Es gibt keine Vorgaben! Es gibt kein ›So sollte es sein‹! Lassen Sie einfach geschehen, was immer geschieht!«* ■ **Stoppsignal** *»Es ist zwar unwahrscheinlich, dass der Schmerz oder der Belastungsgrad auf ein unerträgliches Maß anwächst. Falls doch, heben Sie einfach die Hand (Therapeut zeigt Stoppsignal mit der Hand), damit wir die Übung unterbrechen können!«* ■ **Stuhlposition** (Entfernung, seitlich versetzt)

	■ **Mindestens zwei bilaterale Provokationsmodi** (Stimulusart, Richtung, Geschwindigkeit) 1. ____________________ 2. ____________________ ■ **Patientenperspektive** (Teilnehmer, Leinwand, Beobachter)
3.	**Bewertungsphase**
Target	■ **Ausgangsbild – intrusiver Sinneseindruck** *»Wenn Sie jetzt an die belastende Situation denken, was erleben Sie? Was ist der schlimmste Moment? Wo fängt für Sie diese Erinnerung an, wo hört sie auf?«* – ____________________
NK	■ **Negative Selbsteinschätzung (NK)** – ____________________
PK	■ **Positive Selbsteinschätzung (PK)** – ____________________
VoC	■ **VoC (Stimmigkeit der PK)** »völlig falsch« **1 – 2 – 3 – 4 – 5 – 6 – 7** »völlig zutreffend«
Emotion	■ **Identifikation des zugehörigen Affekts** – ____________________
SUD	■ **Belastungsgrad SUD** »keine Belastung« **0 – 1 – 2 – 3 – 4 – 5 – 6 – 7 – 8 – 9 – 10** »maximale Belastung«
KG	■ **Lokalisieren des zugehörigen Körpergefühls (KG)** – ____________________
4.	**Durcharbeiten**
Fokussie-rung	■ **Einstieg mit Bild, NK und KG** *»Stellen Sie sich bitte die Ausgangsszene vor, zusammen mit dem zugehörigen belastenden Gefühl und der negativen Selbstaussage (NK). Sind Sie in Kontakt damit? Wenn ja, nicken Sie bitte kurz. Achten Sie darauf, wo Sie dies im Körper spüren, und fühlen Sie gleichzeitig die Augenbewegungen!«*
BPS	■ **Beginn der bilateralen Provokationsserien**

Pause + Feedback	1. ______ 2. ______ 3. ______ 4. ______ 5. ______ 6. ______ 7. ______ 8. ______ 9. ______ 10. ______ 11. ______ 12. ______ 13. ______ 14. ______ 15. ______ 16. ______ 17. ______ 18. ______ 19. ______

	20. ______ 21. ______ 22. ______ 23. ______ 24. ______ 25. ______ 26. ______ 27. ______ 28. ______ 29. ______ 30. ______ 31. ______ 32. ______
Interventionen	■ **Bei Blockaden/Kreiseln** (zwei Sets ohne Veränderungen) – Veränderung der BPS *(Set verlängern, Richtung der Augenbewegungen verändern, Provokationsart ändern)* – Fokussierung *(Ausgangsthema erneut aufgreifen)* – Affektbrücke *(auf Hintergrunderfahrungen zurückgehen)* – Wahrnehmungsebene wechseln *(»Wenn Ihr Körper sprechen könnte, ...«, »Wo spüren Sie das gerade in Ihrem Körper?«)* – Körperressource und imaginative Ressourcen *(Sicherer Ort, Wohlfühlort, Lichtstrahl, Antidot-Imagery etc.)* – Distanzierung, Perspektivenwechsel *(»Wenn Sie die Szene heute aus der Distanz/als erwachsene Person betrachten, ...«)* – Unterstützen *(Ermutigen, erlauben, anerkennen)*

	■ **Bei Überflutung/Dissoziation** – Therapeutische Dyade stärken – Kontrolle, Sicherheit aufbauen – Zurückführen in die Realität (Grounding) *(durch Ansprechen, Anfassen, Bezug zum Hier und Jetzt aufbauen)*
	■ **Am Ende eines Assoziationskanals** (2x positives oder neutrales Feedback) – Patient bitten, zur Ausgangssituation zurückzugehen
5.	**Ende der Therapiesitzung**
Reevaluation	■ **Wenn nichts Belastendes mehr auftaucht/man eine Zwischenorientierung braucht/die Stunde dem Ende zugeht** – Patient bitten, zur Ausgangssituation zurückzugehen – Aktueller Belastungsgrad (SUD) zur Ausgangssituation »keine Belastung« **0 – 1 – 2 – 3 – 4 – 5 – 6 – 7 – 8 – 9 – 10** »maximale Belastung«
SUD > 0	■ **Inkomplette Sitzung beenden** – Feedback zur Therapiestunde einholen und geben – Braucht der/die Patient/Patientin noch etwas? – Positiven Abschluss finden
SUD = 0	■ **Komplette Sitzung beenden** – PK überprüfen: *»Stimmt die positive Überzeugung noch? [Wiederholen der PK] Oder gibt es jetzt eine, die noch besser passt?«* – VoC (Stimmigkeit der PK) »völlig falsch« **1 – 2 – 3 – 4 – 5 – 6 – 7** »völlig zutreffend« – Verankerung der PK mit der Ausgangserinnerung mittels eines Sets langsamer bilateraler Provokationen *»Denken Sie noch einmal an die Ausgangsszene und gleichzeitig an diesen positiven Gedanken – und folgen Sie dabei noch einmal mit Ihren Augen meinem Finger!«*
6.	***Körpertest*** (optional)
Bodyscan	■ **Nur wenn SUD = 0 und VoC = 7** *»Schließen Sie bitte die Augen, stellen Sie sich die Ausgangssituation vor, sagen Sie sich die PK [wiederholen] und gehen Sie dabei innerlich durch Ihren ganzen Körper. Sagen Sie mir, wenn Sie dabei noch etwas spüren.«* – Entfällt bei komplexer Traumatisierung! – Falls negative Körperempfindungen berichtet werden: Durcharbeiten bis zum Verschwinden der Missempfindungen oder Ressourcenaktivierung (Lichtstrahl, Antidot etc.) – Falls ein positives und ein negatives Körpergefühl angegeben werden: *»Bleiben Sie in Kontakt mit dem positiven Gefühl und lassen Sie das andere einfach mitschwingen!«*

7.	**Abschluss**
Informa-tion	■ **Information zum Prozess zwischen den Sitzungen** – Fortsetzen des Durcharbeitens in Form von bewussten und unbewussten Prozessen (Einsichten, Gedanken, Erinnerungen, Träume) – Günstiger Umgang: beobachten, festhalten im Tagebuch, zur nächsten Sitzung mitbringen, ggf. kurze Rückmeldung
Balance	■ **Ausgeglichenen Zustand herstellen** (Distanzierung und/oder Ressourcen-aktivierung) – Imaginationsübung (Lichtstrahl/Antidot/Wohlfühlort) – Positive Körperressource – Absorptionstechnik – Sonstige: ____________________
8.	**Nächste Stunde**
Feedback	■ **Patient/in um Rückmeldung zur Therapie bitten** *»Sind Sie zufrieden mit unserer Behandlung?«, »Wie geht es Ihnen im Alltag?«, »Sehen Sie eine Entwicklung?«* – ____________________
Recall	■ **Aktuelles Bild zur Ausgangssituation der letzten Stunde aufrufen** *»Was ist aus dem belastenden Material vom letzten Mal geworden?«* – ____________________
SUD	■ **Belastungsgrad SUD** »keine Belastung« **0 – 1 – 2 – 3 – 4 – 5 – 6 – 7 – 8 – 9 – 10** »maximale Belastung«
VoC	■ **VoC (Stimmigkeit der PK)** »völlig falsch« **1 – 2 – 3 – 4 – 5 – 6 – 7** »völlig zutreffend«
Anmerkungen	

NK: negative Kognition, PK: positive Kognition, VoC: Validation of Cognition-Skala, SUD: Subjective Units of Distress-Skala, BPS: Bilaterale Provokationsserien

Schmerzprotokoll zur Fokussierung schmerzassoziierter Erinnerungen

1.	**Anamnese und Behandlungsplanung der Sitzung**
Target	▪ **Ausgangssituation** Belastende Erinnerungen, die durch den als traumatisch erlebten Schmerz oder durch die als traumatisch erlebten Folgen des Schmerzes entstehen – ______________________
2.	**Stabilisierung und Vorbereitung**
Aufbau positiver State	▪ **Aufbau eines positiven States mit »Anker«** (Codewort) – Imaginationsübung (Lichtstrahl/Antidot/Wohlfühlort) – Positive Körperressource – Absorptionstechnik – Sonstige: ______________________
Einleitung EMDR	▪ **Einleitungsritual** *»Die Erinnerungen an sehr belastende und schmerzhafte Ereignisse scheinen im Nervensystem oft wie eingefroren. Dies gilt für alle Bilder, Geräusche, Gedanken, Gefühle und alle anderen Eindrücke, die ein Mensch in einer solchen Belastungssituation aufgenommen hat.* *Die Augenbewegungen und die anderen Rechts-links-Provokationen, mit denen wir in der EMDR-Behandlung arbeiten, können den Zugang zum Nervensystem und den neuronalen Netzwerken wieder öffnen und dem Gehirn die Verarbeitung solcher schmerzhaften Erfahrungen ermöglichen.* *Wichtig ist, dass Sie bei diesem Prozess stets daran denken, dass Ihr eigenes Gehirn die Heilung herbeiführt. Und Sie wissen, dass letztlich Sie die Kontrolle über das ganze Geschehen haben. Bei diesem Prozess gibt es nichts, was irgendwie sein muss oder richtig oder falsch ist. Lassen Sie einfach geschehen, was immer auch geschieht!«*
Weitere Vorbereitung	▪ **Feedback** *»Ich brauche von Ihnen immer wieder eine kurze Rückmeldung, was Sie gerade empfinden. Ich muss von Ihnen genau wissen, was gerade in Ihnen vorgeht. Manchmal werden sich die Dinge verändern, manchmal nicht. Es gibt keine Vorgaben! Es gibt kein ›So sollte es sein‹! Lassen Sie einfach geschehen, was immer geschieht!«* ▪ **Stoppsignal** *»Es ist zwar unwahrscheinlich, dass der Schmerz oder der Belastungsgrad auf ein unerträgliches Maß anwächst. Falls doch, heben Sie einfach die Hand (Therapeut zeigt Stoppsignal mit der Hand), damit wir die Übung unterbrechen können!«* ▪ **Stuhlposition** (Entfernung, seitlich versetzt)

	■ **Mindestens zwei bilaterale Provokationsmodi** (Stimulusart, Richtung, Geschwindigkeit) 1. ____________________ 2. ____________________ ■ **Patientenperspektive** (Teilnehmer, Leinwand, Beobachter)
3.	**Bewertungsphase**
Target	■ **Ausgangsbild – intrusiver Sinneseindruck** *»Wenn Sie an die Situation und den damit einhergehenden Schmerz denken, was erleben Sie? Was ist für Sie der schlimmste Moment? Wo fängt für Sie die Erinnerung an diesen Moment an, wo hört sie auf?«* – ____________________
NK	■ **Negative Selbsteinschätzung (NK)** – ____________________
PK	■ **Positive Selbsteinschätzung (PK)** – ____________________
VoC	■ **VoC (Stimmigkeit der PK)** »völlig falsch« **1 – 2 – 3 – 4 – 5 – 6 – 7** »völlig zutreffend«
Schmerz	■ **Identifikation des assoziierten Schmerzes** (als emotionales Korrelat) – ____________________
SUP	■ **Belastungsgrad SUP** »kein Schmerz« **0 – 1 – 2 – 3 – 4 – 5 – 6 – 7 – 8 – 9 – 10** »maximaler Schmerz«
KG	■ **Lokalisieren des Schmerzes (KG)** – ____________________
4.	**Durcharbeiten**
Fokussierung	■ **Einstieg mit Bild, NK und KG** *»Stellen Sie sich bitte die Ausgangsszene vor, zusammen mit den negativen Gedanken (NK) und den zugehörigen Schmerzen. Sind Sie in Kontakt damit? Wenn ja, nicken Sie bitte kurz. Achten Sie darauf, wo Sie dies im Körper spüren, und fühlen Sie gleichzeitig die Augenbewegungen!«*
BPS	■ **Beginn der bilateralen Provokationsserien**

Pause + Feedback	1. ______ 2. ______ 3. ______ 4. ______ 5. ______ 6. ______ 7. ______ 8. ______ 9. ______ 10. ______ 11. ______ 12. ______ 13. ______ 14. ______ 15. ______ 16. ______ 17. ______ 18. ______ 19. ______

	20. __________ 21. __________ 22. __________ 23. __________ 24. __________ 25. __________ 26. __________ 27. __________ 28. __________ 29. __________ 30. __________ 31. __________ 32. __________
Interventionen	■ **Bei Blockaden/Kreiseln** (zwei Sets ohne Veränderungen) – Veränderung der BPS *(Set verlängern, Richtung der Augenbewegungen verändern, Provokationsart ändern)* – Fokussierung *(Ausgangsthema erneut aufgreifen)* – Affektbrücke *(auf Hintergrunderfahrungen zurückgehen)* – Wahrnehmungsebene wechseln *(»Wenn Ihr Körper sprechen könnte, …«, »Wo spüren Sie das gerade in Ihrem Körper?«)* – Körperressource und imaginative Ressourcen *(»Ich bitte Sie, Ihre Hand auf die Stelle … zu legen«, Antidot-Imagery etc.)* – Distanzierung, Perspektivenwechsel *(»Wenn Sie die Szene heute aus der Distanz/als erwachsene Person betrachten, …«)* – Unterstützen *(Ermutigen, erlauben, anerkennen)*

	■ **Bei Überflutung/Dissoziation** – Therapeutische Dyade stärken – Kontrolle, Sicherheit aufbauen – Zurückführen in die Realität (Grounding) *(durch Ansprechen, Anfassen, Bezug zum Hier und Jetzt aufbauen)*
	■ **Am Ende eines Assoziationskanals** (2x positives oder neutrales Feedback) – Patient bitten, zur Ausgangssituation zurückzugehen
5.	**Ende der Therapiesitzung**
Reevaluation	■ **Wenn nichts Belastendes mehr auftaucht/man eine Zwischenorientierung braucht/die Stunde dem Ende zugeht** – Patient bitten, zur Ausgangssituation zurückzugehen – Aktueller Belastungsgrad (SUP) im Hinblick auf die Ausgangssituation: »kein Schmerz« **0 – 1 – 2 – 3 – 4 – 5 – 6 – 7 – 8 – 9 – 10** »maximaler Schmerz«
SUP > 0	■ **Inkomplette Sitzung beenden** – Feedback zur Therapiestunde einholen und geben – Braucht der/die Patient/Patientin noch etwas? – Positiven Abschluss finden
SUP = 0	■ **Komplette Sitzung beenden** – PK überprüfen: *»Stimmt die positive Überzeugung noch? [Wiederholen der PK] oder gibt es jetzt eine, die noch besser passt?«* – VoC (Stimmigkeit der PK): »völlig falsch« **1 – 2 – 3 – 4 – 5 – 6 – 7** »völlig zutreffend« ■ **Verankerung mittels eines Sets langsamer bilateraler Provokation** – Klassische Installation der positiven Kognition *»Denken Sie noch einmal an die Ausgangsszene und gleichzeitig an diesen positiven Gedanken – und folgen Sie dabei noch einmal mit Ihren Augen meinem Finger!«* – Installation einer positiven Kognition auf der Basis einer positiven Körperressource *»Denken Sie noch einmal an die Ausgangsszene und gleichzeitig an den positiven Gedanken sowie das positive Körpergefühl!«* – Installation einer positiven Kognition auf der Basis eines Antidot-Imagery *»Denken Sie noch einmal an die Ausgangsszene zusammen mit dem schmerzlindernden Bild und gleichzeitig an den positiven Gedanken!«* – Finden eines positiven Abschlusses ohne Installation einer positiven Kognition
6.	**Körpertest**
Bodyscan	■ **Nur wenn SUP = 0 und VoC = 7** *»Schließen Sie bitte die Augen, stellen Sie sich die Ausgangssituation vor, sagen Sie sich die PK [wiederholen] und gehen Sie dabei innerlich durch Ihren ganzen Körper. Sagen Sie mir, wenn Sie dabei noch etwas spüren.«* – Entfällt bei komplexer Traumatisierung! – Falls negative Körperempfindungen berichtet werden: Durcharbeiten bis zum Verschwinden der Missempfindungen oder Lichtstrahlmethode – Falls ein positives und ein negatives Körpergefühl angegeben werden: *»Bleiben Sie in Kontakt mit dem positiven Gefühl und lassen Sie das andere einfach mitschwingen!«*

7.	**Abschluss**
Information	■ **Information zum Prozess zwischen den Sitzungen** *»Es ist möglich – muss aber nicht zwingend sein –, dass in der nächsten Zeit längst vergessene Erinnerungen, Gefühle oder Erfahrungen bei Ihnen im Bewusstsein auftauchen. Falls dem so ist, dann schreiben Sie sie auf, so dass wir diese beim nächsten Mal bearbeiten können!«*
Balance	■ **Ausgeglichenen Zustand herstellen** (Distanzierung und/oder Ressourcenaktivierung) – Imaginationsübung (Lichtstrahl/Antidot/Wohlfühlort) – Positive Körperressource – Absorptionstechnik – Sonstige: ____________________
8.	**Nächste Stunde**
Feedback	■ **Patient/in um Rückmeldung zur Therapie bitten** *»Sind Sie zufrieden mit unserer Behandlung?«, »Wie geht es Ihnen im Alltag?«, »Sehen Sie eine Entwicklung?«* – ____________________
Recall	■ **Aktuelles Bild zur Ausgangssituation der letzten Stunde aufrufen** *»Was ist aus dem Schmerzbild vom letzten Mal geworden?«* – ____________________
SUP	■ **Belastungsgrad SUP** »kein Schmerz« **0 – 1 – 2 – 3 – 4 – 5 – 6 – 7 – 8 – 9 – 10** »maximaler Schmerz«
VoC	■ **VoC (Stimmigkeit der PK)** »völlig falsch« **1 – 2 – 3 – 4 – 5 – 6 – 7** »völlig zutreffend«
Anmerkungen	
KG: Körpergefühl, NK: negative Kognition, PK: positive Kognition, VoC: Validation of Cognition-Skala, SUP: Subjective Units of Pain-Skala, BPS: Bilaterale Provokationsserien	

Schmerzprotokoll zur Fokussierung aktueller Schmerzen

1.	Anamnese und Behandlungsplanung der Sitzung
Target	■ Schmerz als Ausgangsthema – ______________________
Bild	■ Ausgangsbild – intrusiver Sinneseindruck des aktuellen Schmerzes *»Welche Wahrnehmung stellt den schlimmsten Teil der Situation dar?«* – ______________________
2.	Stabilisierung und Vorbereitung
Aufbau positiver State	■ **Aufbau eines positiven States mit »Anker«** (Codewort) – Imaginationsübung (Lichtstrahl/Antidot/Wohlfühlort) – Positive Körperressource – Absorptionstechnik – Sonstige: ______________________
Einleitung EMDR	■ **Einleitungsritual** *»Die Erinnerungen an sehr belastende und schmerzhafte Ereignisse scheinen im Nervensystem oft wie eingefroren. Dies gilt für alle Bilder, Geräusche, Gedanken, Gefühle und alle anderen Eindrücke, die ein Mensch in einer solchen Belastungssituation aufgenommen hat.* *Die Augenbewegungen und die anderen Rechts-links-Provokationen, mit denen wir in der EMDR-Behandlung arbeiten, können den Zugang zum Nervensystem und den neuronalen Netzwerken wieder öffnen und dem Gehirn die Verarbeitung solcher schmerzhaften Erfahrungen ermöglichen.* *Wichtig ist, dass Sie bei diesem Prozess stets daran denken, dass Ihr eigenes Gehirn die Heilung herbeiführt. Und Sie wissen, dass letztlich Sie die Kontrolle über das ganze Geschehen haben. Bei diesem Prozess gibt es nichts, was irgendwie sein muss oder richtig oder falsch ist. Lassen Sie einfach geschehen, was immer auch geschieht!«*
Weitere Vorbereitung	■ **Feedback** *»Ich brauche von Ihnen jetzt immer wieder eine kurze Rückmeldung, was Sie gerade empfinden. Ich muss von Ihnen genau wissen, was gerade in Ihnen vorgeht. Manchmal werden sich die Dinge verändern, manchmal nicht. Es gibt keine Vorgaben! Es gibt kein ›So sollte es sein‹! Lassen Sie einfach geschehen, was immer geschieht!«* ■ **Stoppsignal** *»Es ist zwar unwahrscheinlich, dass der Schmerz auf ein unerträgliches Maß anwächst. Falls doch, heben Sie einfach die Hand (Therapeut zeigt Stoppsignal mit der Hand), damit wir die Übung unterbrechen können!«*

	■ **Stuhlposition** (Entfernung, seitlich versetzt) ■ **Mindestens zwei bilaterale Provokationsmodi** (Stimulusart, Richtung, Geschwindigkeit) 1. ______________________ 2. ______________________
3.	**Bewertungsphase**
Schmerz-bild	■ **Schmerzbeschreibung und Zeichnen des Schmerzes** *»Können Sie den Schmerz in Worten verschiedener Sinnesqualitäten beschreiben?«* – ______________________ ■ **Schmerzbeschreibung in den Kategorien** (ggf. Schmerz zeichnen lassen) – Größe: ______________________ – Form: ______________________ – Farbe: ______________________ – Temperatur: ______________________ – Beschaffenheit: ______________________
Schmerz-intensität	■ **Schmerzstärke:** *»Wie stark ist der Schmerz gerade?«* »kein Schmerz« **0 – 1 – 2 – 3 – 4 – 5 – 6 – 7 – 8 – 9 – 10** »maximaler Schmerz«
NK	■ **Negative Selbsteinschätzung (NK)** – ______________________
PK	■ **Positive Selbsteinschätzung (PK)** – ______________________
VoC	■ **VoC (Stimmigkeit der PK)** »völlig falsch« **1 – 2 – 3 – 4 – 5 – 6 – 7** »völlig zutreffend«
Emotion	■ **Identifikation des zugehörigen Affekts** – ______________________

SUD	■ **Emotionale Belastung (SUD)** »keine Belastung« **0 – 1 – 2 – 3 – 4 – 5 – 6 – 7 – 8 – 9 – 10** »maximale Belastung«
Schmerz-ort	■ **Schmerzort** *»Wo fühlen Sie den Schmerz in Ihrem Körper?«* – ____________________
Schmerz-frage (optional)	■ **Evtl. Schmerzfrage** *»Angenommen, der Schmerz könnte sprechen, was sagt er zu Ihnen?«* – ____________________
4.	**Desensibilisieren und Reprozessieren**
Fokussie-rung	■ **Einstieg mit Bild, NK und KG** *»Richten Sie bitte Ihre Aufmerksamkeit auf den Schmerz, in der Art und Weise, wie Sie ihn gerade beschrieben haben, und gleichzeitig denken Sie an die negativen Gedanken [Therapeut wiederholt die negative Kognition], die der Schmerz in Ihnen bewirkt. Sind Sie in Kontakt damit? Wenn ja, nicken Sie bitte kurz. Sie achten jetzt ganz auf Ihren Schmerz und die negativen Gedanken und folgen dabei mit den Augen meiner Hand.«*
BPS	■ **Beginn der bilateralen Provokationsserien**
Pause + Feedback	1. ____________________ 2. ____________________ 3. ____________________ 4. ____________________ 5. ____________________ 6. ____________________ 7. ____________________ 8. ____________________ 9. ____________________ 10. ____________________

	11. __________ 12. __________ 13. __________ 14. __________ 15. __________ 16. __________ 17. __________ 18. __________ 19. __________ 20. __________ 21. __________ 22. __________
Interventionen	■ **Feedback** – Rückmeldung insbesondere bzgl. Qualität und Ort des Schmerzes einholen – Bei positiver Rückmeldung: Nachfragen zum anfänglichen Schmerzareal – Bei Blockaden/Kreiseln: angenehme oder neutrale Körperempfindung als positive Körperressource aufsuchen und beschreiben lassen (Größe, Form, Farbe, Beschaffenheit) ■ **Bei Blockaden/Kreiseln** (zwei Sets ohne Veränderungen) – Veränderung der BPS *(Set verlängern, Richtung der Augenbewegungen verändern, Provokationsart ändern)* – Fokussierung *(Ausgangsthema erneut aufgreifen)* – Affektbrücke *(auf Hintergrunderfahrungen zurückgehen)* – Wahrnehmungsebene wechseln *(»Wenn Ihr Körper sprechen könnte, ...«, »Wo spüren Sie das gerade in Ihrem Körper?«)* – Körperressource und imaginative Ressourcen *(»Ich bitte Sie, Ihre Hand auf die Stelle ... zu legen«, Antidot-Imagery etc.)* – Distanzierung, Perspektivenwechsel *(»Wenn Sie die Szene heute aus der Distanz/als erwachsene Person betrachten, ...«)* – Unterstützen *(Ermutigen, erlauben, anerkennen)*

	▪ **Bei Überflutung/Dissoziation** – Therapeutische Dyade stärken – Kontrolle, Sicherheit aufbauen – Zurückführen in die Realität (Grounding) *(durch Ansprechen, Anfassen, Bezug zum Hier und Jetzt aufbauen)*
	▪ **Am Ende eines Assoziationskanals** (2x positives oder neutrales Feedback) – Patient bitten, zur Ausgangssituation/zum Schmerz zurückzugehen
Schmerz-intensität	▪ **Schmerzstärke:** »Wie stark ist der Schmerz gerade?« »kein Schmerz« **0 – 1 – 2 – 3 – 4 – 5 – 6 – 7 – 8 – 9 – 10** »maximaler Schmerz«
5.	Verankerung
Reevalua-tion	▪ **Wenn nichts Belastendes mehr auftaucht/man eine Zwischenorientierung braucht/die Stunde dem Ende zugeht** – Patient bitten, zum Ausgangsschmerz zurückzugehen – Aktueller Belastungsgrad (SUD) in Hinblick auf die Ausgangssituation: »kein Schmerz« **0 – 1 – 2 – 3 – 4 – 5 – 6 – 7 – 8 – 9 – 10** »maximaler Schmerz«
SUD > 0	▪ **Inkomplette Sitzung beenden** – Feedback zur Therapiestunde einholen und geben – Braucht der/die Patient/Patientin noch etwas? – Positiven Abschluss finden
SUD = 0	▪ **Komplette Sitzung beenden** – PK überprüfen: *»Stimmt die positive Überzeugung noch? [Wiederholen der PK] Oder gibt es jetzt eine, die noch besser passt?«* – VoC (Stimmigkeit der PK): »völlig falsch« **1 – 2 – 3 – 4 – 5 – 6 – 7** »völlig zutreffend« ▪ **Verankerung mittels eines Sets langsamer bilateraler Provokation** – Klassische Installation der positiven Kognition *»Denken Sie noch einmal an Ihren Schmerz und gleichzeitig an diesen positiven Gedanken – und folgen Sie dabei noch einmal mit Ihren Augen meinem Finger!«* – Installation einer positiven Kognition auf der Basis einer positiven Körperressource *»Denken Sie jetzt noch einmal an Ihren Schmerz und gleichzeitig an den positiven Gedanken sowie das positive Körpergefühl!«* – Installation einer positiven Kognition auf der Basis eines Antidot-Imagery *»Denken Sie noch einmal an Ihren Schmerz zusammen mit dem schmerzlindernden Bild und gleichzeitig an den positiven Gedanken!«* – Finden eines positiven Abschlusses ohne Installation einer positiven Kognition
6.	*Körpertest* (optional)
Bodyscan	▪ **Bodyscan angesichts der PK** – Entfällt bei keiner/wenig Veränderung! – Falls (neben dem verbliebenen Schmerz) negative Körperempfindungen berichtet werden: Durcharbeiten bis zum Verschwinden der Missempfindungen oder direkte Ressourcenaktivierung (Lichtstrahl, Antidot) – Falls ein positives und ein negatives Körpergefühl angegeben werden: *»Bleiben Sie in Kontakt mit dem positiven Gefühl und lassen Sie das andere einfach mitschwingen!«*

7.	**Abschluss**
Information	■ **Information zum Prozess zwischen den Sitzungen** *»Wir können nicht sicher vorhersagen, wie lange die Veränderungen, die Sie heute erfahren haben, andauern werden. Manchmal kommt es vor, dass der Schmerz überhaupt nicht mehr zurückkommt, manchmal kommt er zurück, aber schwächer!«*
Balance	■ **Ausgeglichenen Zustand herstellen** (Distanzierung und/oder Ressourcenaktivierung) – Imaginationsübung (Lichtstrahl/Antidot/Wohlfühlort) – Positive Körperressource – Absorptionstechnik – Sonstige: ____________
Coping	■ **Schmerzmanagement** – Achtsamkeit, aktive Rolle, realistische Erwartungen, Üben von heilenden Ressourcen – Aufrechterhalten des Prozessparadigmas, sinnvolle Aktivitäten, Rückfallprävention
8.	**Überprüfung und Neubewertung**
Feedback	■ **Patient/in um Rückmeldung zur Therapie bitten** *»Sind Sie zufrieden mit unserer Behandlung?«, »Wie geht es Ihnen im Alltag?«, »Sehen Sie eine Entwicklung?«* – ____________
Recall	■ **Aktuelles Bild zur Ausgangssituation der letzten Stunde aufrufen** *»Was ist aus dem Schmerz vom letzten Mal geworden?«* – ____________
SUD	■ **Belastungsgrad SUD** »keine Belastung« **0 – 1 – 2 – 3 – 4 – 5 – 6 – 7 – 8 – 9 – 10** »maximale Belastung«
VoC	■ **VoC (Stimmigkeit der PK)** »völlig falsch« **1 – 2 – 3 – 4 – 5 – 6 – 7** »völlig zutreffend«
Anmerkungen	
NK: negative Kognition, PK: positive Kognition, VoC: Validation of Cognition-Skala, SUD: Subjective Units of Distress-Skala, BPS: Bilaterale Provokationsserien	

Flashforward-Protokoll

1.	**Identifizieren Sie das belastenden Ereignis**
Target	■ **Zukunftsprojektion** – Zukünftige Schmerzkrise – Krankheitsängste – Belastende schmerz-triggernde Situationen – Sonstige Ängste – ____________________
2.	**Stabilisierung und Vorbereitung**
Aufbau positiver State	■ **Aufbau eines positiven States mit »Anker«** (Codewort) – Imaginationsübung (Lichtstrahl/Antidot/Wohlfühlort) – Positive Körperressource – Absorptionstechnik – Sonstige: ____________________
Einleitung EMDR	■ **Einleitungsritual** *»Die Erinnerungen an sehr belastende und schmerzhafte Ereignisse scheinen im Nervensystem oft wie eingefroren. Dies gilt für alle Bilder, Geräusche, Gedanken, Gefühle und alle anderen Eindrücke, die ein Mensch in einer solchen Belastungssituation aufgenommen hat.* *Die Augenbewegungen und die anderen Rechts-links-Provokationen, mit denen wir in der EMDR-Behandlung arbeiten, können den Zugang zum Nervensystem und den neuronalen Netzwerken wieder öffnen und dem Gehirn die Verarbeitung solcher schmerzhaften Erfahrungen ermöglichen.* *Wichtig ist, dass Sie bei diesem Prozess stets daran denken, dass Ihr eigenes Gehirn die Heilung herbeiführt. Und dass Sie wissen, dass letztlich Sie die Kontrolle über das ganze Geschehen haben. Bei diesem Prozess gibt es nichts, was irgendwie sein muss oder richtig oder falsch ist. Lassen Sie einfach geschehen, was immer auch geschieht!«*
Weitere Vorbereitungen	■ **Feedback** *»Ich brauche von Ihnen jetzt immer wieder eine kurze Rückmeldung, was Sie gerade empfinden. Ich muss von Ihnen genau wissen, was gerade in Ihnen vorgeht. Manchmal werden sich die Dinge verändern, manchmal nicht. Es gibt keine Vorgaben! Es gibt kein ›So sollte es sein‹! Lassen Sie einfach geschehen, was immer geschieht!«* ■ **Stoppsignal** *»Es ist zwar unwahrscheinlich, dass der Schmerz oder der Belastungsgrad auf ein unerträgliches Maß anwächst. Falls doch, heben Sie einfach die Hand (Therapeut zeigt Stoppsignal mit der Hand), damit wir die Übung unterbrechen können!«* ■ **Stuhlposition** (Entfernung, seitlich versetzt)

	■ **Mindestens zwei bilaterale Provokationsmodi** (Stimulusart, Richtung, Geschwindigkeit) 1. ______________________________ 2. ______________________________ ■ **Patientenperspektive** (Teilnehmer, Leinwand, Beobachter)
3	**Verfolgen Sie das Ereignis bis zu seinem endgültigen Ende**
Target	■ **Ausgangsbild – schlimmstes Szenario** *»Wenn Sie jetzt an die belastende Situation denken, was wäre das Schlimmste daran? Was wäre das schlimmste Szenario, welches in Ihrer Vorstellung eintreten könnte?«* *Wiederholen Sie dies so lange, bis der/die Patient/Patientin keine neue Antwort mehr gibt oder sagt, dass sie sich nichts Schlimmeres vorstellen kann.* – ______________________________ – ______________________________ – ______________________________ *Es ist wichtig, dass der Therapeut das schlimmste Szenario bis zu seiner letzten Konsequenz verfolgt. Gehen Sie nicht davon aus, dass z. B. der eigene Tod des Patienten/der Patientin die ultimative Katastrophe ist. Die Frage: »Was wäre das Schlimmste, wenn Sie sterben würden?«, kann grundlegendere Ängste oder Fragen aufwerfen, wie z. B.: »Meine Familie könnte ohne mich nicht zurechtkommen« oder »Ich wäre allein«.*
Bild	■ **Machen Sie sich ein detailliertes Bild vom Flashforward** Die wesentlichen Elemente eines Flashforwards, das sich für die Behandlung mit EMDR-Therapie eignet, sind: – Ein detailliertes und ruhiges Bild – Es enthält katastrophale Elemente dessen, was in der Zukunft passieren könnte. – Es ist kontextspezifisch und hat einen konzeptionellen Bezug zu den Symptomen des Patienten – Intrusiv und beunruhigend – ______________________________ – ______________________________

NK & PK	■ **Negative Selbsteinschätzung (NK) und positive Selbsteinschätzung (PK)** – NK und PK werden auf die übliche Art und Weise eruiert, jedoch mit Bezug auf die identifizierte Zukunftsprojektion (»Flashforward«). Bei der Flashforward-Prozedur ist die NK jedoch im Wesentlichen die (Meta-)Kognition, die die Beziehung zu dem Zielbild als aufdringlich und (zu) überwältigend beschreibt, um vom Patienten bewältigt zu werden. – Daher bietet es sich an, die NK »Ich bin machtlos« (gegenüber dem Bild) und die PK »Ich habe die Kontrolle und kann es (das aufdringliche Bild) bewältigen« als Standardkognitionen vorzuschlagen.
NK	■ **Negative Selbsteinschätzung (NK)** – ______________________________
PK	■ **Positive Selbsteinschätzung (PK)** – ______________________________
VoC	■ **VoC (Stimmigkeit der PK)** »völlig falsch« **1 – 2 – 3 – 4 – 5 – 6 – 7** »völlig zutreffend«
Emotion	■ **Identifikation des zugehörigen Affekts** – ______________________________
SUD	■ **Belastungsgrad SUD** »keine Belastung« **0 – 1 – 2 – 3 – 4 – 5 – 6 – 7 – 8 – 9 – 10** »maximale Belastung«
KG	■ **Lokalisieren des zugehörigen Körpergefühls (KG)** – ______________________________
4.	**Durcharbeiten**
Fokussierung	■ **Einstieg mit Bild, NK und KG** *»Stellen Sie sich nun bitte das schlimmste mögliche Szenario vor, zusammen mit den zugehörigen belastenden Gefühlen und Ängsten und der negativen Selbstaussage (NK). Sind Sie in Kontakt damit? Wenn ja, nicken Sie bitte kurz. Achten Sie darauf, wo Sie dies im Körper spüren, und fühlen Sie gleichzeitig die Augenbewegungen!«*
BPS	■ **Beginn der bilateralen Provokationsserien**
Pause + Feedback	1. ______________________________ 2. ______________________________ 3. ______________________________ 4. ______________________________

5. ______________________________

6. ______________________________

7. ______________________________

8. ______________________________

9. ______________________________

10. ______________________________

11. ______________________________

12. ______________________________

13. ______________________________

14. ______________________________

15. ______________________________

16. ______________________________

17. ______________________________

18. ______________________________

19. ______________________________

20. ______________________________

21. ______________________________

22. ______________________________

23. ______________________________

	24. _____ 25. _____ 26. _____ 27. _____ 28. _____ 29. _____ 30. _____ 31. _____ 32. _____
Interventionen	■ **Bei Blockaden/Kreiseln** (zwei Sets ohne Veränderungen) – Veränderung der BPS *(Set verlängern, Richtung der Augenbewegungen verändern, Provokationsart ändern)* – Fokussierung *(Ausgangsthema erneut aufgreifen)* – Affektbrücke *(auf Hintergrunderfahrungen zurückgehen)* – Wahrnehmungsebene wechseln *(»Wenn Ihr Körper sprechen könnte, ...«, »Wo spüren Sie das gerade in Ihrem Körper?«)* – Körperressource und imaginative Ressourcen *(Sicherer Ort, Wohlfühlort, Lichtstrahl, Antidot-Imagery etc.)* – Distanzierung, Perspektivenwechsel *(»Wenn Sie die Szene heute aus der Distanz/als erwachsene Person betrachten, ...«)* – Unterstützen *(Ermutigen, erlauben, anerkennen)* ■ **Bei Überflutung/Dissoziation** – Therapeutische Dyade stärken – Kontrolle, Sicherheit aufbauen – Zurückführen in die Realität (Grounding) *(durch Ansprechen, Anfassen, Bezug zum Hier und Jetzt aufbauen)*
	■ **Am Ende eines Assoziationskanals** (2-mal positives oder neutrales Feedback) – Patient bitten, zur Ausgangssituation zurückzugehen.

5.	**Ende der Therapiesitzung**
Reevaluation	■ **Wenn nichts Belastendes mehr auftaucht/man eine Zwischenorientierung braucht/die Stunde dem Ende zugeht** – Patient bitten, zur Ausgangssituation zurückzugehen – Aktueller Belastungsgrad (SUD) im Hinblick auf die Ausgangssituation »keine Belastung« **0 – 1 – 2 – 3 – 4 – 5 – 6 – 7 – 8 – 9 – 10** »maximale Belastung«
SUD > 0	■ **Inkomplette Sitzung beenden** – Feedback zur Therapiestunde einholen und geben – Braucht der/die Patient/Patientin noch etwas? – Positiven Abschluss finden
SUD = 0	■ **Komplette Sitzung beenden** – PK überprüfen: *»Stimmt die positive Überzeugung noch? [Wiederholen der PK] Oder gibt es jetzt eine, die noch besser passt?«* – VoC (Stimmigkeit der PK) »völlig falsch« **1 – 2 – 3 – 4 – 5 – 6 – 7** »völlig zutreffend« – Verankerung der PK mit der Ausgangserinnerung mittels eines Sets langsamer bilateraler Provokation *»Denken Sie noch einmal an die Ausgangsszene und gleichzeitig an diesen positiven Gedanken – und folgen Sie dabei noch einmal mit Ihren Augen meinem Finger!«*
6.	***Körpertest*** (optional)
Bodyscan	■ **Nur wenn SUD = 0 und VoC = 7** *»Schließen Sie bitte die Augen, stellen Sie sich die Ausgangssituation vor, sagen Sie sich die PK [wiederholen] und gehen Sie dabei innerlich durch Ihren ganzen Körper. Sagen Sie mir, wenn Sie dabei noch etwas spüren.«* – Entfällt bei komplexer Traumatisierung! – Falls negative Körperempfindungen berichtet werden: Durcharbeiten bis zum Verschwinden der Missempfindungen oder Ressourcenaktivierung (Lichtstrahl, Antidot etc.) – Falls ein positives und ein negatives Körpergefühl angegeben werden: *»Bleiben Sie in Kontakt mit dem positiven Gefühl und lassen Sie das andere einfach mitschwingen!«*
7.	**Abschluss**
Information	■ **Information zum Prozess zwischen den Sitzungen** – Fortsetzen des Durcharbeitens in Form von bewussten und unbewussten Prozessen (Einsichten, Gedanken, Erinnerungen, Träume) – Günstiger Umgang: beobachten, im Tagebuch festhalten, zur nächsten Sitzung mitbringen, ggf. kurze Rückmeldung
Balance	■ **Ausgeglichenen Zustand herstellen** (Distanzierung und/oder Ressourcenaktivierung) – Imaginationsübung (Lichtstrahl/Antidot/Wohlfühlort) – Positive Körperressource – Absorptionstechnik – Sonstige: ______________________

8.	Nächste Stunde
Feedback	■ **Patient/in um Rückmeldung zur Therapie bitten** *»Sind Sie zufrieden mit unserer Behandlung?«, »Wie geht es Ihnen im Alltag?«, »Sehen Sie eine Entwicklung?«* – ______________________________
Recall	■ **Aktuelles Bild zur Ausgangssituation der letzten Stunde aufrufen** *»Was ist aus dem belastenden Material vom letzten Mal geworden?«* – ______________________________
SUD	■ **Belastungsgrad SUD** »keine Belastung« **0 – 1 – 2 – 3 – 4 – 5 – 6 – 7 – 8 – 9 – 10** »maximale Belastung«
VoC	■ **VoC (Stimmigkeit der PK)** »völlig falsch« **1 – 2 – 3 – 4 – 5 – 6 – 7** »völlig zutreffend«
Anmerkungen	
NK: negative Kognition, PK: positive Kognition, KG: Körpergefühl, VoC: Validation of Cognition-Skala, SUD: Subjective Units of Distress-Skala, BPS: Bilaterale Provokationsserien	

Ressourcenübungen

Sicherer Ort (Patientenversion)

(Modifiziert nach Reddemann 2012b)

Die Übung »Sicherer Ort« ermöglicht Ihnen eine Phantasiereise an einen Ort, an dem Sie sich sicher und wohl fühlen können. Sie können lernen, Belastendes von diesem Ort fernzuhalten, so dass Sie an Ihrem »Sicheren Ort« Ruhe finden und sich erholen können. Zum Sicheren Ort können Sie in Ihrer Vorstellung gehen, um Kraft zu schöpfen und aufzutanken. Bei ausreichender Übung kann es Ihnen schließlich gelingen, diesen Ort jederzeit aufzusuchen, auch wenn Sie sich in einer unangenehmen Situation befinden.

Bitte betrachten Sie die nachfolgenden Anweisungen als eine Art Vorschlag, den Sie entsprechend Ihren Stärken und individuellen Bedürfnissen jederzeit modifizieren und weiterentwickeln können. Sie können während der Übung die Augen schließen, um Ihre Konzentration zu steigern. Wenn Sie die Augen nicht schließen wollen, dann lassen Sie diese geöffnet und lassen Sie Ihren Blick auf einem Punkt vor sich im Raum ruhen.

Nehmen Sie nun bitte eine möglichst angenehme Sitzposition ein: Die Fußsohlen liegen flach auf dem Boden, der Rücken berührt die Rückenlehne, die Hände und Unterarme ruhen locker auf den Oberschenkeln oder den Armlehnen, so dass Sie keine Kraft aufwenden müssen, um Ihre Arme und Hände zu halten.

Verändern Sie Ihre Sitzposition so lange, bis sich der Kontakt zum Boden oder Stuhl möglichst angenehm anfühlt. Dieses Wohlgefühl können Sie noch weiter vertiefen oder steigern, indem Sie sich auf Ihre Atmung konzentrieren: Atmen Sie tief ein und atmen Sie ganz tief wieder aus.

Mit jedem Atemzug kehren ein Stück Ruhe und Frieden in Ihren Körper zurück. Spüren Sie, wie Sie ruhiger und gelassener werden – vielleicht empfinden Sie das als ein Gefühl der Wärme, der Schwere oder auch als Gefühl einer erfrischenden Kühle.

Lenken Sie nun für einige Minuten Ihre Aufmerksamkeit nach innen und suchen Sie Ihren inneren sicheren Ort auf – jenen Ort, den nur Sie allein erreichen können und an dem Sie sich völlig sicher und geborgen fühlen, an dem alles nur gut für Sie ist.

Erreichen Sie diesen Ort mit allen Mitteln des Zaubers, der Vorstellung und der Magie, die uns zur Verfügung stehen. Ein fliegender Teppich kann Sie dort hinbringen oder ein großer Vogel oder ein Delfin oder eine Rakete. Sie können sich auch einfach dort hinzaubern und sind dann plötzlich da.

Für manche ist dieser Ort eine einsame Insel, eine Höhle, ein Ort unter dem Meeresspiegel, ein ferner Berggipfel, ein anderer Planet oder ein Märchenreich. Sie können auch einen Ort nehmen, den es gibt, den Sie kennen. Dann schützen Sie diesen Ort bitte durch eine Tarnkappe, so dass kein anderer Mensch ihn mehr sehen kann. [Pause]

Wenn Sie an Ihrem Ort sind, prüfen Sie zunächst, ob die Grenzen dieses Ortes wirklich sicher sind. Manche stellen sich eine hohe Mauer vor, einen ganz dichten Wald oder eine riesige Meeresfläche. Vielleicht muss der Planet noch weiter von der Erde entfernt sein oder aber das Märchenreich noch deutlicher abgetrennt werden. Prüfen Sie, ob die Grenzen wirklich stabil und sicher sind. Wenn Sie den Eindruck haben, die Grenzen wären nicht wirklich sicher, dann verändern Sie sie bitte nach Ihren Vorstellungen, bis die Grenzen völlig sicher sind. [Pause]

Prüfen Sie, ob alles, was dort ist, für Sie nur gut ist. Schauen Sie sich um. Wenn Sie etwas sehen, das nicht nur gut für Sie ist, dann verändern Sie es bitte nach Ihrer Vorstellung. [Pause] Hören Sie, ob alles, was Sie hören, nur gut für Sie ist. Vielleicht müssen Sie auch noch etwas verändern, was Sie hören, damit es gut für Sie ist. [Pause] Achten Sie auch darauf, dass das, was Sie riechen und schmecken, nur gut für Sie ist; eventuell verändern Sie es. [Pause] Spüren Sie in sich hinein, ob Sie sich an diesem Ort körperlich völlig sicher und geborgen fühlen und ob jetzt alles für Sie nur gut ist. [Pause] Wenn Sie sich wirklich sicher und geborgen fühlen, dann können Sie diesem Zustand auch einen Namen geben, sich ein passendes Wort dafür ausdenken, um diese Vorstellung in Ihrem Gedächtnis zu verankern. [Pause]

Spüren Sie, wie es ist, sich völlig sicher und geborgen zu fühlen. Es ist gut zu spüren, wie es ist, wenn man sich völlig sicher und geborgen weiß. [Pause]

In dem Wissen, dass Sie zu Ihrem sicheren inneren Ort jederzeit und von überallher zurückkommen können, wo und wann Sie es wollen, bitte ich Sie, sich für jetzt von dort zu verabschieden.

Langsam kehren Sie nun mit Ihrer Aufmerksamkeit wieder hierher in den Raum zurück. Nehmen Sie wieder den Kontakt Ihres Körpers mit der Unterlage wahr. Atmen Sie tief ein und aus, recken und strecken Sie sich. Spannen Sie Ihre Muskeln fest an, halten Sie die Spannung eine kurze Zeit und lassen Sie dann wieder locker. Oder machen Sie einige Male ganz fest eine Faust und lassen Sie wieder los. Öffnen Sie jetzt Ihre Augen, sehen Sie sich im Raum um – nehmen Sie wahr, dass Sie jetzt wieder da sind – ganz angekommen im Hier und Jetzt.

Der innere Wohlfühlort

(Adaptierte Version des »Sicheren Ortes«)

Die Übung des »inneren Wohlfühlortes« besteht aus insgesamt sechs Schritten. Nach einer kurzen Erläuterung der Übung und den allgemeinen einführenden Vorbereitungsinstruktionen (Schritt 1) wird der Patient zunächst dazu aufgefordert, sich auf die Suche nach einem Bild von einem sicheren und angenehmen Ort zu begeben, welches bei ihm ein Gefühl von angenehmer Ruhe, Sicherheit und Entspannung hervorruft (z. B. eine Wiese in der Natur). Das Bild sollte innerlich gut vorstellbar und ausreichend sicher sein (Schritt 2). Im nächsten Schritt 3 folgt die Induktion eines positiven States, indem der Patient dazu aufgefordert wird, sich das Bild möglichst genau und mit allen zur Verfügung stehenden Sinnesqualitäten (visuell, akustisch, somatosensorisch, olfaktorisch und gustatorisch) vorzustellen, zusammen mit dem Versuch, dabei stets das Gefühl von körperlichem Wohlbefinden und Geborgenheit aufzurufen. Im folgenden Schritt 4 wird die Aufmerksamkeit auf die durch diese Vorstellung ausgelösten positiven Emotionen und Körpergefühle fokussiert.

Hierfür wird die Konzentration des Patienten auf das imaginative innere Bild gelenkt, bei gleichzeitiger Achtsamkeit bezüglich der damit einhergehenden Gefühle und dem Fokus auf den dabei auftretenden angenehmen körperlichen Empfindungen sowie deren Lokalisation. Der dadurch entstehende positive State wird durch die Verankerung des Bildes zusammen mit den positiven Emotionen und Körpergefühlen gefestigt. Ergänzend (Schritt 5) kann eine Verankerung des States mit einem Schlüsselwort erfolgen – um dem Patienten zukünftig einen selbständigen Zugang zu dieser Ressource zu erleichtern –, bevor er aus der Übung wieder herausgeführt wird (Schritt 6).

Schritt 1: Edukation und Vorbereitung

»Die Übung ›innerer Wohlfühlort‹ ermöglicht Ihnen eine Phantasiereise an einen Ort, an dem Sie sich sicher und geborgen fühlen können. Sie können mit dieser Übung lernen, sich selbst einen inneren Ort des Wohlbefindens einzurichten, so dass Sie an Ihrem Wohlfühlort Ruhe und Erholung finden können. Zu diesem Ort können Sie, wann immer Sie wollen, in Ihrer Vorstellung gehen, um sich zu entspannen und Kraft zu schöpfen. Bei ausreichender Übung kann es Ihnen gelingen, diesen Ort jederzeit aufzusuchen, auch wenn Sie sich in einer unangenehmen Situation befinden.

Bitte betrachten Sie die nachfolgenden Anweisungen als Angebot, d. h. Sie können den Anweisungen folgen und die Übung mitmachen, wenn Sie das wollen. Wenn Sie den Anweisungen im Verlauf der Übung nicht mehr folgen können oder wollen, dann lassen Sie die Worte an sich vorbeiziehen, verhalten Sie sich ruhig und achten Sie auf Ihren Atem. Sie können während der Übung die Augen schließen, um Ihre Konzentration zu steigern. Wenn Sie die Augen nicht schließen wollen, dann lassen Sie sie geöffnet und lassen Sie Ihren Blick auf einem Punkt vor sich im Raum ruhen. Nehmen Sie nun bitte eine möglichst angenehme Sitzposition ein: Die Fußsohlen liegen flach auf dem Boden, der Rücken berührt die Rückenlehne, die Hände und Unterarme ruhen locker auf den Oberschenkeln oder den Armlehnen, so dass Sie keine Kraft aufwenden müssen, um Ihre Arme und Hände zu halten. Verändern Sie Ihre Sitzposition so lange, bis sich der Kontakt zum Boden oder Stuhl möglichst angenehm anfühlt. Dieses Wohlgefühl können Sie noch weiter vertiefen oder steigern, indem Sie sich auf Ihre Atmung konzentrieren: Atmen Sie tief ein und atmen Sie ganz tief wieder aus. Mit jedem Atemzug kehren ein Stück Ruhe und Frieden in Ihren Körper zurück. Spüren Sie, wie Sie ruhiger und gelassener werden – vielleicht empfinden Sie das als ein Gefühl der Wärme, der Schwere oder auch als Gefühl einer erfrischenden Kühle.«

Schritt 2: Wohlfühlort verbildlichen
»Lenken Sie für einige Minuten Ihre Aufmerksamkeit nach innen und suchen Sie Ihren inneren Ort des Wohlfühlens auf – jenen Ort, den nur Sie allein erreichen können und an dem Sie sich völlig angenehm und geborgen fühlen. Erreichen Sie diesen Ort mit allen Mitteln des Zaubers, der Vorstellung und der Magie, die uns zur Verfügung stehen. Ein fliegender Teppich kann Sie dort hinbringen oder ein großer Vogel oder ein Delfin oder eine Rakete. Sie können sich auch einfach dort hinzaubern und sind dann plötzlich da. Dieser Ort kann auf der Erde sein – vielleicht eine Landschaft, vielleicht aber auch ein angenehmer Raum –, es kann aber auch ein Ort sein, den es nur in Ihrer Fantasie gibt. Lassen Sie in Ihrem Inneren Vorstellungen und Bilder von einem Ort entstehen, an dem Sie sich ganz sicher und geborgen fühlen können. Sehen Sie sich um und schauen Sie, ob dieser Ort so für Sie in Ordnung ist. Ist das, was Sie sehen, angenehm für Ihre Augen? [Pause] Wenn es etwas geben sollte, das Ihnen nicht gefällt oder nicht gut für Sie ist, dann verändern Sie es. Stellen Sie sich vor, sie hätten »Zauberkräfte« und könnten sich damit alles herzaubern, was Sie brauchen, oder wegzaubern und verändern, was Sie anders haben möchten. Verändern Sie diesen Ort so lange, bis alles, was dort ist, sich gut und angenehm für Sie anfühlt.«

Schritt 3: Induktion eines positiven States

»Wenn Sie den Ort Ihrer Vorstellung erreicht haben, nehmen Sie ihn mit all Ihren Sinnen wahr. Sie können den Ort nun sehen, spüren, riechen, fühlen und hören. Achten Sie darauf, wie hell es an Ihrem sicheren Ort ist. Vielleicht leuchtet ein helles, klares, frisches Licht, vielleicht gibt es aber auch eine warme, freundliche Dämmerung. Verändern Sie die Helligkeit an Ihrem sicheren Ort, machen Sie es heller oder dunkler, so lange, bis das Licht für Sie in Ordnung ist. [Pause] Prüfen Sie nun, ob das, was Sie hören, für Ihre Ohren angenehm ist. Verändern Sie alles so lange, bis Sie nur noch angenehme Klänge hören. [Pause] Achten Sie nun darauf, welche Farben es an Ihrem sicheren Ort gibt. Vielleicht sind das helle, leuchtende, kräftige Farben oder Pastelltöne. Verändern Sie die Farben so lange, bis sie für Sie stimmen. [Pause] Achten Sie jetzt bitte auf die Temperatur an Ihrem sicheren Ort. Vielleicht weht eine sanfte Brise und es ist etwas kühl und erfrischend, vielleicht leuchtet ein Sonnenstrahl Sie an und erwärmt Ihre Haut. Denken Sie noch einmal daran, dass Sie alles, was Sie brauchen, um sich rundherum wohlzufühlen, jederzeit in sich hervorrufen können. [Pause] Nehmen Sie nun wahr, wie wohlig und sicher Sie sich fühlen: Ihre Körperhaltung fühlt sich angenehm an, die Temperatur ist genau richtig, die Farben sind ansprechend für Ihre Augen, auch die Helligkeit, Geruch und Geschmack stimmen. Lassen Sie diesen sicheren Ort noch einmal in seiner Gesamtheit auf sich wirken und nehmen Sie ihn in seiner vollen Intensität wahr.«

Schritt 4: Fokussierung auf die zugehörigen Emotionen und Körpergefühle

»Spüren Sie, wie sich ein Gefühl von Gesundheit, Kraft und Wohlbefinden von diesem Ort auf Sie überträgt. Nehmen Sie wahr, wie sich mit jedem Atemzug mehr ein Gefühl von Wohlbefinden, Kraft und Gesundheit in Ihrem Körper ausbreitet. Nehmen Sie wahr, wie sich mit jedem Atemzug Ihr Körper wohliger, kräftiger und gesunder anfühlt. [Pause] Spüren Sie, welcher Teil Ihres Körpers sich am wohligsten anfühlt. Spüren Sie, welcher Teil Ihres Körpers sich am kräftigsten anfühlt. Spüren Sie, welcher Teil Ihres Körpers sich am gesündesten anfühlt. Nehmen Sie dieses Gefühl von Wohlbefinden, Kraft und Gesundheit einfach wahr und lassen Sie geschehen, was immer auch geschieht.«

Schritt 5: Verankerung

»Schauen Sie sich noch einmal alles an, nehmen Sie diesen Ort des Wohlbefindens intensiv wahr und vereinbaren Sie mit sich ein Zeichen, das Sie jederzeit zu diesem Wohlgefühl zurückbringt. Vielleicht eine Berührung, vielleicht aber auch ein Wort, das diese ganze Szene beschreibt. Wenn Sie dieses Zeichen mit sich vereinbart haben, dann berühren Sie sich entsprechend Ihrem Zeichen oder sprechen Sie sich das vereinbarte Wort innerlich vor, während Sie an dieses Wohlgefühl denken.«

Schritt 6: Ausklang
»Langsam kehren Sie nun mit Ihrer Aufmerksamkeit wieder hierher in den Raum zurück. Nehmen Sie den Kontakt Ihres Körpers mit der Unterlage wahr. Atmen Sie tief ein und aus, recken und strecken Sie sich. Spannen Sie Ihre Muskeln fest an, halten Sie die Spannung eine kurze Zeit und lassen Sie dann wieder locker. Oder machen Sie einige Male ganz fest eine Faust und lassen Sie wieder los. Öffnen Sie jetzt Ihre Augen, sehen Sie sich im Raum um, nehmen Sie wahr, dass Sie jetzt wieder da sind – ganz angekommen im Hier und Jetzt.«

Die Lichtstrahlübung (Patientenversion)

(Modifiziert nach Reddemann 2012b)

Mithilfe der Lichtstrahlübung können Sie erlernen, für sich inneres »heilendes« Licht zu sammeln, welches Sie im Alltag schützt oder sogar körperliche Beschwerden lindert.

Kleiner Tipp: Statt des Lichts können Sie sich auch einen heilenden Wärmestrom vorstellen, wenn das angenehmer für Sie ist.

Es handelt sich um eine Körperwahrnehmungsübung, mit der Sie außerdem innere Achtsamkeit trainieren können. Wenn Sie diese Übung einige Zeit durchgeführt haben, wird es Ihnen gelingen, Veränderungen an sich zu bemerken und sich wacher wahrzunehmen. Sie können diese Übung dann dazu einsetzen, störende Empfindungen zu regulieren.

Bitte betrachten Sie die nachfolgenden Anweisungen als eine Art Vorschlag, den Sie entsprechend Ihren Stärken und individuellen Bedürfnissen jederzeit modifizieren und weiterentwickeln können. Sie können während der Übung die Augen schließen, um Ihre Konzentration zu steigern. Wenn Sie die Augen nicht schließen wollen, dann lassen Sie diese geöffnet und lassen Sie Ihren Blick auf einem Punkt vor sich im Raum ruhen. Nehmen Sie bitte eine möglichst angenehme Sitzposition ein: Die Fußsohlen liegen flach auf dem Boden, der Rücken berührt die Rückenlehne, die Hände und Unterarme ruhen locker auf den Oberschenkeln oder den Armlehnen, so dass Sie keine Kraft aufwenden müssen, um Ihre Arme und Hände zu halten. Verändern Sie Ihre Sitzposition so lange, bis sich der Kontakt zum Boden oder Stuhl möglichst angenehm anfühlt. Dieses Wohlgefühl können Sie noch weiter vertiefen oder steigern, indem Sie Ihre Aufmerksamkeit nach innen richten und sich auf Ihre Atmung konzentrieren: Atmen Sie tief ein und atmen Sie ganz tief wieder aus. Mit jedem Atemzug kehren ein Stück Ruhe und Frieden in Ihren Körper zurück. Spüren Sie, wie Sie ruhiger und gelassener werden – vielleicht empfinden Sie das als ein Gefühl der Wärme, der Schwere oder auch als Gefühl einer erfrischenden Kühle!

Bitte überlegen Sie sich, welche Farbe für Sie in besonderer Weise mit Heilung, Wohlbefinden und Gesundheit verbunden ist. Dies kann auch Ihre Lieblingsfarbe sein. Stellen Sie sich vor, dass von irgendwoher – vom Himmel oder aus dem Weltall – ein Licht auf Sie fällt, in genau der Farbe, die Sie mit Heilung, Wohlbefinden und Gesundheit verbinden!

Stellen Sie sich vor, wie von irgendwoher dieses Licht auf Sie scheint. Dieses Licht hüllt Sie vollständig ein, und wenn Sie wollen, können Sie dieses Licht durch Ihren Körper hindurchströmen und seine heilsame Wirkung in Ihrem ganzen Körper wirken lassen. Vielleicht strömt dieses Licht durch Ihren Scheitel in Sie ein und sammelt sich genau an der Stelle in Ihrem Körper, die mit Heil, Wohl und Energie in Verbindung steht. Dieses wohltuende Licht fließt von selbst zu diesem inneren Ort der Kraft. Es sammelt sich dort als eine innere Quelle der Heilung.

Spüren Sie, wie das Licht Sie gleichzeitig auch umhüllt. Achten Sie auf das wohlige Gefühl, das in Ihnen dadurch entsteht! Nehmen Sie wahr, wie Ihr Körper von diesem Licht vollständig umhüllt wird und wie es ihn durchfließt! Spüren Sie, wie jeder Teil Ihres Körpers von dem Licht eingehüllt wird, wie jede Zelle Ihres Körpers von diesem heilenden und wohltuenden Licht durchströmt wird! Nehmen Sie wahr, wie dabei jede Zelle Ihres Körpers die wohltuende Kraft und Energie des Lichts aufnimmt und ruhiger, entspannter und kräftiger wird.

Stellen Sie sich nun vor, dass – ausgehend von dem Ort, an dem sich in Ihnen das heilende Licht gesammelt hat – ein Strom dieses Lichts zu der Stelle Ihres Körpers fließt, die Ihnen die stärksten Schmerzen bereitet. Spüren Sie, wie die Stelle des Schmerzes nun vom Licht umhüllt wird und wie es sie umfließt. Spüren Sie, wie das Licht die Stelle des Schmerzes durchfließt und diese vollständig erfüllt. Nehmen Sie wahr, wie jede Körperzelle, jede Faser, jeder Winkel dieser Region das wohltuende Licht aufsaugt und Heilung, Wohlbefinden und Gesundheit schöpft!

Achten Sie darauf, wie sich die Form des Schmerzes verändert! Beobachten Sie die Veränderungen und machen Sie so lange weiter, bis sich die Form nach Möglichkeit durch den Kontakt mit dem heilenden Licht ganz aufgelöst hat. Mit der Auflösung der Form löst sich auch die unangenehme Körperempfindung auf. Spüren Sie, wie sich das angenehme und wohltuende Licht dort ausbreitet!

Stellen Sie sich nun noch einmal vor, wie das heilende und wohltuende Licht Ihren gesamten Körper durchfließt! Vom Scheitel bis zu den Zehen wird jede Ihrer Körperzellen von diesem heilenden Licht erreicht und angefüllt. Manchmal ist es auch wohltuend, sich vorzustellen, dass das Licht den Körper von außen umhüllt. Wenn Sie das möchten, stellen Sie sich vor, wie sich innen und außen auf Ihrer Haut eine unsichtbare Schutzschicht aufbaut, die Ihnen hilft, sich gegen die kleinen Unannehmlichkeiten des Alltags zu schützen und zu behaupten. Schauen Sie sich noch einmal alles an und vereinbaren Sie mit sich ein Zeichen, das Sie jederzeit zu diesem Wohlgefühl zurückbringt. Vielleicht eine Berührung, vielleicht aber auch ein Wort, das diese ganze Szene für Sie passend beschreibt. Wenn Sie dieses Zeichen mit sich vereinbart haben, dann berühren Sie sich entsprechend Ihrem Zeichen oder sprechen Sie sich das vereinbarte Wort innerlich vor, während Sie an dieses Wohlgefühl denken!

Lassen Sie das Bild in Ihrer Vorstellung verblassen! Langsam kehren Sie mit Ihrer

Aufmerksamkeit wieder hierher in den Raum zurück! Nehmen Sie den Kontakt Ihres Körpers mit der Unterlage wahr. Atmen Sie tief ein und aus, recken und strecken Sie sich. Spannen Sie Ihre Muskeln fest an, halten Sie die Spannung eine kurze Zeit und lassen Sie dann wieder locker. Oder machen Sie einige Male ganz fest eine Faust und lassen Sie wieder los. Öffnen Sie Ihre Augen, sehen Sie sich im Raum um, nehmen Sie wahr, dass Sie wieder da sind – ganz angekommen im Hier und Jetzt!

Der Aufbau einer positiven Körperressource

Die Übung zum Aufbau einer positiven Körperressource besteht aus insgesamt fünf Schritten. Nach einer kurzen Erläuterung der Übung und den allgemeinen einführenden Vorbereitungsinstruktionen (Schritt 1) wird der Patient dazu aufgefordert, seine Aufmerksamkeit nach innen zu richten und sich auf die Suche nach einem angenehmen Körpergefühl zu begeben (Schritt 2). Im nächsten Schritt 3 wird durch die Intensivierung der Wahrnehmung des positiven Körpergefühls ein positiver State induziert. Hierfür wird die Konzentration des Patienten auf die positive Körperempfindung gelenkt und er wird instruiert, sich dieses Gefühl mit allen Sinnesqualitäten (visuell, akustisch, somatosensorisch, olfaktorisch und gustatorisch) sowie dessen räumliche Ausdehnung möglichst genau vorzustellen. Ergänzend kann noch eine weitere Verstärkung der Körperwahrnehmung erfolgen, indem der Patient dazu aufgefordert wird, den Ort seiner positiven Körperempfindung mit seinen Händen zu berühren. Der dadurch entstehende positive State wird mithilfe bilateraler Stimuli verankert (Schritt 4), bevor der Patient aus der Übung wieder herausgeführt wird (Schritt 5). Die bilaterale Provokation muss dabei nicht länger als 20 bis 30 Sekunden dauern. Die Übung zur positiven Körperressource stellt auch eine sehr wirksame Eigenübung für Schmerzpatienten dar, wobei die bilaterale Provokation mit der Butterfly-Technik, d. h. mittels Tapping bei überkreuzten Armen, vom Betroffenen selbst ausgeführt wird.

Schritt 1: Edukation und Vorbereitung

»Die folgende Übung ermöglicht es Ihnen, Ihrem Bewusstsein den Zugang zu einem angenehmen und wohltuenden Körpergefühl zu öffnen; einem Körpergefühl, das den Schmerz zurückdrängen und Ihren Körper in einen heilenden Zustand versetzen kann. Sie können mit dieser Übung lernen, einen inneren Ort der Schmerzfreiheit zu etablieren, so dass Sie sich mithilfe dieses angenehmen und wohltuenden Körpergefühls Linderung und Erleichterung verschaffen können. Sie können Ihre Aufmerksamkeit, wann immer Sie wollen, auf dieses angenehme Körpergefühl richten, um Wohl und Heil zu schöpfen. Bei ausreichender Übung kann es Ihnen gelingen, dieses wohltuende Gefühl Ihres Körpers jederzeit aufzusuchen, auch wenn Sie sich in einer unangenehmen Situation befinden.

Bitte betrachten Sie die nachfolgenden Anweisungen als Angebot, d. h. Sie können den Anweisungen folgen und die Übung mitmachen, wenn Sie das wollen. Wenn Sie den Anweisungen im Verlauf der Übung nicht mehr folgen können oder wollen, dann lassen Sie die Worte an sich vorbeiziehen, verhalten Sie sich ruhig und achten Sie auf Ihren Atem. Sie können während der Übung die Augen schließen, um Ihre

Konzentration zu steigern. Wenn Sie die Augen nicht schließen wollen, dann lassen Sie sie geöffnet und lassen Sie Ihren Blick auf einem Punkt vor sich im Raum ruhen. Nehmen Sie bitte eine möglichst angenehme Sitzposition ein: Die Fußsohlen liegen flach auf dem Boden, der Rücken berührt die Rückenlehne, die Hände und Unterarme ruhen locker auf den Oberschenkeln oder den Armlehnen, so dass Sie keine Kraft aufwenden müssen, um Ihre Arme und Hände zu halten. Verändern Sie Ihre Sitzposition so lange, bis sich der Kontakt zum Boden oder Stuhl möglichst angenehm anfühlt. Dieses Wohlgefühl können Sie noch weiter vertiefen oder steigern, indem Sie sich auf Ihre Atmung konzentrieren: Atmen Sie tief ein und atmen Sie ganz tief wieder aus. Mit jedem Atemzug kehren ein Stück Ruhe und Frieden in Ihren Körper zurück. Spüren Sie, wie Sie ruhiger und gelassener werden – vielleicht empfinden Sie das als ein Gefühl der Wärme, der Schwere oder auch als Gefühl einer erfrischenden Kühle.«

Schritt 2: Positives Körpergefühl identifizieren

»Nun bitte ich Sie, Ihre Aufmerksamkeit nach innen zu richten. Welche Stelle Ihres Körpers fühlt sich jetzt gerade in Ihrem Körper am sichersten und wohligsten an? [Pause] Bitte gehen Sie mit Ihrer Aufmerksamkeit einmal durch Ihren ganzen Körper, vom Kopf bis zu den Füßen. Spüren Sie dabei sorgfältig in Ihren Köper hinein und achten Sie auf jede angenehme Körperempfindung, auf welche Sie dabei treffen. Welche Stelle in Ihrem Körper fühlt sich davon am besten für Sie an? [Pause] Es kann sein, dass Sie auf Ihrer Suche auf mehrere angenehme Körperempfindungen stoßen, oder es kann auch sein, dass Ihnen Ihre gefundene Körperempfindung nicht als ausreichend angenehm erscheint. Das ist vollkommen normal. Entscheiden Sie sich einfach für eine angenehme Körperempfindung und lenken Sie bitte Ihre ganze Aufmerksamkeit auf diese Stelle Ihres Körpers. Beschreiben Sie mir bitte möglichst plastisch, wie sich diese Stelle Ihres Körpers jetzt im Augenblick anfühlt!«

Schritt 3: Positives Körpergefühl intensivieren

»Konzentrieren Sie sich nun ganz auf diese eine angenehme Empfindung in Ihrem Körper. Wenn diese Empfindung eine Form hätte, wie sähe diese dann aus? [Pause] Wenn diese Empfindung eine Größe hätte, wie groß wäre sie? [Pause] Wenn diese Empfindung eine Farbe hätte, welche hätte sie? [Pause] Wenn diese Empfindung eine Temperatur hätte, welche Temperatur hätte sie? [Pause] Wenn diese Empfindung einen Klang hätte, welchen Klang hätte sie? Wäre dieser Klang dumpf oder eher schrill? [Pause] Wenn diese Empfindung eine Oberfläche hätte, welche Oberfläche hätte sie? Wäre diese Oberfläche rau oder glatt? Wäre sie hart oder weich?«

Schritt 4: Verankerung des positiven Körpergefühls
»Ich bitte Sie nun, Ihre Hand auf diese Stelle zu legen und dabei Ihre ganze Aufmerksamkeit auf diese eine Stelle Ihres Körpers zu richten, die sich so angenehm und gut anfühlt. Spüren Sie nun bitte genau in sich hinein, nehmen Sie dieses angenehme Wohlgefühl in Ihrem Körper wahr und achten Sie gleichzeitig auf die langsamen Bewegungen der bilateralen Provokationen [zwei bis drei langsame bilaterale Provokationssets]. Lassen Sie geschehen, was immer auch geschieht.«

Schritt 5: Ausklang
»Langsam kehren Sie nun mit Ihrer Aufmerksamkeit wieder hierher in den Raum zurück. Atmen Sie tief ein und aus, recken und strecken Sie sich. Öffnen Sie jetzt Ihre Augen, sehen Sie sich im Raum um. Nehmen Sie wahr, dass Sie jetzt wieder da sind – ganz angekommen im Hier und Jetzt.«

Anmerkung: Nach ausreichender Ressourcenmobilisierung (meist zwei bis drei langsame Provokationssets) empfiehlt es sich, sich erneut dem unangenehmsten Körperempfinden zuzuwenden (ebenfalls über zwei bis drei, allerdings schnelle Provokationssets). Zudem eignet sich die Übung zur positiven Körperressource auch gut für die Kombination mit der weiter unten aufgeführten Schmerzprovokationstechnik im Sinne einer EMDR-basierten Eigenübung zur Schmerzkontrolle.

Die Tresorübung

Die Tresorübung besteht aus insgesamt vier Schritten. Nach einer kurzen Erläuterung der Übung und einigen kurzen einführenden Vorbereitungsinstruktionen (Schritt 1) wird der Patient zunächst dazu aufgefordert, sich ein geeignetes (Distanzierungs-)Medium für seine belastenden Gedanken zu erstellen und zu beschreiben (Schritt 2). Im nächsten Schritt wird er dazu aufgefordert, sich einen individuellen Tresor, in welchem die belastenden Gedanken abgelegt werden sollen, zu verbildlichen. Das Bild dieses Tresors sollte innerlich gut vorstellbar sein (Schritt 3). Im letzten Schritt wird schließlich das belastende Medium im Tresor weggeschlossen (Schritt 4). Das traumatische Medium wird dabei selbstverständlich vor dem Wegsperren nicht mehr angeschaut!

Schritt 1: Edukation und Vorbereitung

»In der Tresorübung geht es darum, zu lernen, wie man belastende Erinnerungen, die sich ungewollt immer wieder in den Alltag drängen, wirksam »wegpacken« kann. Da man die Erinnerungen möglicherweise zu einem späteren Zeitpunkt noch einmal betrachten will, stellt man diese in einen Tresor. Dort sind sie sicher aufbewahrt und können so lange dort weggeschlossen bleiben, bis man sich damit beschäftigen kann und will. Manchmal gelingt es jedoch nicht auf Dauer, die Dinge in den Tresor zu packen, dann muss man den Vorgang wiederholen. Seien Sie nicht entmutigt, wenn Sie die Übung anfangs häufiger machen müssen, damit der Tresor die Inhalte wirklich behält. Sie werden mit der Zeit immer besser in der Lage sein, die belastenden Inhalte wegzuschließen. Heute möchte ich Ihnen diese Übung vorstellen, mit der Sie Gedanken stoppen und sicher verschließen können.«

Schritt 2: Medium für belastendes Material erstellen und beschreiben

»Stellen Sie sich nun bitte vor, hier irgendwo im Raum stünden ein Fernseher und ein DVD-Player (alternativ: Kiste, Bilder) mit einer DVD, auf der all Ihre belastenden Gedanken als Film abgelegt werden. Der Fernseher und der DVD-Player sind gerade ausgeschaltet. Schauen Sie sich beide genau an. Wie groß ist der Fernseher? Welche Farbe hat er? Worauf steht er? Wo steht der DVD-Player? Wie groß ist er und welche Farbe hat er? Nun zur Fernbedienung. Sind Sie Rechts- oder Linkshänder? Stellen Sie sich bitte vor, Sie hätten in dieser Hand eine Fernbedienung. Wie sieht die Fernbedienung aus? Welche Farbe, Größe und Form hat sie? Fühlen Sie bitte, wie schwer sie ist. Nun schauen Sie, wo sich der Knopf zum Ausschalten einer DVD befindet (nicht der Knopf für das Anhalten mit Standbild, sondern zum Abschalten des Films – also schwarzer Bildschirm). Wie sieht der Knopf aus (Größe, Form, Farbe)? Dann schauen

Sie bitte, wo sich die Knöpfe zum schnellen Vor- und Zurückschalten befinden. Wo sind die Knöpfe zum Leiser-/Lauter-Stellen des Tons?«

Schritt 3: Tresor verbildlichen
»Wo wäre ein guter Ort, an dem Sie Ihre belastenden Filme sicher verschließen können? Das kann ein Tresor sein oder ein Hochsicherheitstrakt, ein Verlies tief unter der Erde oder in einem Berg, eine gut verschließbare Kiste tief im Meer oder sogar ein eigener Stern. Wie sieht der Tresor aus? Wie groß ist er? (Bitte gestalten Sie Ihn groß genug, damit auch möglichst viele Filme reinpassen. Ein kleiner Wandtresor reicht in der Regel nicht.) Welche Farbe hat er? Aus welchem Material besteht er? Wenn Sie mögen, fassen Sie den Tresor an und fühlen, wie er sich anfühlt. Wo steht der Tresor? Welchen Verschlussmechanismus hat er (z. B. Drehzahlenschloss oder Codetastatur oder Schloss/Schlüssel)? Haben Sie einen Code oder ein Passwort zum Öffnen des Tresors? Suchen Sie sich bitte ein Passwort/einen Code aus, das/den Sie sich gut merken können. Haben Sie einen Schlüssel: Wo bewahren Sie diesen Schlüssel gut auf? Nun geben Sie bitte den Code ein (oder nehmen den Schlüssel) und öffnen Sie den Tresor. Wie sieht es darin aus (z. B. Regale, Schubfächer)? Verschließen Sie nun bitte den Tresor. Schauen Sie sich noch mal Ihren »Verschlussort« an. Ist er sicher genug oder bedarf es zusätzlicher Schutzmechanismen (z. B. Wächter, Zauber, zusätzliche Schlösser, Tresor in ein Bankhaus stellen)?«

Schritt 4: Medium im Tresor verschließen
»Nun üben wir das Ganze mit einem Film über eine unangenehme Situation. Stellen Sie sich bitte vor, dass dieser Erinnerungsfilm gerade im DVD-Spieler eingelegt ist und läuft. Nehmen Sie Ihre Fernbedienung und stoppen Sie den Film. Nun drücken Sie bitte auf den Knopf zum schnellen Zurückspulen. Nun gehen Sie in Gedanken zum DVD-Spieler und drücken Sie auf den Eject-Knopf. Die DVD kommt nun raus. Bitte nehmen Sie sie in die Hand und gehen damit zu Ihrem Tresor. Geben Sie das Passwort ein und öffnen Sie den Tresor. Legen Sie die DVD hinein und verschließen Sie den Tresor wieder. Sehen Sie sich den verschlossenen Tresor kurz an und wenden Sie dann selbstsicher Ihren Blick davon ab.«

Anmerkung: Der Patient sollte das Wegschließen anfangs möglichst oft (am Anfang zwei bis drei Mal täglich) und zunächst nicht mit dem primären traumatischen Material selbst, sondern z. B. mit einem unangenehmen Gespräch o. Ä. selbständig üben. Nur wenn das sicher funktioniert, wird es auch im Krisenfall mit »Traumafilmen« gut klappen. Manchen Patienten fällt es mitunter schwer, eine Person (z. B.

ihren Chef) in einen Tresor zu schließen, anstelle eines Tresors kann man in solchen Fällen auch einen fernen Planeten, eine einsame Insel etc. verwenden.

Die 5-4-3-2-1-Übung

Die 5-4-3-2-1-Übung ist eine Technik, um die Aufmerksamkeit des Patienten gezielt im Hier und Jetzt zu halten. Diese Übung ist inzwischen eine bewährte Stabilisierungstechnik im Rahmen der klassischen Traumatherapie, und die durch Herrn Steffen Bambach ins Deutsche übersetzte Fassung findet inzwischen eine breite Anwendung auch im deutschsprachigen Raum. Die Übung hat sich als Dissoziationsstopp bei dissoziativen Symptomen sowie zur Aufmerksamkeitslenkung bei starken inneren Spannungszuständen bewährt. Im Rahmen der 5-4-3-2-1-Übung sagt der Patient laut oder in Gedanken, was er mit seinen Sinnen im Moment gerade wahrnimmt. Er wird instruiert, sich auf all das zu fokussieren, was er im Augenblick sieht, hört und spürt.

Schritt 1: Edukation und Vorbereitung

»Die 5-4-3-2-1-Übung ist eine bewährte Technik, um die Aufmerksamkeit des Patienten zu steuern und gezielt im Hier und Jetzt zu halten. So berichten manche Patienten, dass Sie ungewollt den Kontakt zum Hier und Jetzt verlieren und plötzlich, als wäre es real, wieder in den alten belastenden Erinnerungen »drinstecken«. Andere berichten davon, dass sie von alten Erinnerungen und belastenden Gedanken manchmal wie überwältigt sind. Mit der 5-4-3-2-1-Übung kann man lernen, sich vor solchen belastenden Gedanken und Erinnerungen, die sich ungewollt aufdrängen, effektiv zu schützen, indem man seine Aufmerksamkeit gezielt auf das Hier und Jetzt fokussiert.

Finden Sie zunächst bitte eine angenehme Position für Ihren Körper und einen Punkt im Raum, auf dem Sie Ihren Blick ruhen lassen. Die Augen sind dabei offen! Wenn Sie während der Übung jedoch merken, wie sich die Augen schließen wollen, lassen Sie die Augen zufallen!«

Schritt 2: Beginn der Aufmerksamkeitsfokussierung

»In der folgenden Übung geht es nun darum, dass Sie konkret schildern, was Sie sehen, hören und spüren können. Sie können entweder das beschreiben, was Sie konkret im Moment sehen, hören und spüren, oder Sie können, falls Sie sich dazu entschieden haben, die Augen zu schließen, die konkreten Wahrnehmungen der geschlossenen Augen beschreiben – oder das, was Sie bei geschlossenen Augen noch hören und spüren können. Bei manchen verstärkt es die Wirkung der Übung, wenn sie die Wahrnehmung laut aussprechen und dabei die eigene Stimme hören. Sie wissen, dass Sie sich während der ganzen Übung erlauben können, jede körperliche Veränderung durchzuführen, die wichtig ist, um Ihr Wohlbefinden zu erhalten!

Sagen Sie sich nun bitte laut oder in Gedanken, was Sie mit Ihren Sinnen im Moment wahrnehmen. Sagen Sie bitte ...

5 Mal: Ich sehe ...	5 Mal: Ich höre ...	5 Mal: Ich spüre ...
4 Mal: Ich sehe ...	4 Mal: Ich höre ...	4 Mal: Ich spüre ...
3 Mal: Ich sehe ...	3 Mal: Ich höre ...	3 Mal: Ich spüre ...
2 Mal: Ich sehe ...	2 Mal: Ich höre ...	2 Mal: Ich spüre ...
1 Mal: Ich sehe ...	1 Mal: Ich höre ...	1 Mal: Ich spüre ...
1 Mal: Ich sehe ...	1 Mal: Ich höre ...	1 Mal: Ich spüre ...
1 Mal: Ich sehe ...	1 Mal: Ich höre ...	1 Mal: Ich spüre ...«

Schritt 3. Ausklang
Um die Übung abzuschließen, können Sie sich entweder wie bei einem Ihnen schon vertrauten Entspannungstraining zurücknehmen (beispielsweise durch ein gezieltes Aufrichten oder durch ein tiefes Ein- und Ausatmen) oder Sie zählen kurz rückwärts von drei bis eins. Bei der Zahl Drei bewegen Sie die Beine und Arme wieder, bei der Zahl Zwei strecken Sie den Rumpf und den Hals, atmen noch einmal tief ein, und bei der Zahl Eins können Sie mit der Ausatmung wieder erfrischt und wach Ihre Aufmerksamkeit dem aktuellen Kontext zuwenden.

Anmerkung: Es ist in Ordnung, immer wieder dieselben Wahrnehmungen zu benennen! Wenn z. B. während der Phase des Sehens Geräusche stören, wechseln Sie einfach zum Hören und integrieren Sie die Geräusche auf diese Weise in Ihre Wahrnehmung. Wenn Sie mit der Abfolge der Übung durcheinandergeraten, ist dies ein Zeichen, dass Sie es gut machen und schnell entspannen!

Die Antidot-Imagery-Übung

Die Antidot-Imagery-Übung besteht aus insgesamt fünf Schritten. Nach einer kurzen Erläuterung der Übung und den allgemeinen, einführenden Vorbereitungsinstruktionen (Schritt 1) wird der Patient zunächst dazu aufgefordert, sich auf die Suche nach einem imaginären Antidot-Bild zu machen, das seinen Schmerz heilen oder lindern kann. Das Bild sollte innerlich gut vorstellbar sein (Schritt 2). Im nächsten Schritt 3 folgt die Induktion des States, indem der Patient dazu instruiert wird, sich die Wirkung dieses Bildes auf seinen Körper und seinen Schmerz möglichst genau vorzustellen und die dabei auftretenden Veränderungen wahrzunehmen. Im folgenden Schritt 4 wird der dadurch entstehende positive State durch die Verankerung mit einem individuellen Schlüsselwort gefestigt, um dem Patienten einen selbständigen Zugang zu dieser Ressource zu erleichtern, bevor er aus der Übung wieder herausgeführt wird (Schritt 5).

Schritt 1: Edukation und Vorbereitung

»Die folgende Übung soll es Ihrem Bewusstsein ermöglichen, Ihrem Schmerz in Zukunft ein wirkungsvolles Gegenbild, ein sogenanntes Antidot-Bild, entgegenzusetzen. Dieses Antidot kann Ihren Schmerz zurückdrängen und Ihren Körper in einen heilenden Zustand versetzen. Sie können mit dieser Bewusstseinsübung lernen, den Schmerz in Zukunft selbständig zu modulieren und zu kontrollieren, so dass Sie sich mithilfe dieses Antidots eigenständig Linderung und Erleichterung verschaffen können. Sie können es gegen Ihren Schmerz einsetzen, um diesen zu beeinflussen. Bei ausreichender Übung kann es Ihnen gelingen, dieses Antidot jederzeit aufzurufen und einzusetzen, wann immer Sie wollen.

Bitte betrachten Sie die nachfolgenden Anweisungen als ein Angebot, d. h. Sie können den Anweisungen folgen und die Übung mitmachen, wenn Sie das möchten. Wenn Sie den Anweisungen im Verlauf der Übung nicht mehr folgen können oder wollen, dann lassen Sie die Worte an sich vorbeiziehen, verhalten Sie sich ruhig und achten Sie auf Ihren Atem. Sie können während der Übung die Augen schließen, um Ihre Konzentration zu steigern. Wenn Sie die Augen nicht schließen wollen, dann lassen Sie diese geöffnet und lassen Sie Ihren Blick auf einem Punkt vor sich im Raum ruhen. Nehmen Sie nun bitte eine möglichst angenehme Sitzposition ein: Die Fußsohlen liegen flach auf dem Boden, der Rücken berührt die Rückenlehne, die Hände und Unterarme ruhen locker auf Ihren Oberschenkeln oder den Armlehnen, so dass Sie keine Kraft aufwenden müssen, um Ihre Arme und Hände zu halten. Verändern Sie Ihre Sitzposition so lange, bis sich der Kontakt zum Boden oder Stuhl möglichst angenehm anfühlt. Dieses Wohlgefühl können Sie noch weiter vertiefen oder steigern, indem Sie Ihre Aufmerksamkeit nach innen richten und sich auf Ihre Atmung konzentrieren: Atmen Sie tief ein und atmen Sie ganz tief wieder aus. Mit jedem Atemzug kehren ein Stück Ruhe und Frieden in Ihren Körper zurück. Spüren Sie, wie Sie ruhiger und gelassener werden – vielleicht empfinden Sie das als ein Gefühl der Wärme, der Schwere oder auch als Gefühl einer erfrischenden Kühle!«

Schritt 2: Antidot verbildlichen
»Nun versuchen Sie an etwas zu denken, was Ihren Schmerz heilen oder lindern kann. Nehmen Sie sich ruhig ein wenig Zeit und lassen Sie Ihren Gedanken und Ihrer Fantasie dabei freien Lauf. Es kann durchaus unrealistisch und fantastisch sein. Nehmen Sie ein Bild – oder einen Gedanken, eine Fantasie –, welches in der Lage ist, Ihren Schmerz zu heilen oder zu lindern!«

Schritt 3: Induktion des States
»Was sehen Sie jetzt? [Pause] Dies ist jetzt Ihr Antidot-Bild. Prüfen Sie bitte, ob dieses Antidot für Sie nur gut und angenehm ist! Wenn Sie etwas daran bemerken, das nicht nur gut oder angenehm für Sie ist, dann verändern Sie es bitte nach Ihrer Vorstellung. Oder wenn Sie bemerken, dass etwas daran noch besser oder angenehmer für Sie sein könnte, dann verändern Sie es ebenfalls nach Ihren Bedürfnissen! [Pause]

Richten Sie Ihre Aufmerksamkeit ganz auf die Wirkung, die dieses Antidot auf Ihren Körper hat. Wie genau fühlt sich die Wirkung dieses Antidots in Ihrem Körper an?

Richten Sie Ihre Aufmerksamkeit ganz auf die heilende und lindernde Wirkung dieses Antidots. Spüren Sie sorgfältig in Ihren Körper hinein und achten Sie auf jede angenehme Körperempfindung, die dabei entsteht!«

Schritt 4: Verankerung des positiven States
»Spüren Sie nun, wie sich ein Gefühl von Gesundheit, Kraft und Wohlbefinden von diesem Antidot auf Sie überträgt! Nehmen Sie dieses Gefühl intensiv und mit all Ihrer Aufmerksamkeit wahr und vereinbaren Sie mit sich ein Zeichen, das dieses Gefühl jederzeit für Sie zurückbringen kann. Vielleicht eine Berührung, vielleicht aber auch ein Wort, das für Sie diese ganze Szene beschreibt. Wenn Sie nun dieses Zeichen innerlich mit sich vereinbart haben, dann berühren Sie sich entsprechend Ihrem Zeichen oder sprechen Sie sich das vereinbarte Wort innerlich vor, während Sie an dieses Wohlgefühl denken – und lassen Sie sich tragen! Lassen Sie geschehen, was immer auch geschieht!« [Bilaterale Provokationsserie]

Schritt 5: Ausklang

»Langsam kehren Sie mit Ihrer Aufmerksamkeit wieder hierher in den Raum zurück. Nehmen Sie den Kontakt Ihres Körpers mit der Unterlage wahr! Atmen Sie tief ein und aus, recken und strecken Sie sich. Spannen Sie Ihre Muskeln fest an, halten Sie die Spannung eine kurze Zeit und lassen Sie dann wieder locker. Oder machen Sie einige Male ganz fest eine Faust und lassen Sie wieder los. Öffnen Sie Ihre Augen, sehen Sie sich im Raum um und nehmen Sie wahr, dass Sie jetzt wieder da sind – ganz angekommen im Hier und Jetzt!«

Selbstkontrolltechniken

Schmerzprovokation-Reduktionsübung (Patientenversion)

Die folgende Übung soll es Ihnen ermöglichen, Ihren Schmerz in Zukunft besser zu kontrollieren. Die Übung selbst besteht aus zwei Teilen: Zunächst werden Sie bewusst Ihren Schmerz ein wenig ansteigen lassen, um diesen dann im zweiten Teil der Übung ganz gezielt wieder zu reduzieren. Sie können mit dieser Bewusstseinsübung lernen, den Schmerz in Zukunft selbständig zu kontrollieren und zu reduzieren, so dass Sie sich mithilfe dieser Schmerzkontrolltechnik Linderung und Erleichterung verschaffen können. Sie können mit dieser Schmerzprovokations-Reduktionsübung Ihr Bewusstsein darauf trainieren, Ihren Schmerz in Zukunft besser kontrollieren zu können.

Bitte betrachten Sie die nachfolgenden Anweisungen als einen Vorschlag, den Sie entsprechend Ihren Stärken und individuellen Bedürfnissen jederzeit modifizieren und weiterentwickeln können. Achten Sie bei dieser Übung jedoch darauf, dass Sie stets die Kontrolle über die Übung haben! Sie können während der Übung die Augen schließen, um Ihre Konzentration zu steigern. Wenn Sie die Augen nicht schließen wollen, dann lassen Sie sie geöffnet und lassen Sie Ihren Blick auf einem Punkt vor sich im Raum ruhen. Nehmen Sie bitte eine möglichst angenehme Sitzposition ein: Die Fußsohlen liegen flach auf dem Boden, der Rücken berührt die Rückenlehne, die Hände und Unterarme ruhen locker auf den Oberschenkeln oder den Armlehnen, so dass Sie keine Kraft aufwenden müssen, um Ihre Arme und Hände zu halten. Verändern Sie Ihre Sitzposition so lange, bis sich der Kontakt zum Boden oder Stuhl für Sie möglichst angenehm anfühlt.

Nun möchte ich Sie bitten, dass Sie langsam Ihre Aufmerksamkeit auf Ihren Schmerz richten und gleichzeitig an die negativen Gedanken denken, die der Schmerz in Ihnen bewirkt! Dies machen Sie genau so lange, bis der Schmerz um genau einen Punkt auf einer Skala von 0 (gar kein Schmerz) bis 10 (stärkster vorstellbarer Schmerz) gestiegen ist. Sobald der Schmerz um genau einen Punkt gestiegen ist, sagen Sie bitte deutlich hörbar »Stopp«! [Pause]

Im nächsten Teil der Übung geht es darum, den Schmerz mittels einer Ihrer Schmerzkontrolltechniken wieder gezielt um einen Punkt zu senken. Ist der Schmerz um einen Punkt gesunken, dann sagen Sie bitte wieder deutlich hörbar »Stopp«! [Pause]

[Es folgt eine der gelernten Schmerzkontrolltechniken.]

Anmerkung: Häufig wird die Übung der Schmerzprovokation anfänglich noch als sehr anstrengend erlebt, so dass gerade zu Beginn ein Kompromiss zwischen Übung und Anstrengung gefunden werden muss (in der Regel ist eine drei- bis viermalige Durchführung pro Tag als Hausaufgabe vollkommen ausreichend). Wenn die Übung schließlich gut alleine umgesetzt werden kann, ist der nächste Schritt, die Schmerzen um zwei Punkte zu steigern, um sie dann wieder um zwei Punkte zu senken. Ziel der Übung ist es, dass es im weiteren Verlauf gelingt, den Schmerz unter das Anfangsniveau zu senken (z. B. +2/−3 bzw. +2/−4, etc.).

Die Technik der Schmerzprovokation kann natürlich erst dann zur Anwendung kommen, wenn Sie mit mindestens einer Strategie Ihre Schmerzen zuverlässig um einen Punkt senken können (besser ist es, wenn bereits zwei Techniken beherrscht werden). Sollten Sie anfangs nicht alleine in der Lage sein, die Schmerzen ausreichend zu steigern, so kann es hilfreich sein, sich gleichzeitig auf sehr negativ gefärbte Worte zu konzentrieren.

Die Absorptionsübung

Die in der klassischen EMDR-Therapie mittlerweile fest etablierte sogenannte Absorptionsübung (Hofmann 2014) ist eine einfache und problemzentrierte Technik zur Aktivierung aktueller Ressourcen in Hinblick auf eine ganz bestimmte bestehende oder anstehende Belastungssituation. Die Übung umfasst den Einsatz EMDR-typischer Elemente, so dass sie auch gut dazu geeignet ist, Patienten ohne EMDR-Vorerfahrungen erstmals mit der EMDR-Technik vertraut zu machen. Das Prinzip dieser Übung beruht auf dem Verbinden einer potentiell belastenden Situation mit drei individuellen ressourcenreichen Erinnerungen unter Anwendung der klassischen EMDR-Elemente des dualen Aufmerksamkeitsfokus und der bilateralen Provokation.

Die Absorptionsübung besteht aus insgesamt sieben Schritten. Nach einer kurzen Erläuterung der Übung und den allgemeinen einführenden Vorbereitungsinstruktionen (Schritt 1) wird der Patient zunächst dazu aufgefordert, eine spezifische Belastungssituation (heute oder in der Zukunft liegend) auszuwählen (Schritt 2), für welche im Rahmen der Absorptionsübung gezielt Ressourcen gestärkt werden sollen. Ergänzend lässt man den Patienten den zu dieser Belastungssituation momentan erlebten Belastungsgrad einschätzen. Diese Einschätzung des subjektiven Belastungsgrades erfolgt ganz ähnlich dem Vorgehen in der klassischen EMDR-Arbeit mittels der sogenannten SUD-Skala von 0 (keine Belastung) bis 10 (maximale Belastung). Im nächsten Schritt 3 lässt man den Patienten drei (eigene) Fähigkeiten benennen, die ihm bei der Bewältigung dieser Situation helfen können. Es können zunächst durchaus alle Fähigkeiten gesammelt werden, die dem Patienten spontan einfallen. Später werden aber maximal drei dieser individuellen Ressourcen ausgewählt und wird für diese durch den Patienten eine Reihenfolge entsprechend ihrer Relevanz für die zu bearbeitende Situation erstellt (Schritt 4). Als Nächstes werden diese drei Fähigkeiten als »innere Kraftquellen« nacheinander, entsprechend ihrer subjektiven Relevanz für den Patienten, aktiviert und mittels bilateraler Provokation verankert (Schritt 5). Zum Abschluss werden die drei Ressourcen zusammen mit den dazugehörigen positiven Gefühlen und Körperempfindungen noch einmal gemeinsam aktiviert und mittels bilateraler Provokationen verankert (Schritt 6). Nach dieser abschließenden Verankerung wird der Belastungsgrad der initial ausgewählten belastenden Situation reevaluiert (Schritt 7).

Schritt 1: Edukation und Vorbereitung

»Wir führen nun eine Übung durch, die Ihnen dabei helfen soll, mit einer zukünftigen Belastung besser umgehen zu können. Diese Übung soll Sie dazu befähigen, Ihre inneren Stärken in Zukunft gezielter in schwierigen Situationen wirkungsvoll einzusetzen. Hierfür wählen wir zunächst gemeinsam eine momentane oder bevorstehende Situation aus, die Sie belastet oder beunruhigt, wenn Sie daran denken. Daran orientierend suchen wir anschließend gezielt drei Fähigkeiten aus, die bei der Bewältigung dieser Situation besonders hilfreich für Sie sein können. Diese drei Kernfähigkeiten stärken wir mittels bilateraler Provokationen gezielt, damit sie für Sie in Zukunft wirkungsvoller und leichter zugänglich sind. Sind Sie damit einverstanden?«

Schritt 2: Auswahl der Belastungssituation
»Gibt es momentan oder in den nächsten Tagen eine Situation, die für Sie eine Belastung darstellt, Ihnen Stress oder Angst bereitet?« [Wird die Absorptionsübung als EMDR-Einstiegs- oder Vorbereitungsübung verwendet, so hat sich für uns auch folgende Formulierung bewährt: »Was ist das Schlimmste, das Ihnen in der EMDR-Therapie passieren könnte?«]

Nachdem eine spezifische Situation identifiziert werden konnte, folgt die Einschätzung des momentanen Belastungsgrades angesichts der ausgewählten Situation mittels der SUD-Skala: »Auf der Skala zwischen 0 (keine Belastung) und 10 (maximale Belastung), wie belastend fühlt sich das jetzt an, wenn Sie an diese Situation denken?« Bei dieser Übung geht es darum, den Patienten in einen State hineinzuführen. Der Therapeut kann sich daher an dieser Stelle kurz fassen und braucht nicht zu tief in die Situation einzusteigen.

Schritt 3: Ressourcenakquirierung
»Welche Fähigkeit brauchten Sie, um mit dieser Belastung besser umgehen zu können? Nennen Sie bitte drei spezifische Fähigkeiten, die Ihnen dabei helfen können, in Zukunft solche Situationen gut zu bewältigen.« Diese Übung kann dem Patienten als Hausaufgabe mitgegeben werden. Dadurch lässt sich seine Auseinandersetzung mit seinen »Kompetenzen« im Hinblick auf die belastende Situation noch einmal intensivieren.

Schritt 4: Ressourcen-Ranking
Wenn drei Fähigkeiten identifiziert werden konnten, lässt man den Patienten im nächsten Schritt eine subjektive Reihenfolge aus diesen drei »Kernkompetenzen« im Hinblick auf die zuvor ausgewählte Belastungssituation erstellen: »Welche dieser drei genannten Fähigkeiten erscheint Ihnen im Moment als am hilfreichsten, um in Zukunft solche Situationen gut zu bewältigen? Welche ist die zweitwichtigste Eigenschaft dieser drei genannten Fähigkeiten?«

Schritt 5 und 6: Verankerung der einzelnen Ressourcen

Zur jeweiligen Ressourcenverankerung wird im nächsten Schritt für jede genannte Fähigkeit ein individuelles Bild erarbeitet, in dem die genannte Fähigkeit besonders stark zum Ausdruck kommt. Hierfür lässt man den Patient zunächst eine zurückliegende Situation mit positiver Konnotation benennen, an welche er sich erinnern kann und in der die genannte Fähigkeit bereits einmal besonders deutlich geworden ist: »Gab es in den letzten zwei Jahren oder davor eine Situation, in der Sie gemerkt haben, dass Sie Ihre Fähigkeit [Ressource] gut anwenden konnten?« »Wenn Sie daran zurückdenken, wo im Körper erleben Sie diese Fähigkeit besonders stark, wie fühlt es sich an?« »Stellen Sie sich nun bitte dieses Bild [Ressourcenbild] zusammen mit dem angenehmen Gefühl in Ihrem Körper vor! Sind Sie in Kontakt damit? Wenn ja, nicken Sie bitte kurz! Bleiben Sie daran und folgen Sie bitte mit Ihren Augen den Bewegungen meines Fingers!« Die positive Ressource wird mit einem Set von fünf bis acht sehr langsamen bilateralen Provokationsserien verankert. Dieses Vorgehen wird in gleicher Weise mit den beiden anderen genannten Fähigkeiten wiederholt.

Schritt 7: Verbinden der Ressourcen

Zum Abschluss dieser Übung werden alle drei genannten Fähigkeiten noch einmal gemeinsam aktiviert und mit der zu Anfang ausgewählten Belastungssituation in Verbindung gebracht: »Gehen Sie noch mal in Kontakt mit Ihren drei genannten Kraftquellen und mit den dazugehörigen positiven Gefühlen und guten Körperempfindungen! Sind Sie in Kontakt damit? Wenn ja, dann schauen Sie nun bitte noch einmal von dieser Position aus nach vorne auf die zukünftige belastende Situation, die Sie vorhin genannt hatten, und stellen Sie fest, wie belastend diese sich jetzt aus diesem Gefühl heraus auf der Skala zwischen 0 (keine Belastung) und 10 (maximale Belastung) gerade anfühlt!« In der Regel lässt sich bereits ein deutlicher Abfall des subjektiv wahrgenommenen Belastungsgrades feststellen.

Edukationsmaterial für Patienten

Informationen zur neurophysiologischen Basis der Schmerzwahrnehmung und Schmerzmodulation

Unterscheidung zwischen Schmerz und Nozizeption

Man unterscheidet in der Schmerzforschung zwischen der Nozizeption einerseits und der eigentlichen Schmerzempfindung andererseits. Die Schmerzempfindung ist eine komplexe subjektive Sinneswahrnehmung, die den Charakter eines Warn- und Leitsignals aufweist und in der die Intensität von *unangenehm* bis *unerträglich* reichen kann. Schmerz ist immer eine bewusste Sinnesempfindung. Davon abzugrenzen ist der Begriff der »Nozizeption« (von lat. *nocere* = »schaden«). Nozizeption bezeichnet die Aktivität der peripheren Rezeptoren, die zum Schmerz führen können. Kneift man z. B. einer Person kräftig ins Ohr, so werden dadurch Nozizeptoren des Ohres erregt. Dieses Signal wird dann in Richtung Gehirn weitergeleitet und verarbeitet. War das Signal stark genug, so dringt es in das Bewusstsein vor und wir empfinden Schmerzen.

Schmerz ist immer an das Bewusstsein gekoppelt. Kneift man z. B. einer bewusstlosen Person ins Ohr, so werden zwar ebenfalls die Nozizeptoren des Ohres erregt, jedoch wird die Person – zumindest solange sie bewusstlos ist – keine Schmerzen empfinden. Nozizeption ist somit keine bewusste Wahrnehmung, sondern eine Aktivität in Nerven- und Gewebszellen – diese kann jedoch, wenn sie in das Bewusstsein vordringt, Schmerz verursachen. Dementsprechend werden die peripheren und zentralen Nervenzellen, die zur Schmerzentstehung beitragen, als das »nozizeptive System« bezeichnet. Ein Teil dieses nozizeptiven Systems bildet das sogenannte »Schmerznetzwerk« im Gehirn. Dieses Schmerznetzwerk, die sogenannte »Schmerzmatrix«, besteht aus unterschiedlichen Nervenzellpopulationen, die miteinander in Verbindung verstehen und wie eine Art Rechner alle Informationen, die sie bekommen, miteinander »verrechnen«. Als Ergebnis dieses Rechenprozesses kann eine Empfindung entstehen, die wir als *Schmerz* wahrnehmen. Das Schmerzerlebnis ist in diesem Verständnis eine von Nozizeption und Gefühl gemeinsam hervorgerufene Reaktion. Die objektiven physiologischen Vorgänge (= Nozizeption) werden hier durch subjektive, seelische Vorgänge ergänzt. Oft scheinen die Grenzen zwischen nozizeptiven Prozessen und Schmerzerleben zu verschwimmen, wobei das »Wunder der Umformung« bisher noch ungelöst ist.

In experimentellen Studien konnte gezeigt werden, dass das nozizeptive System ein ständiges »Grundrauschen« an Signalen in Richtung der Schmerzmatrix sendet. Doch obwohl die Schmerzmatrix ständig »potentiell schmerzhafte« Signale empfängt, empfinden wir normalerweise nicht ständig Schmerzen. Denn in der Schmerzmatrix laufen noch viele weitere Informationen zusammen, z. B. auch Gefühle, Aufmerksamkeit, Vorerfahrungen etc. Unter Berücksichtigung aller dieser weiteren Informationen werden die nozizeptiven Informationen in der Schmerzmatrix verarbeitet und entweder unbewusst »weggelegt« oder aber führen zu einer bewussten Wahrnehmung: dem Schmerz. Die Schmerzmatrix wirkt daher wie ein Filter, der »unwichtige Schmerzsignale« wegfiltern kann, so dass diese gar nicht erst ins Bewusstsein gelangen. Ist dieser Filter geschwächt, so kann dies zu einem gesteigerten Schmerzempfinden führen. Man kann sich die Schmerzfiltersysteme wie den Lautstärkeregler an einem Radio vorstellen, mit dem der Schmerz laut und leise gestellt werden kann. Sind die Schmerzfilter erschöpft, so kann dies dazu führen, dass der Schmerz zu laut gestellt wird.

Das Entstehen einer bewussten Schmerzwahrnehmung ist nicht zwingend an die Existenz eines peripheren nozizeptiven Reizes gebunden. Die Schmerzmatrix kann auch ohne Vorliegen eines solchen Reizes durch zahlreiche andere Informationen (Gefühle, Aufmerksamkeit, Vorerfahrungen etc.) getriggert werden. In solchen Fällen lassen sich in den ärztlichen Untersuchungen trotz Schmerz keine strukturellen Schäden finden. Dies trifft besonders für bereits länger bestehende Schmerzen – man spricht dann von chronischen Schmerzen – zu, wo die strukturellen Schäden schon längst nicht mehr zu einer Aktivierung von Rezeptoren führt, der Schmerz jedoch aufgrund der langjährigen Vorerfahrungen in der Schmerzmatrix zur Ausbildung eines Schmerzgedächtnisses geführt hat, welches sich nun »chronisch« an den Schmerz erinnert. Ein sehr eindrucksvolles Beispiel für ein Schmerzgedächtnis sind die sogenannten Phantomschmerzen. Noch Jahre nach Amputationen verspüren Patienten immer wieder Schmerzen in einem Körperglied, das gar nicht mehr vorhanden ist. Hier gehen die Schmerzen vom Nervensystem selbst aus.

Schmerzmodulation und das Konzept der endogenen absteigenden schmerzhemmenden Bahnen

Das menschliche Nervensystem besitzt neben der Fähigkeit der Schmerzleitung ein komplexes System der Schmerzmodulation. So kennt jeder die Berichte von Unfallopfern, die trotz schwerster Verletzung (z. B. offene Fraktur mit sichtbaren Knochen) in diesem Moment keine Schmerzen haben. Dies liegt daran, dass es im Gehirn auch sogenannte »absteigende schmerzhemmende Bahnen« gibt, welche sich vom Gehirn hinunter ins Rückenmark ziehen und dort wie eine Art »Pförtner« die »Tore« dicht machen können. Dieses System ist sehr leistungsfähig, wie das obige Beispiel deutlich macht, dabei auch für die normale Schmerzwahrnehmung wichtig. In wissenschaftlichen Studien konnte gezeigt werden, dass diese schmerzhemmenden Bahnen ständig aktiv sind. Das heißt, auch in Ruhe unter normalen Bedingungen haben diese Bahnen einen hemmenden Effekt auf die aus dem Körper zur Schmerzmatrix ziehenden Reize und wirken dort ebenfalls wie ein Filter. Ist die Aktivität dieser schmerzhemmenden Bahnen gestört, z. B. durch ein Trauma, so kann dies dazu führen, dass Reize, die normalerweise nicht als schmerzhaft wahrgenommen werden, nun nicht mehr »gefiltert« werden können und daher plötzlich als schmerzhaft empfunden werden. Die Aktivität der endogenen schmerzhemmenden Bahnen kann durch zahlreiche Faktoren (Stress, Schlaf, körperliche Aktivität) beeinflusst werden. So konnte auch ein starker Einfluss von belastenden Erlebnissen auf dieses System nachgewiesen werden. Chronische Schmerzen sind daher ein häufiges Symptom einer posttraumatischen Belastungsstörung.

Informationen zum Schmerzgedächtnis und zu Erinnerungsprozessen

Das Schmerzgedächtnis

Der Signalstrom des nozizeptiven Systems wird auf verschiedenen Ebenen – an den Rezeptoren in der Peripherie, im Rückenmark sowie im Gehirn – verschaltet und verarbeitet. Auf allen drei Ebenen sind Mechanismen »eingebaut«, durch die sich bei länger anhaltenden Reizen die Empfindlichkeit des Systems verstärken kann. Der Organismus verfügt somit über die Fähigkeit, auf nozizeptive Reize nicht nur kurzfristig, sondern auch auf Dauer zu reagieren. Manche Forscher sprechen von einem regelrechten Schmerzgedächtnis (oder »Schmerz-Engramm«), das von akuten Reizen eingeprägt wird und das auch dann bestehen bleibt, wenn die eigentlichen Schmerzursachen bereits beseitigt oder verringert sind. Dass solche Mechanismen existieren, hat möglicherweise eine biologische Ursache: Als Warnsystem weisen sie auf krankhafte Zustände im Organismus hin, und zwar umso stärker und nachhaltiger, je länger die Erkrankung fortdauert, d.h. je bedrohlicher sie langfristig wird. So sinnvoll ein solches System biologisch ist, so nachteilig wirkt sich diese Selbstverstärkung und Chronifizierung der Schmerzempfindungen für betroffene Patienten aus. Ein akuter Schmerz kann, wenn er nicht ausreichend bekämpft wird, in chronischen Schmerz übergehen. Das Nervensystem nimmt es sozusagen übel, wenn so etwas nicht behandelt wird. So kann ein relativ harmloses Ereignis, ein Bandscheibenvorfall etwa, der, rasch behandelt, auch schnell vergessen sein kann, fließend in einen chronischen Schmerz übergehen. Der Schmerz hat eine Erinnerungsspur im Gehirn hinterlassen, welche nun selbst Schmerzen hervorrufen kann – und zwar vollkommen unabhängig davon, ob das Gewebe gereizt ist oder nicht.

Erinnerungen und neuronale Netzwerke

»Erinnerungen werden im Gehirn in Form von Netzwerken (= Verbünde von Nervenzellen) abgespeichert. So weiß man inzwischen, dass eine Erinnerung nicht einfach nur im Gehirn irgendwo »abgelegt« wird, sondern dass sie immer mit anderen Erinnerungen verknüpft wird. Es entsteht somit ein »Netzwerk aus Erinnerungen«. Zum Beispiel werden die einfachen Erinnerungen »Enten sind Vögel« und »Vögel haben Federn« miteinander verknüpft. Diese Verknüpfungen ergeben ein Netz und erlauben, daraus ableitend auf weitere Fakten wie »Enten haben Federn« zu schließen. Die Ausbildung solcher Netze ist eine sehr effektive Form der Wissensspeicherung: Merkmale, die allgemein auf Vögel zutreffen, müssen nicht für jede Vogelart neu gespeichert werden, das Gleiche gilt für Merkmale, die allgemein auf Tiere zutreffen. In Abhängigkeit davon, wie häufig bestimmte Informationen abgerufen werden und welche persönliche Bedeutung diesen beigemessen wird, werden die einzelnen Verknüpfungen dieser Netzwerke entsprechend verstärkt oder abgeschwächt. Man geht davon aus, dass unser gesamtes Wissen und alle unsere Erinnerungen in Form von solchen Netzwerken abgespeichert sind.

»Neuronale Netzwerke« besitzen somit eine Schlüsselfunktion bei der Informationsverarbeitung und Gedächtnisbildung. Alle Erinnerungen werden in Form eines Netzwerkes abgespeichert, welches durch Knoten und Verbindungen zwischen diesen Knoten organisiert ist. Diese Knoten repräsentieren unterschiedliche Gedächtnisinhalte und legen fest, welche von diesen einander jeweils »aktivieren« können. Sie werden also nicht in einzelnen Gedächtnisneuronen niedergelegt, sondern in den unterschiedlich starken Verknüpfungen zwischen den Nervenzellen innerhalb solcher Netzwerke. Beim Einprägen – etwa einer bestimmten Situation oder eines Gedichts – werden die Kontaktstellen zwischen den einzelnen Nervenzellen, sogenannte Synapsen, durch ihre eigene Aktivität verändert. Die Anzahl der Kontaktstellen zwischen den Nervenzellen und die Stärke der elektrischen Signale an den Synapsen verändert sich auch. Es findet ein ständiger Auf- und Abbau statt. Beim Lernen erhöhen sich die Anzahl der Verbindungen und die Signalstärke, es wird im Netzwerk eine »Assoziation« bzw. Verknüpfung hergestellt. Beim Vergessen vermindert sich die Anzahl der Verknüpfungen und damit auch die Signalstärke. Je stärker die Assoziation ist und je mehr Verknüpfungen vorhanden sind, umso leichter kann man sich erinnern – oder anders ausgedrückt: umso schwerer kann man auch wieder vergessen.

Man kann sich solche Erinnerungsnetzwerke als einen vernetzen Stromkreis mit vielen kleinen Lämpchen vorstellen. Die verschiedenen »Lämpchen« stellen jeweils

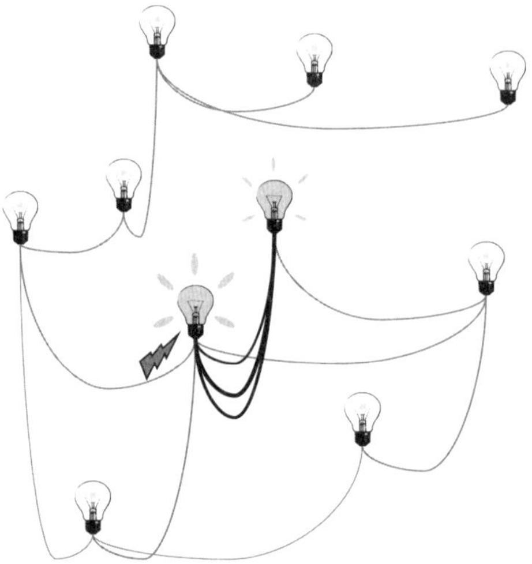

Abb. 8: Neuronale Netzwerke als Lampenmetapher

die einzelnen Knoten (Erinnerungen) des Netzwerks dar, welche durch einfache Stromkabel mit anderen Lämpchen (Erinnerungen) verknüpft werden können. Je mehr Stromkabel zwischen zwei Lämpchen verlaufen, desto stärker ist die Verknüpfung und desto mehr Strom kann von dem einen Lämpchen zum anderen fließen, falls eines davon angeschaltet wird. Knipst man nun ein Lämpchen an, so erhält dieses Strom und leuchtet. Gleichzeitig wird dieser Strom mittels der Stromkabel, die mit dem Lämpchen verknüpft sind, zu anderen Lämpchen (anderen Erinnerungen) weitergeleitet, die dann ebenfalls aufleuchten. Je mehr Kabel von unserem angeknipsten Lämpchen zu einem anderen Lämpchen führen, desto mehr Strom wird vom angeknipsten Lämpchen zum anderen Lämpchen geleitet und desto stärker leuchtet dieses zweite Lämpchen ebenfalls auf. Falls nun z. B. das Lämpchen »Zahnarzt« (aus welchen Gründen auch immer) Strom erhält, leuchtet das Lämpchen »unangenehm« heller als das Lämpchen »Käsekuchen« auf. Ein unabhängiger Beobachter würde somit, falls das Lämpchen »Zahnarzt« leuchtet, relativ schnell auch das Lämpchen »unangenehm« erkennen. Hat die betroffene Person in der Vorgeschichte bereits häufiger die Erfahrung eines unangenehmen Zahnarztbesuches gemacht, so werden zwischen diesen beiden Lämpchen besonders viele Verknüpfungen bestehen und das Lämpchen »unangenehm« wird durch das Lämpchen »Zahnarzt« besonders viel Strom erhalten.

Sehr belastende Lebenssituationen sowie extreme Körpererfahrungen (wie z. B. chronischer Schmerz) können zur Ausbildung sehr stabiler und komplexer Verknüpfungen führen. Darüber hinaus bestimmt die Dauer eines Reizes die Anzahl der Verknüpfungen und damit auch die Signalstärke. Die rasch wiederholte Aktivierung einer Erfahrung durch eine andere verstärkt langfristig die Effizienz der Verknüpfung zwischen beiden Erfahrungen – als »erinnere« sich das System an die vorherige Stimulation. Es entstehen auf diese Weise immer mehr Verknüpfungen, so dass eine Nervenzellpopulation, die ursprünglich für eine bestimmte Erinnerung zuständig war, allein durch die Aktivität einer anderen »Fremdpopulation« getriggert werden kann. Diese Verknüpfungen und Assoziationen können oftmals nicht bewusst wahrgenommen werden, bewusst wird jedoch das Resultat dieser Prozesse: z. B. dass bereits das Stichwort »Zahnarzt« bei manchen Menschen ein unangenehmes Gefühl erzeugen kann.

Übertragen auf den Schmerz bedeutet dies: Bedingt durch die Schmerzchronifizierungsprozesse, die abgelaufen sind, sind die Voraktivierung und Verbindungsstärke eines Schmerzschemas inzwischen so stark, dass bereits durch minimalen Anstoß (z. B. über kognitive Aktivierung allein durch »ein Denken an den Schmerz«) das gesamte Schema aktiviert und der Schmerz ausgelöst werden kann.

Schmerzhafte Erinnerungen

Auch belastende Ereignisse und schmerzhafte Situationen können sich auf diese Art und Weise in unser Gehirn einprägen und zur Ausbildung von sogenannten »Trauma-Schmerz-Netzwerken« führen. Je traumatischer solche Ereignisse sind, desto intensiver und ausgeprägter können die Verknüpfungen sein. Dies kann dazu führen, dass völlig fremde Stimuli zu Aktivierungen und Teilaktivierungen dieser Trauma-Schmerz-Netzwerke führen. Dies hat unterschiedliche Konsequenzen. Zum einen wird hierdurch das Trauma-Schmerz-Netzwerk permanent aufrechterhalten – es kommt z.B. durch neue Schlüsselreize (»Trigger«) zum Wiedererleben oder zu Nachhallerinnerungen (»Flashbacks«). Zum anderen kann es sein, dass anstelle der konkreten Erinnerungen nur Teilaspekte »erinnert werden«. Statt Bilder und Gedanken kann es so auch zu isolierten »Körpererinnerungen« wie z.B. Schmerzen kommen. Konzeptuell gesprochen, befindet sich das Gehirn durch das Trauma in einem »maladaptiven« (von lat. *malus* = »schlecht«, *adaptare* = »anpassen«) Gedächtniszustand: Das Trauma führt in der traumatischen Situation selbst zu einem massiven pathologischen Reizeinstrom. Es scheint so zu sein, dass unser Gehirn ab einem gewissen Ausmaß intensiver Gefühle von Angst, Wut, Scham, Schmerz oder Trauer seine übliche Verarbeitungsprozedur nicht mehr adäquat durchführen kann und in eine Art »Notfallmodus« wechselt. Einzelne Teile eines Erlebnisses – Bilder, Geräusche, Gerüche, Gefühle und Alarmgedanken – werden nicht mehr adaptiv in den Gesamtverbund integriert, sondern bleiben, bildlich gesprochen, als »pathologische Verknüpfungen« wie »eingefroren« bestehen. Es kommt zur Ausbildung von pathologisch-krankhaften Trauma-Schmerz-Netzwerken, welche über verschiedene Mechanismen sowohl zu weiteren körperlichen Symptomen führen können als auch durch die ausgelösten körperlichen Symptome sich selbst aufrechterhalten können. Es entsteht eine Art Teufelskreis, da durch das Trauma-Schmerz-Netzwerk Schmerzen getriggert werden können, welche wiederum dazu führen, dass das Trauma-Schmerz-Netzwerk weiter ausgebaut wird.

Inzwischen weiß man, dass sich traumatische und schmerzhafte Erlebnisse besonders tief und besonders schnell in das Gedächtnis einprägen und zur Ausbildung besonders großer Netzwerke führen. Man bezeichnet dies auch als Hypermnesie (von griech. *mnesis* = »Erinnerung« und *hyper* = »zu viel«), was so viel bedeutet wie eine »überstarke Erinnerungsfähigkeit«. Entwicklungsgeschichtlich erscheint solch eine überstarke Erinnerungsfähigkeit für Schmerz und traumatische Ereignisse auch durchaus als zweckmäßig. Denn rein funktionell betrachtet stellt Schmerz eine Alarmfunktion dar, welche dem Bewusstsein eine existentielle Gefährdung der körperlichen Unversehrtheit signalisiert. Und traumatische und schmerzhafte Situationen sind in der Regel gefährliche und bedrohliche Ereignisse. In der Absicht einer Wiederholungsvermeidung solcher existentiell bedrohlichen Situationen mag es entwicklungsgeschichtlich daher durchaus zweckmäßig gewesen sein, dass sich eine Bedrohungssituation automatisch tief ins Gedächtnis grub und mit einer gesteigerten Wahrnehmung (auch für Schmerz!) und Alarmbereitschaft (»Hyperarousal« = Übererregbarkeit) einherging. Das Traum- und Schmerzgedächtnis mit gesteigerter Empfindlichkeit und Erregbarkeit soll für den Organismus ein zukünftiger Schutz sein, um durch eine sichere Wiedererkennung einer Gefahrenwiederholung rechtzeitig ausweichen zu können. Diese traumaassoziierte gesteigerte Empfindlichkeit und Erregbarkeit soll durch die dadurch hervorgerufene gesteigerte Wahrnehmungsfähigkeit dem Organismus eine verbesserte Möglichkeit verschaffen, potentielle Gefahren in Zukunft frühzeitiger wahrzunehmen und zu vermeiden. So kann man sich vorstellen, dass es für einen Steinzeitjäger, der gerade noch einmal den Klauen eines Säbelzahntigers entronnen war, ein Überlebensvorteil war, wenn er in Zukunft in steter Erinnerung (»Hypermnesie«) daran und in Alarmbereitschaft (»Hyperarousal«) mit gesteigerter Wahrnehmungsfähigkeit (einschließlich einer gesteigerten Schmerzwahrnehmung) solche Situationen frühzeitiger erkennen und vermeiden konnte. Wie Steinzeitmenschen verhalten wir uns auch, wenn wir uns in einem Restaurant mit dem Rücken zur Wand setzen. Als könnte sich sonst ein Säbelzahntiger von hinten anschleichen und uns fressen.

Chronische Schmerzsyndrome könnten in dieser Hinsicht möglicherweise einen »ungewollten Nebeneffekt« solcher Selbstschutzmechanismen darstellen. Angesichts einer durch gefährliche Situationen hervorgerufenen Gedächtnisprägung werden nicht nur äußere Umstände, sondern auch innere Zustände und damit insbesondere nozizeptive Schmerzerfahrungen mit abgespeichert, was die Basis für die hartnäckige und oftmals schwer zu therapierende »Chronifizierung« von Schmerzen ist. Der Schmerz wird wieder und wieder »erinnert«, damit der Betroffene ja nicht erneut in solch eine Situation gerät. Darüber hinaus führt die traumaassoziierte Übererregbarkeit auch zu einer gesteigerten Anspannung der Muskulatur, als müsse man in jedem Augenblick mit dem Angriff eines Säbelzahntigers rechnen. Eine ständige Anspannung der Muskulatur kann dann jedoch mit der Zeit sekundär zu muskulären (Verspannungs-)Schmerzen führen, wie z.B. muskulären Rücken-, Nacken- oder Kopfschmerzen.

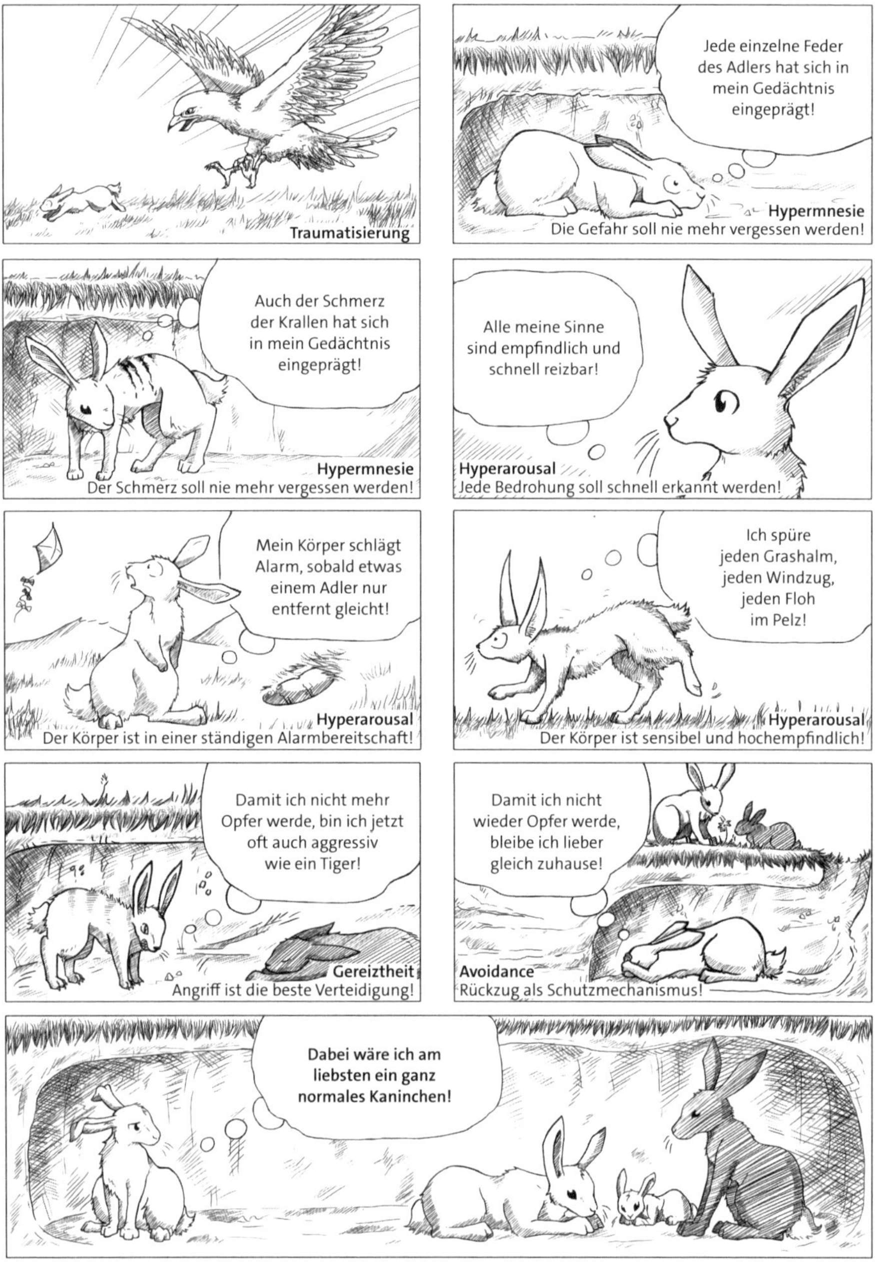

Abb. 9: Kopiervorlage Hypermnesie-Hyperarousal-Modell, modifiziert nach Egloff et al. 2012. Mit freundlicher Genehmigung von Solveig Hepp.

Informationen zu EMDR und der adaptiven Informationsverarbeitung EMDR und Schmerz

EMDR steht für *Eye Movement Desensitization and Reprocessing* und ist eine wissenschaftlich anerkannte psychotherapeutische Methode, die ursprünglich für die Verarbeitung von emotionalem Stress durch psychische Traumatisierung entwickelt wurde. Über EMDR können falsch (»dysfunktional«) gespeicherte und belastende Erinnerungen neu prozessiert, desensibilisiert und im Gehirn neu assoziiert und heilsam integriert werden. Inzwischen ist EMDR international als eine der effektivsten Methoden zu Behandlung posttraumatischer Belastungsstörungen und damit einhergehenden emotionalen Belastungen anerkannt.

Die EMDR-Behandlung verläuft immer nach einem vorgegebenen Ablaufschema und orientiert sich dabei strikt an einem Behandlungsprotokoll, das der Therapeut während der Therapiesitzungen gemeinsam mit dem Patienten Schritt für Schritt durchgeht. Nach einer Befunderhebung und einer detaillierten Behandlungsplanung besteht ein großer Teil der Behandlung aus rhythmischen bilateralen Stimulierungen (z. B. Augenbewegungen nach links und rechts). Gleichzeitig wird der Betroffene gebeten, sich auf belastende Erinnerungen, Gefühle und Gedanken zu konzentrieren. Durch die äußere bilaterale Stimulierung des Nervensystems wird eine beschleunigte Informationsverarbeitung angeregt, da die linke und rechte Gehirnhälfte und deren Austausch unterstützt werden. Die im Gehirn gespeicherten Informationen zum Schmerz und die daran geknüpften Emotionen und Gedanken können neu bearbeitet werden. Unnötige Inhalte, die über die Warnfunktion des Schmerzes bei akuter Gefährdung der körperlichen Gesundheit hinausgehen, können aufgelöst werden.

Man nimmt an, dass EMDR zu einer angemessenen (»adaptiven«) Informationsverarbeitung der nicht richtig verarbeiteten (»maladaptiven«) Gedächtnisinhalte führt, bei der gleichzeitig Körperempfindungen, Gefühle und Gedanken wahrgenommen werden. Durch solch eine adaptive Verarbeitung der Erinnerungen verändern sich die damit verbundenen belastenden Gefühle auf ein für heute angemessenes Maß, während gleichzeitig negative Gedanken positiv verändert werden. Erlebt man sich zunächst noch als von der Szene unmittelbar Betroffene(r), betrachtet man das Erlebnis z. B. später distanzierter und wie von außen (»Vogelperspektive«). Belastende Erinnerungen können auch blasser werden oder wegdriften. Die negative Selbstwahrnehmung wird realistischer, körperliche Begleitreaktionen (Muskelanspannung, Unwohlsein, Herzrasen ...) werden auf ein normales Niveau abgeschwächt und der Körper bleibt auch bei einer inneren Konfrontation mit dem Erlebnis entspannt. Diese durch die EMDR-Therapie hervorgerufenen Prozesse der Reprozessierung können einen gravierenden Einfluss auf eine bestehende Schmerzsymptomatik nehmen. Man nimmt an, dass sich auch dann, wenn der Schmerz in keinem direkten Zusammenhang zu traumatischen Erlebnissen steht, auf neuronaler Ebene eine Überschneidung (Verknüpfungen) der Traumanetzwerke mit den neuronalen Verbünden der Schmerzverarbeitung entwickeln kann, welche den Schmerz sowohl aufrechtzuerhalten als auch zu verstärken vermag. Mittels EMDR erfolgt eine Modulation dieser pathologischen neuronalen Verknüpfungen, wodurch auf die Schmerzsymptomatik Einfluss genommen werden kann.

Die emotionale Belastung kann sich nach wenigen Sitzungen deutlich reduzieren. Gleichzeitig mit der Bearbeitung belastender Inhalte wird Kontakt zu den Ressourcen hergestellt, die einen Umgang mit dem Schmerz unterstützen. Als Ressourcen bezeichnet man innere Kraftquellen eines Menschen, z. B. Fähigkeiten, Fertigkeiten, Kenntnisse, Geschicklichkeiten, Erfahrungen, Talente, Neigungen und Stärken, die ihm oftmals gar nicht bewusst sind. Diese können genutzt werden, um den Heilungsprozess zu fördern. Dadurch werden bestehende hilfreiche Bewältigungsstrategien gestärkt und weitere Techniken und Hilfestellungen verankert. In einer Vielzahl von Studien zeigte diese Behandlungsform sehr gute Erfolge bei Patienteninnen und Patienten, die ein Trauma erlebt hatten und anschließend darunter litten. Aus weiteren Studien, bei denen das Therapiekonzept speziell auf die Bedürfnisse und Erlebnisse von Schmerzpatientinnen und -patienten ausgerichtet wurde, konnten weitere Erfolge erzielt werden.

Literatur

Ackermann, S. & Rasch, B. (2014). Differential effects of non-REM and REM sleep on memory consolidation? Curr Neurol Neurosci Reports, 14 (2), 430.

Afari, N., Ahumada, S. M., Wright, L. J., Mostoufi, S., Golnari, G., Reis, V. & Cuneo, J. G. (2014). Psychological trauma and functional somatic syndromes: a systematic review and meta-analysis. Psychosom Med, 76 (1), 2–11.

Asmundson, G. J. & Katz, J. (2009). Understanding the co-occurrence of anxiety disorders and chronic pain: state-of-the-art. Depress Anxiety, 26 (10), 888–901.

Asmundson, G. J., Coons, M. J., Taylor, S. & Katz, J. (2002). PTSD and the experience of pain: research and clinical implications of shared vulnerability and mutual maintenance models. Can J Psychiatry, 47 (10), 930–937.

Baek, J., Lee, S., Cho, T., Kim, S. W., Kim, M., Yoon, Y., Kim, K. K., Byun, J., Kim, S. J., Jeong, J. & Shin, H. S. (2019). Neural circuits underlying a psychotherapeutic regimen for fear disorders. Nature, 566 (7744), 339–343; doi: 10.1038/s41586-019-0931-y.

Blanford, C. & Blanford, R. (1991). EMDR used as a treatment in chronic pain. EMDR Network Newsletter, 1 (2), 8.

Boisset-Pioro, M. A., Esdaile, J. M. & Fitzcharles, M. A. (1995). Sexual and physical abuse in women with fibromyalgia syndrome. J. Arthritis & Rheumatism, 38 (2), 235–241.

Bower, G. H. (1981). Mood and memory. Am Psychol, 36 (2), 129–148.

Breh, D. C. & Seidler, G. H. (2007). Is peritraumatic dissociation a risk factor for PTSD? A meta-analytic study. J Trauma Dissociation, 8 (1), 53–69.

Brennstuhl, M. J., Tarquinio, C. & Bassan, F. (2016). Use of an Eye Movement Desensitization and Reprocessing (EMDR) therapy in chronic pain managemnt: A pilot study. Pratigues psychologies, 22, 17–29.

Bryant, R. A., Dawson, K. S., Azevedo, S., Yadav, S., Cahill, C., Kenny, L. et al. (2023). Augmenting trauma-focused psychotherapy for post-traumatic stress disorder with brief aerobic exercise in Australia: A randomised clinical trial. Lancet Psychiatry, 10 (1), 21–29; doi:10.1016/s2215-0366(22)00368-6.

Cheek, D. B. & LeCron, L. M. (1968). Clinical hypnotherapy. New York: Grune & Stratton.

Choi, D. S., Choi, D. Y., Whittington, R. A. & Nedeljković, S.S . (2007). Sudden amnesia resulting in pain relief: the relationship between memory and pain. Pain, 132 (1–2), 206–210.

Colloca, L. & Benedetti, F. (2007). Nocebo hyperalgesia: how anxiety is turned into pain. Curr Op Anest, 20 (5), 435–439.

Crombez, G., Eccleston, C., Van Damme, S., Vlaeyen, J. W. & Karoly, P. (2012). Fear-avoidance model of chronic pain: the next generation. Clin J Pain, 28 (6), 475–483.

Diers, M. (2011). Operant and cognitive behavioural treatments in chronic pain. Ther Umsch, 68 (9), 507–511.

Dobe, M. & Zernikow, B. (2019). Therapie von Schmerzstörungen im Kindes- und Jugendalter. Berlin, Heidelberg: Springer.
Dolan, Y. M. (1991). Resolving sexual abuse: solution-focused therapy and ericksonian hypnosis for adult survivors. New York: W. W. Norton & Company.
Doran, G. T. (1981). There's a S. M.A. R.T. way to write management's goals and objectives. Manage Rev, 70 (11), 35–36.
Drusko, A., Renz, M., Schmidt, H., Rosin, M., Simon, J., Beiner, E., Charalambides, M., Meyer-Lindenberg, A., Treede, R. D., Tost, H. & Tesarz, J. (2024). Measuring interpersonal trauma: Development and validation of the German version of the Victimization Experience Schedule (VES). J Psychosom Res., 179, 111626; doi: 10.1016/j.jpsychores.2024.111626.
Egle, U. T., Nickel, R. & Hoffmann, S. O. (2007). Psychodynamische Psychotherapie bei chronischem Schmerz. In: H. D. Basler, C. Franz, B. Kröner-Herwig, H.-P. Rehfisch & H. Seemann (Hrsg.), Psychologische Schmerztherapie. Berlin: Springer, 617–624.
Egloff, N., Hirschi, A. & Känel, R. von (2012). Schmerzstörungen bei Traumatisierten: Neurophysiologische Aspekte und klinische Phänomenologie. PRAXIS Schweizerische Umschau für Medizin, 2, 87–97.
Eimer, B. N. (1993a). EMDR for chronic pain. EMDR Network Newsletter, 2 (2), 4–7.
Eimer, B. N. (1993b). Desensitization and reprocessing of chronic pain with EMDR. EMDR Network Newsletter, 3 (1), 13–17.
Eisenberger, N. I. (2012). The neural bases of social pain: evidence for shared representations with physical pain. Psychosom Med, 74 (2), 126–135.
Erdmann, C. (2009). EMDR und chronischer Schmerz. In: R. Plassmann (Hrsg.), Im eigenen Rhythmus: Die EMDR-Behandlung von Essstörungen, Bindungsstörungen, Allergien, Schmerz, Angststörungen, Tinnitus und Süchten, Gießen: Psychosozial-Verlag, 115–136.
Estergard, L. (2008). Eye movement desensitization and reprocessing in the treatment of chronic pain. Diss., Walden: Walden University.
Felitti, V. J., Anda, R. F., Nordenberg, D., Williamson, D. F., Spitz, A. M., Edwards, V., Koss, M. P. & Marks, J. S. (1998). Relationship of childhood abuse and household dysfunction to many of the leading causes of death in adults. Am J Prev Med, 14 (4), 245–258.
Fischer, G. & Riedesser, P. (1998). Lehrbuch der Psychotraumatologie. München: Reinhardt.
Foa, E. B. & McNally, R. J. (1996). Mechanisms of change in exposure therapy. In: R. M. Rapee (Hrsg.), Current controversies in the anxiety disorders, New York: Guilford Press, 329–343.
Frettlöh, J. (2013). Kognitive Verhaltenstherapie bei chronischen Kopfschmerzen. In: G. Fritsche & C. Gaul (Hrsg.), Multimodale Schmerztherapie bei chronischen Kopfschmerzen: Interdisziplinäre Behandlungskonzepte. Stuttgart u. a.: Georg Thieme Verlag, 69–72.
Freyberger, H. J. & Stieglitz, R.-D. (2017). Diagnostik bei posttraumatischen Belastungsstörungen. In: R.-D. Stieglitz & H. J. Freyberger (Hrsg.), Diagnostik in der Psychotherapie. Ein Praxisleitfaden. Stuttgart: Kohlhammer, 155–165.
Freyberger, H. J., Spitzer, C. & Stieglitz, R.-D. (1999). Fragebogen zu dissoziativen Symptomen FDS. Bern: Huber.
Fürstenau, P. (2002). Psychoanalytisch verstehen, systemisch denken, suggestiv intervenieren. Stuttgart: Klett-Cotta.
Gast, U., Rodewald, F., Benecke, H.-H. & Driessen, M. (2001). Deutsche Bearbeitung des Childhood Trauma Questionnaire (unautorisiert). Unveröffentlichtes Manuskript, Medizinische Hochschule Hannover.
Gerhardt, A., Leisner, S., Hartmann, M., Janke, S., Seidler, G. H., Eich, W. & Tesarz, J. (2016). Eye movement desensitization and reprocessing vs. treatment-as-usual for non-specific chro-

nic back pain patients with psychological trauma: A randomized controlled pilot study. Front Psychiatry, 7 (201), 1–10.
Grant, M. (2009). Pain control with EMDR: treatment manual (3. Aufl.). CreateSpace Independent Publishing Platform.
Grant, M. (2010). Pain control with EMDR. In: M. Luber (Hrsg.), Eye movement desensitization and reprocessing (EMDR) scripted protocols: Special populations. New York: Springer, 517–536.
Griesel, D., Wessa, M. & Flor, H. (2006). Psychometric qualities of the German version of the Posttraumatic Diagnostic Scale (PDS-D). Psychol Assess, 18, 262–268.
Haarmann, H. (2016). Auf den Spuren der Indoeuropäer. Von den neolithischen Steppennomaden bis zu den frühen Hochkulturen. München: Beck.
Haarmann, H. (2017). Wer zivilisierte die alten Griechen? Das Erbe der alteuropäischen Hochkultur. Wiesbaden: Marix Verlag.
Hase, M. & Balmaceda, U. M. (2014). EMDR und chronischer Schmerz. EMDRIA Rundbrief, 30, 41–48.
Hasenbring, M. & Pfingsten, M. (2007). Psychologische Mechanismen der Chronifizierung. Konsequenzen für die Prävention. In: H. D. Basler, C. Franz, B. Kröner-Herwig, H.-P. Rehfisch & H. Seemann (Hrsg), Psychologische Schmerztherapie. Berlin: Springer, 103–122.
Hashmi, J., Baliki, M., Huang, L., Baria, A., Torbey, S., Hermann, K., Schnitzer, T. J. & Apkarian, A. (2013). Shape shifting pain: chronification of back pain shifts brain representation from nociceptive to emotional circuits. Brain 136 (9), 2751–2768.
Hauffa, R., Rief, W., Brähler, E., Martin, A., Mewes, R. & Glaesmer, H. (2011). Lifetime traumatic experiences and posttraumatic stress disorder in the German population: results of a representative population survey. J Nerv Ment Dis, 199 (2), 934–939.
Hechler, T., Dobe, M., Damschen, U., Blankenburg, M., Schroeder, S., Kosfelder, J. & Zernikow, B. (2010). The pain provocation technique for adolescents with chronic pain: Preliminary evidence for its effectiveness. Pain Med, 11 (6), 897–910.
Hofmann, A. (2009). The absorption technique. In: M. Luber (Hrsg.), Eye movement desensitization and reprocessing (EMDR) scripted protocols: Special populations: New York, NY: Springer, 275–279.
Hofmann, A. (2014). EMDR: Praxishandbuch zur Behandlung traumatisierter Menschen. Stuttgart: Thieme.
Hofmann, A., Fischer, G. & Koehn, F. (1999). Traumatic Antecedents Questionnaire (TAQ). Köln: Deutsches Institut für Psychotraumatologie.
Hoppe, F. (1993). Schmerz. In: D. Revenstorf (Hrsg.), Klinische Hypnose. Berlin: Springer, 297–312.
Imbierowicz, K. & Egle, U. T. (2003). Childhood adversities in patients with fibromyalgia and somatoform pain disorders. Eur J Pain, 7 (2), 113–119.
Jarero, I. & Artigas, L. (2018). The EMDR integrative group treatment protocol for early intervention and the EMDR integrative group treatment protocol adapted for ongoing traumatic stress. Conference paper, Boston. Im Internet: https://www.researchgate.net/publication/324728069_The_EMDR_integrative_group_treatment_protocol_for_early_intervention_and_the_EMDR_integrative_group_tratment_protocol_adapted_for_ongoing_traumatic_stress_Ignacio_Nacho_Jarero_Lucina_Lucy_Artigas (Zugriff: 1. 3. 2024).

Jarero, I. & Artigas, L. (2024). The EMDR therapy butterfly hug method for self-administer bilateral stimulation technical report. ResearchGate. Im Internet: https://tinyurl.com/2dv4yakr (Zugriff: 1. 3. 2024).
Jarero, I., Artigas, L., Montero, M. & Lena, L. (2008). The EMDR integrative group treatment protocol: Application with child victims of a mass disaster. J EMDR Pract Res, 2, 97–105; doi:10.1891/1933-3196.2.2.97.
Jarero, I., Givaudan, M. & Osorio, A. (2018). Randomized controlled trial on the provision of the EMDR Integrative Group Treatment Protocol adapted for ongoing traumatic stress to female patients with cancer-related Posttraumatic Stress Disorder symptoms. J EMDR Pract Res, 12, 94–104; doi:10.1891/1933-3196.12.3.94.
Jauch, I., Kamm, J., Benn, L., Rettig, L., Friederich, H.-C., Tesarz, J., Kuner, T. & Wieland, S. (2023). 2MDR, a microcomputer-controlled visual stimulation device for psychotherapy-like treatments of mice. ENeuro,10 (6); doi: 10.1523/ENEURO.0394-22.2023.
Jordan, J., Titscher, G., Peregrinova, L. & Kirsch, H. (2013). Manual for the psychotherapeutic treatment of acute and post-traumatic stress disorders following multiple shocks from implantable cardioverter defibrillator (ICD). Psychosoc Med, 10, doc. 09.
Kaptan, S. K., Dursun, B. O., Knowles, M., Husain, N. & Varese, F. (2021). Group eye movement desensitization and reprocessing interventions in adults and children: A systematic review of randomized and nonrandomized trials. Clin Psychol Psychother, 28 (4), 784 – 806; doi:https://doi.org/10.1002/cpp.2549.
Kemper, C. J. (2010). Das Persönlichkeitsmerkmal Angstsensitivität: Taxon oder Dimension? – Eine Analyse mit dem Mischverteilungs-Raschmodell. Hamburg: Kovac.
Kitchur, M. (2005). The strategic developmental model for EMDR. In: R. Shapiro (Hrsg.), EMDR solutions: pathways to healing. New York: W. W. Norton & Company, 8–56.
Kröner-Herwig, B. & Frettlöh, J. (2004). Behandlung chronischer Schmerzsyndrome: Plädoyer für einen multiprofessionellen Therapieansatz. In: H. D. Basler, C. Franz, B. Kröner-Herwig, H.-P. Rehfisch & H. Seemann (Hrsg.), Psychologische Schmerztherapie, Berlin: Springer, 499–524.
Kunzke, D. (2003). Trauma Symptom Checklist-40 (TSC-40). Deutsche Bearbeitung. Düsseldorf: Rheinische Kliniken Düsseldorf, Kliniken der HHU-Universität Düsseldorf.
Laliotis, D., Luber, M., Oren, U., Shapiro, E., Ichii, M., Hase, M. et al. (2021). What is EMDR therapy? Past, present, and future directions. JEMDR, 15 (4), 186–201.
Lazarus, R. S. & Launier, R. (1978). Stress-related transactions between person and environment. In: L. A. Pervin & M. Lewis (Hrsg.), Perspectives in interactional psychology, New York: Plenum Press, 287–327.
Leeuw, M., Goossens, M. E., Linton, S. J., Crombez, G., Boersma, K. & Vlaeyen, J. W. (2007). The fear-avoidance-model of musculoskeletal pain: current state of scientific evidence. J Behav Med, 30 (1), 77–94.
Liedl, A. & Knaevelsrud, C. (2008). PTBS und chronische Schmerzen: Entstehung, Aufrechterhaltung und Zusammenhang – ein Überblick. Der Schmerz, 22 (6), 644–651; doi:10.1007/s00482-008-0714-0.
Liedl, A., Knaevelsrud, C. & Schäfer, U. (2010). Psychoedukation bei posttraumatischen Störungen: Manual für Einzel- und Gruppensetting. Stuttgart: Schattauer.
Liedl, A., Knaevelsrud, C. & Möller, J. (2013). Trauma und Schmerz: Manual zur Behandlung traumatisierter Schmerzpatienten. Stuttgart: Schattauer.
Logie, R. & de Jongh, A. (2014). The flashforward procedure: Confronting the catastrophe. J EMDR Pract Res, 8, 25–32.

Luber, M. (Hrsg.) (2010). Eye movement desensitization and reprocessing (EMDR) scripted protocols: Basics and special situations. New York: Springer.
Maercker, A. (1998). Posttraumatische Stress Skala-10 (PTSS-10). Deutsche Version, modifiziert nach Schüffel und Schade (unveröffentlicht). Manuskript, Technische Universität Dresden.
Maercker, A. (2013). Posttraumatische Belastungsstörungen. Berlin, Heidelberg: Springer.
Maercker, A. & Bromberger, F. (2005). Checklisten und Fragebogen zur Erfassung traumatischer Ereignisse in deutscher Sprache. Trierer Psychologische Berichte, 32 (2).
Maercker, A. & Rosner, R. (2006). Was wissen wir über die posttraumatische Belastungsstörung und wohin gehen zukünftige Entwicklungen? – Zur Psychologie der Traumafolgestörungen. In: A. Maercker & R. Rosner (Hrsg.), Psychotherapie der posttraumatischen Belastungsstörungen. Stuttgart: Thieme, 3–17.
Maercker, A. & Schützwohl, M. (1998). Erfassung von psychischen Belastungsfolgen: Die Impact of Event Skala – revidierte Version. Diagnostica, 44, 130–141.
Maroufi, M., Zamani, S., Izadikhah, Z., Marofi, M. & O'Connor, P. (2016). Investigating the effect of Eye Movement Desensitization and Reprocessing (EMDR) on postoperative pain intensity in adolescents undergoing surgery: a randomized controlled trial. J Advanced Nursing, 72 (9), 2207–2217.
Matthijssen, S.J. M.A., Lee, C.W., de Roos, C., Barron ,I.G., Jarero, I., Shapiro. E., Hurley. E.C., Schubert, S.J., Baptist, J., Amann, B.L., Moreno-Alcázar, A., Tesarz, J. & de Jongh, A. (2020). The current status of EMDR therapy, specific target areas, and goals for the future. J EMDR Pract Res, 14 (4), 241–284.
Matthijssen, S.J. M.A., Brouwers ,T., van Roozendaal, C., Vuister, T. & de Jongh, A. (2021). The effect of EMDR versus EMDR 2.0 on emotionality and vividness of aversive memories in a non-clinical sample. Eur J Psychotraumatol. 12 (1), 1956793; doi: 10.1080/20008198.2021.1956793.
McCann, D. (1992). Post-traumatic stress disorder due to devastating burns overcome by a single session of eye movement desensitization. J Behav Ther Exp Psychiatry, 23 (4), 319–323.
Menge, H. (1903). Griechisch-deutsches Schulwörterbuch. Berlin: Langenscheidtsche Verlagsbuchhandlung.
Miller, W.R. & Rollnick, S. (2002). Motivational interviewing: preparing people for change (2. Aufl). New York: Guilford Press.
Nia, N.G., Afrasiabifar, A. & Behnammoghadam, M. (2018). Comparing the effect of eye movement desensitization and reprocessing (EMDR) with guided imagery on pain severity in patients with rheumatoid arthritis. J Pain Resm, 28 (11), 2107–2113.
Obrist, P.A. (1981). Cardiovascular psychophysiology. New York: Plenum Press.
Otis, J.D., Keane, T.M. & Kerns, R.D. (2003). An examination of the relationship between chronic pain and post-traumatic stress disorder. J Rehabil Res Dev, 40, 397–405.
Overlach, F. (2008). Sprache des Schmerzes. Sprechen über Schmerzen: Eine grammatisch-semantische und gesprächsanalytische Untersuchung von Schmerzausdrücken im Deutschen. Berlin: de Gruyter.
Pfingsten, M. (2009). Chronischer Rückenschmerz. Interdisziplinäre Diagnostik und Therapie. Anästhesiol Intensivmed Notfallmed Schmerzther, 4, 40–46.
Phifer, J., Skelton, K., Weiss, T., Schwartz, A.C., Wingo, A., Gillespie, C. F, Sands, L.A., Sayyar, S., Bradley, B., Jovanovic, T. & Ressler, K.J. (2011). Pain symptomatology and pain medication use in civilian PTSD. Pain, 152, 2233–2240.

Pitman, R.K. (1989). Post-traumatic stress disorder, hormones, and memory. Biol Psychiatry, 26 (3), 221–223.

Reddemann, L. (2012a). Psychodynamisch Imaginative Traumatherapie – PITT: Das Manual. 7. Aufl. (11., vollst. überarb. u. erw. Aufl. 2021) Stuttgart: Klett-Cotta.

Reddemann, L. (2012b). Imagination als heilsame Kraft: Zur Behandlung von Traumafolgen mit ressourcenorientierten Verfahren. 16. Aufl. (23. Aufl. 2022) Stuttgart: Klett-Cotta.

Roos, C. de & Veenstra, S. (2010). EMDR pain control for current pain. In: M. Luber (Hrsg.), Eye movement desensitization (EMDR) scripted protocols: Special populations. New York: Springer Publishing, 537–558.

Rostaminejad, A., Behnammoghadam, M., Rostaminejad, M., Behnammoghadam, Z. & Bashti, S. (2017). Efficacy of eye movement desensitization and reprocessing on the phantom limb pain of patients with amputations within a 24-month follow-up. Int J Rehabil Res, 40 (3), 209–214.

Rost, C. (2003). EMDR in der Behandlung von chronischen Schmerzpatienten. ZPPM, 3, 7–15.

Sachsse, U. (2008). Imaginative Psychotherapie in der traumazentrierten Behandlung. Trauma & Gewalt, 2 (1), 64–70.

Sack, M., Lempa, W., Steinmetz, A., Lamprecht, F. & Hofmann, A. (2008). Alterations in autonomic tone during trauma exposure using eye movement desensitization and reprocessing (EMDR)-results of a preliminary investigation. J Anxiety Disord, 22 (7), 1264–1271.

Salomons, T. V., Osterman, J. E., Gagliese, L. & Katz, J. (2004). Pain flashbacks in posttraumatic stress disorder. Clin J Pain, 2 (2), 83–87.

Saß, H., Wittchen, H. U. & Zaudig, M. (1996). Diagnostisches und Statistisches Manual psychischer Störungen. DSM-IV. Göttingen: Hogrefe.

Scarry, E. (1992). Der Körper im Schmerz. Frankfurt a. M.: S. Fischer. Originalausg. (1985): The body in pain. Oxford: Oxford University Press.

Schäfer, I., Gast, U., Hofmann, A., Knaevelsrud, C., Lampe, A., Liebermann, P., Lotzin, A., Maercker, A., Rosner, R. & Wöller, W. (2019) S3-Leitlinie Posttraumatische Belastungsstörung. Berlin: Springer.

Schaefert, R., Hausteiner-Wiehle, C., Häuser, W., Ronel, J., Herrmann, M. & Henningsen, P. (2012). Clinical practice guideline: non-specific, functional and somatoform bodily complaints. Dtsch Arztebl Int, 109 (47), 803–813.

Schiepek, G. (Hrsg.) (2003). Neurobiologie der Psychotherapie. Stuttgart: Schattauer.

Schneider, J., Hofmann, A., Rost, C. & Shapiro, F. (2008). EMDR in the treatment of chronic phantom limb pain. Pain Med, 9 (1), 76–82.

Schubbe, O. (Hrsg.) (2016). Traumatherapie mit EMDR: Ein Handbuch für die Ausbildung. Göttingen: Vandenhoeck & Ruprecht.

Schubbe, O. & Brink, A. (2019). Eye Movement Desensitization and Reprocessing (EMDR). In: Maercker, A. (Hrsg.), Traumafolgestörungen. 5. Aufl. Heidelberg: Springer Medizin Verlag, 275–298.

Seidler, G. H. (2013). Psychotraumatologie. Das Lehrbuch. Stuttgart: Kohlhammer.

Seidler, G. H. (2015). Die Omnipräsenz traumatischer Erfahrung. – »Dass es nicht aufhört, das ist die Hölle!« Universitas, 70, 54–62.

Seidler, G. H. et al. (2005). Antrag auf wissenschaftliche Anerkennung von Eye Movement Desensitization and Reprocessing (EMDR) als Methode zur Behandlung der Posttraumatischen Belastungsstörung (PTBS). Unveröffentlichtes Manuskript, Heidelberg.

Seidler, G. H., Freyberger, H. J. & Maercker, A. (Hrsg.) (2015). Handbuch der Psychotraumatologie. 2., überarb. u. erw. Aufl. Stuttgart: Klett-Cotta.

Servan-Schreiber, D., Schooler, J., Dew, M. A., Carter, C. & Bartone, P. (2006). Eye movement desensitization and reprocessing for posttraumatic stress disorder: a pilot blinded, randomized study of stimulation type. Psychother Psychosom, 75 (5), 290–297.
Shapiro, E. & Moench, F. (2018). EMDR Group-Traumatic Episode Protocol (EMDR G-TEP) Manual. 7. Aufl. Im Internet: http://emdrfoundation.org/toolkit/gtep.pdf (Zugriff: 4.3.2024).
Shapiro, F. (1985). Neuro-linguistic programming – The new success technology. Holistic Life Magazine, 2, 41–43.
Shapiro, F. (1989). Efficacy of the eye movement desensitization procedure in the treatment of traumatic memories. J Trauma Stress, 2, 199–223.
Shapiro, F. (1998). EMDR: Grundlagen & Praxis. Paderborn: Junfermann.
Shapiro, F. (2017). Eye movement desensitization and reprocessing (EMDR) therapy: Basic principles, protocols, and procedures. New York: Guilford Press.
Sharp, T. J. & Harvey, A. G. (2001). Chronic pain and posttraumatic stress disorder: mutual maintenance? Clin Psychol Rev, 21 (6), 857–877.
Sifneos, P. E. (1972). Short term psychotherapy and emotional crisis. Cambridge: Harvard University Press.
Solomon, R. M. (1999). Utilization of EMDR in crisis intervention. EMDRIA Newsletter, 4, 3.
Spiegelhalder, K., Backhaus, J. & Riemann, D. (2011). Schlafstörungen. Göttingen: Hogrefe.
Spitzer, C., Mestel, R., Klingelhoefer, J., Gänsicke, M. & Freyberger, H. J. (2004). Screening und Veränderungsmessung dissoziativer Psychopathologie: Psychometrische Charakteristika der Kurzform des Fragebogens zu dissoziativen Symptomen (FDS-20). Psychother Psych Med, 54, 165–172.
Stekelenburg, J. J. & van Boxtel, A. (2002). Pericranial muscular, respiratory, and heart rate components of the orienting response. Psychophysiology, 39 (6), 707–722.
Teicher, M. H., Samson, J. A., Anderson, C. M. & Ohashi, K. (2016). The effects of childhood maltreatment on brain structure, function and connectivity. Nat Rev Neurosci., 17 (10), 652–66; doi: 10.1038/nrn.2016.111.
Tesarz, J., Leisner, S., Gerhardt, A., Janke, S., Seidler, G. H., Eich, W. & Hartmann, M. (2014). Effects of eye movement desensitization and reprocessing (EMDR) treatment in chronic pain patients: a systematic review. Pain Med, 15 (2), 247–263.
Tesarz, J., Gerhardt, A., Leisner, S., Janke, S., Treede, R. D. & Eich, W. (2015). Distinct quantitative sensory testing profiles in non-specific chronic back pain subjects with and without psychological trauma. Pain, 156 (4), 577–586; doi: 10.1097/01.j.pain.0000460350.30707.8d.
Tesarz, J., Gerhardt, A. & Eich W. (2018). Einfluss frühkindlicher Stresserfahrungen und traumatisierender Lebensereignisse auf das Schmerzempfinden. Schmerz, 32 (4), 243–249.
Tinker, R. & Wilson, S. (2006). The phantom limb pain protocol. In: R. Shapiro (Hrsg.), EMDR solutions: pathways to healing, New York: W. W. Norton & Co., 147–159.
Tononi, G. & Cirelli, C. (2020). Sleep and synaptic down-selection. Eur J Neurosci, 51 (1), 413–421.
Trakhtenberg, E. C. (2008). The effects of guided imagery on the immune system: a critical review. Int J Neurosci, 118 (6), 839–855.
van Vliet, N. I., Huntjens, R. J. C., van Dijk, M. K., Bachrach, N., Meewisse, M. L. & de Jongh, A. (2021). Phase-based treatment versus immediate trauma-focused treatment for post-traumatic stress disorder due to childhood abuse: randomised clinical trial. BJPsych Open, 7 (6): e211.
van Woudenberg, C., Voorendonk, E. M., Bongaerts, H., Zoet, H. A., Verhagen, M., Lee, C. W. et al. (2018). Effectiveness of an intensive treatment programme combining prolonged

exposure and eye movement desensitization and reprocessing for severe post-traumatic stress disorder. Eur J Psychotraumatol, 9 (1), 1487225; doi:10.1080/20008198.2018.1487225.
Vlaeyen, J.W., Morley, S.J., Linton, S.J., Boersma, K. & de Jong, J. (2012). Pain-related fear: exposure-based treatment. Washington: IASP Press.
Vock, S., Delker, A., Rinderknecht, J., Engel, F., Wieland, S., Beiner, E., Friederich, H.-C., Jarero, I.N., Seidler, G.H. & Tesarz, J. (2024). Group eye movement desensitization and reprocessing (EMDR) in chronic pain patients. Front Psychol, 15; doi: 10.3389/fpsyg.2024.1264807.
Vollath, C.C. & Seidler, G.H. (2006). The Tsunami of 2004: diagnosis of trauma sequelae in primary care. Dtsch Med Wochenschr, 131 (50), 2859–2863.
Watkins, J.G. & Watkins, H.H. (2003). Ego-States. Theorie und Therapie. Ein Handbuch. Heidelberg: Carl-Auer.
Wilensky, M. (2006). Eye movement desensitization and reprocessing (EMDR) as a treatment for phantom limb pain. J Brief Ther, 5, 31–44.
Williams, A.C. de C., Pena, C.R. und Rice, A.S.C. (2010). Persistent pain in survivors of torture: a cohort study. J Pain Symptom Manage. 40 (5), 715–722.
Williams, A.C. de C., Fisher, E., Hearn, L. & Eccleston, CS. (2020). Psychological therapies for the management of chronic pain (excluding headache) in adults. Cochrane Database Syst Rev, 8 (8); doi: 10.1002/14651858.CD007407.pub4.
Wilson, S. & Tinker, R. (2010). EMDR and phantom limb research protocol. In: M. Luber (Hrsg.), Eye movement desensitization and reprocessing (EMDR) scripted protocols: Special populations. New York: Springer Publishing, 559–574.
Wittchen, H.U., Zaudig, M. & Fydrich, T. (1997). SKID-I und II: Strukturiertes Klinisches Interview für DSM-IV: Achse I: Psychische Störungen. Göttingen: Hogrefe.
Wolpe, J. (1958). Psychotherapy by reciprocal inhibition. Stanford: Stanford University Press.
World Health Organization (2013). Guidelines for the management of conditions that are specifically related to stress. Genf: WHO. Verfügbar unter http://apps.who.int/iris/bitstream/handle/10665/85119/1/9789241505406_eng.pdf [01.08.2023].
Yalom, I.D. (2005). The theory and practice of group psychotherapy, 5. Aufl. New York, NY: Basic Books/Hachette Book Group.

Literaturempfehlungen

Übersichtsarbeiten zu EMDR und Schmerz

Tesarz, J. (2018). Psychosomatik in der Schmerztherapie. Stuttgart: Klett-Cotta.

Tesarz, J., Leisner, S., Gerhardt, A., Janke, S., Seidler, G. H., Eich, W. & Hartmann, M. (2014). Effects of eye movement desensitization and reprocessing (EMDR) treatment in chronic pain patients: a systematic review. Pain Med, 15 (2), 247–263.

van Rood, Y. R. & Roos, C. de (2009). EMDR in the treatment of medically unexplained symptoms: A systematic review. J EMDR Pract Res, 3, 248–263.

Schmerzspezifische EMDR-Protokolle

Eimer, B. N. (1993b). Desensitization and reprocessing of chronic pain with EMDR. EMDR Network Newsletter, 3 (1), 13–17.

Erdmann, C. (2009). EMDR und chronischer Schmerz. In: R. Plassmann (Hrsg.), Im eigenen Rhythmus: Die EMDR-Behandlung von Essstörungen, Bindungsstörungen, Allergien, Schmerz, Angststörungen, Tinnitus und Süchten, Gießen: Psychosozial-Verlag, 115–136.

Grant, M. (2010). Pain control with EMDR. In: M. Luber (Hrsg.), Eye movement desensitization and reprocessing (EMDR) scripted protocols: Special populations. New York: Springer, 517–536.

Roos, C. de & Veenstra, S. (2010). EMDR pain control for current pain. In: M. Luber (Hrsg.), Eye movement desensitization (EMDR) scripted protocols: Special populations. New York: Springer Publishing, 537–558.

Rost, C. (2003). EMDR in der Behandlung von chronischen Schmerzpatienten. ZPPM, 3, 7–15.

Wilson, S. & Tinker, R .(2010). EMDR and phantom limb research protocol. In: M. Luber (Hrsg.), Eye movement desensitization and reprocessing (EMDR) scripted protocols: Special populations. New York: Springer, 559–574.

Vock, S., Delker, A., Rinderknecht, J., Engel, F., Wieland, S., Beiner, E., Friederich, H.-C., Jarero, I. N., Seidler, G. H. & Tesarz, J. (2024). Group eye movement desensitization and reprocessing (EMDR) in chronic pain patients. Front Psychol, 15; doi: 10.3389/fpsyg.2024.1264807.

Kontrollierte Studien zu EMDR und Schmerz

Estergard, L. (2008). Eye movement desensitization and reprocessing in the treatment of chronic pain. Diss., Walden: Walden University.

Marcus, S. V. (2008). Phase 1 of integrated EMDR: An abortive treatment for migraine headaches. J EMDR Pract Res, 2 (1), 15–25.

Einzelfallberichte zu EMDR bei Schmerz

Allen, T. M. (2004). Efficacy of EMDR and chronic pain management. Chicago: Argosy University.

Brennstuhl, M.J. & Tarquinio, C. (2012). Effects of an EMDR protocol for the treatment of chronic pain. Psychol Health, 27, 167–168.
Friedberg, F. (2004). Eye movement desensitization in fibromyalgia: A pilot study. Complement Ther Nurs Midwifery, 10 (4), 245–249.
Grant, M. & Threlfo, C. (2002). EMDR in the treatment of chronic pain. J Clin Psychol, 58, 1505–1520.
Hassard, A. (1995). Investigation of eye movement desensitization in pain clinic patients. Behav Cogn Psychother, 23, 177–185.
Kavakcı, O., Semiz, M., Kaptanoglu, E. & Ozer, Z. (2012). EMDR treatment in fibromyalgia, a study of seven cases. Anatolian Journal of Psychiatry, 13, 75–81.
Konuk, E., Epözdemir, H., Atçeken, Ş. H., Aydin, Y. E. & Yurtsever, A. (2011). EMDR treatment of migraine. J EMDR Pract Res, 5, 166–176.
Mazzola, A., Calcagno, M. L., Goicochea, M. T., Pueyrredòn, H., Leston, J. & Salvat, F. (2009). EMDR in the treatment of chronic pain. J EMDR Pract Res, 3, 66–79.
Moher, D., Liberati, A., Tetzlaff, J., Altman, D. G. & Group, P. (2009). Preferred reporting items for systematic reviews and meta-analyses: The PRISMA statement. Ann Intern Med, 151 (4), 264–269.
Ray, P. & Page, A. C. (2002). A single session of hypnosis and eye movement desensitisation and reprocessing (EMDR) in the treatment of chronic pain. Aust J Clin Exp Hypn, 30, 170–178.
Richter, S. E. (2001). Eye movement desensitization and reprocessing (EMDR) and chronic pain management: A multiple single case study. Chicago: Argosy University.
Roos, C. de, Veenstra, A. C., Jongh, A. de, Hollander-Gijsman, M. den, Wee, N. J. van der, Zitman, F. G. & Rood, Y. R. van (2010). Treatment of chronic phantom limb pain using a trauma-focused psychological approach. Pain Res Manag, 15 (2), 65–71.
Schneider, J., Hofmann, A., Rost, C. & Shapiro, F. (2008). EMDR in the treatment of chronic phantom limb pain. Pain Med, 9, 76–82.
Smikun, L. (2009). The efficacy of combined treatment of EMDR and sleep therapy to manage chronic pain and sleep difficulties. Chicago: Argosy University.
Wilensky, M. (2006). Eye movement desensitization and reprocessing (EMDR) as a treatment for phantom limb pain. J Brief Ther, 5, 31–44.

Die Autoren

Prof. (univ.) Dr. med. Jonas Tesarz ist Facharzt für Innere Medizin sowie für Psychosomatische Medizin und Psychotherapie und seit November 2024 Direktor der Klinik für Psychosomatische Medizin und Psychotherapie der Universitätsmedizin der Johannes Gutenberg-Universität Mainz. Dr. Tesarz verfügt über umfangreiche Erfahrung auf dem Gebiet der Schmerzmedizin und hat sich auf die Auswirkungen biopsychosozialer Faktoren auf das Schmerzerleben spezialisiert.
Nach einem Forschungsaufenthalt am Institut für Psychologie, Neurowissenschaften sowie kognitive Wissenschaften an der Universität Colorado in den USA (2017/18) wurde ihm 2019 der Titel eines außerplanmäßigen Professors an der Universität Heidelberg verliehen. Dr. Tesarz promovierte im Bereich der Neurobiologie der Schmerzverarbeitung und konzentrierte sich anschließend auf den Einfluss psychosozialer Faktoren auf chronische Schmerzsyndrome. Sein besonderes Interesse gilt der Entwicklung und wissenschaftlichen Bewertung neuer psychologischer Behandlungsansätze in diesem Bereich.
Für seine Arbeiten zur Verbindung von psychologischen Traumata und Schmerz wurde er 2015 mit dem »Deutschen Förderpreis für Schmerzforschung« und 2018 mit dem »Günter-Jantschek Forschungspreis für psychosomatische Forschung in der Inneren Medizin« ausgezeichnet.
Neben seiner wissenschaftlichen Tätigkeit leitet Jonas Tesarz das Deutsch-Chinesische Alumni-Netzwerk für Psychosomatische Medizin und Psychotherapie. Er ist Mandatsträger der Deutschen Gesellschaft für Psychosomatische Medizin und Ärztliche Psychotherapie sowie des Deutschen Kollegiums für Psychosomatische Medizin und Psychotherapie, wo er an der Erstellung mehrerer Leitlinien beteiligt ist. Seit 2022 ist er zudem ein EMDRIA-zertifizierter Supervisor und leitet das Internationale Netzwerk EMDR Schmerztherapie.
Mit seiner breiten Expertise zählt Jonas Tesarz zu den führenden Forschern und Praktikern im Bereich der Schmerzmedizin und psychosomatischen Forschung.

Prof. Dr. med. Günter H. Seidler ist Facharzt für Neurologie und Psychiatrie, Facharzt für Psychosomatische Medizin und Psychotherapie, Lehrtherapeut und Lehranalytiker, Balintgruppenleiter, Gruppenlehranalytiker und Organisationsberater sowie Traumatherapeut (Spezielle Psychotraumatherapie [DeGPT]) sowie EMDR-Supervisor. Bis zu seinem Eintritt in den Ruhestand war er Leiter der Sektion Psychotraumatologie an der Klinik für Psychosomatische und Allgemeine Klinische Medizin der Uni.- Klinik Heidelberg. Er ist ein renommierter Experte auf dem Gebiet der Erleb-

nisverarbeitung chronischer Krankheit. Nach Jahrzehnten klinischer Arbeit und intensiver Forschungstätigkeit an den Universitäten Göttingen und Heidelberg widmet er sich nun freiberuflich den Bereichen Schreiben, Coaching, Supervision, Selbsterfahrung und Gutachten.
Bereits in seinen ersten wissenschaftlichen Arbeiten hat sich Prof. Dr. Seidler mit der Verarbeitung chronischer Krankheiten auseinandergesetzt. Sein bahnbrechender erster Entwurf für das Buch *Der Blick des Anderen* wurde im Jahr 1989 mit dem Wissenschaftlichen Förderpreis der Deutschen Psychoanalytischen Gesellschaft ausgezeichnet. Im Jahr 1999 erhielt er für seine Arbeit zudem den »Forschungspreis Psychotherapie in der Medizin«.
Später wandte sich Prof. Dr. Seidler der Psychotraumatologie zu und trug maßgeblich zu deren Entwicklung in Deutschland bei. Die Zeitschrift *Trauma und Gewalt* (Klett-Cotta) wurde von ihm begründet und das *Handbuch der Psychotraumatologie* (Klett-Cotta) bis zu dessen dritter Auflage federführend gestaltet. Seine fundierten Kenntnisse und Erfahrungen auf diesem Gebiet haben ihn zu einem international gefragten Experten gemacht.
Als Autor, Coach, Supervisor, Selbsterfahrungsleiter und Gutachter bringt Prof. Dr. Seidler (www.guenter-seidler.de) seine langjährige Expertise und sein umfangreiches Wissen ein, um Menschen in schwierigen Lebenssituationen zu begleiten und ihnen dabei zu helfen, ihre persönlichen Herausforderungen zu meistern.

Prof. Dr. med. Wolfgang Eich ist Facharzt für Innere Medizin und Rheumatologie sowie Facharzt für Psychotherapeutische Medizin/Psychoanalyse. Nach seinem Medizinstudium in Tübingen und Freiburg promovierte er 1980 mit der Arbeit *Die medizinische Semiotik zwischen 1750 bis 1850* zum Dr. med. Es folgte zunächst die internistische und psychotherapeutische Ausbildung in Hannover und Heidelberg, 1994 habilitierte er sich über das Thema »Subjektives Krankheitserleben und Selbstwertregulation bei ankylosierender Spondylitis (M. Bechterew)« an der Medizinischen Fakultät der Universität Heidelberg. Bis 2020 war er Univ.-Professor für Integrierte Psychosomatik mit Leitung der gleichnamigen Sektion an der Med. Universitätsklinik Heidelberg. Er hat zahlreiche Forschungsprojekte zur partizipativen Entscheidungsfindung (Shared Decision Making) und chronischen Schmerzen geleitet. Sein Interesse und seine Expertise im Bereich der Schmerzforschung führten ihn auch zu intensiven Untersuchungen und Veröffentlichungen über die Anwendung von EMDR bei chronischen Schmerzen.

www.klett-cotta.de/fachbuch

Anna-Konstantina Richter
EMDR bei Sozialen Angststörungen
269 Seiten, gebunden
ISBN 978-3-608-96388-5

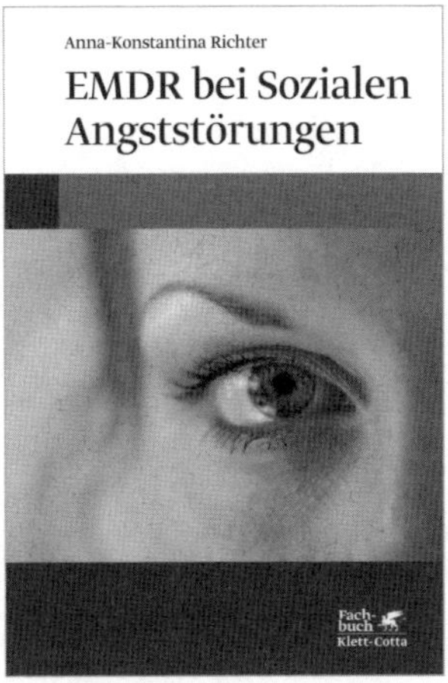

Das erste deutschsprachige Buch zur Behandlung von Sozialen Angststörungen mit EMDR

Mit EMDR lassen sich Soziale Angststörungen schnell und wirkungsvoll behandeln. Dieses stark anwendungsorientierte Praxisbuch erläutert, wie sozial ängstliche Patient:innen sicher diagnostiziert werden können. Es zeigt anhand ausführlicher Fallbeispiele, wie Therapeut:innen effizient und sicher vorgehen können.

»Als ich das Manuskript bekomme, dauert es nicht lange, um zu erkennen, dass Konstantinas Werk ein geborener Klassiker über das Thema ist.«
André Maurício Monteiro, EMDR-Trainer's Trainer, Brasilia